全国中医药行业高等教育“十二五”规划教材
全国高等中医药院校规划教材（第九版）
配套教学用书

物理学习题集

（第二版）

主　编　章新友（江西中医学院）
　　　　侯俊玲（北京中医药大学）
副主编　杨华元（上海中医药大学）
　　　　顾柏平（南京中医药大学）
　　　　韦相忠（广西中医药大学）
　　　　李　光（长春中医药大学）

中国中医药出版社
·北　京·

图书在版编目(CIP)数据

物理学习题集/章新友，侯俊玲主编．—2版．—北京：中国中医药出版社，2013.2
（2014.4重印）
全国中医药行业高等教育“十二五”规划教材配套教学用书
ISBN 978-7-5132-0929-8

Ⅰ.①物… Ⅱ.①章… ②侯… Ⅲ.①物理学-高等学校-习题集 Ⅳ.①04-44

中国版本图书馆CIP数据核字（2012）第098997号

中国中医药出版社出版
北京市朝阳区北三环东路28号易亨大厦16层
邮政编码 100013
传真 010 64405750
北京时代华都印刷有限公司印刷
各地新华书店经销
*
开本 787×1092 1/16 印张 12.75 字数 278千字
2013年2月第2版 2014年4月第2次印刷
书 号 ISBN 978-7-5132-0929-8
*
定价 20.00元
网址 www.cptcm.com

如有印装质量问题请与本社出版部调换

社长热线 010 64405720
购书热线 010 64065415 010 64065413
书店网址 csln.net/qksd/
官方微博 http：//e.weibo.com/cptcm

全国中医药行业高等教育“十二五”规划教材
全国高等中医药院校规划教材（第九版）
配套教学用书

《物理学习题集》编委会

主　编　章新友　（江西中医学院）
　　　　侯俊玲　（北京中医药大学）

副主编　杨华元　（上海中医药大学）
　　　　顾柏平　（南京中医药大学）
　　　　韦相忠　（广西中医药大学）
　　　　李　光　（长春中医药大学）

编　委　（以姓氏笔画为序）
　　　　王　贺　（黑龙江中医药大学）
　　　　王　勤　（贵阳中医学院）
　　　　刚　晶　（辽宁中医药大学）
　　　　刘　尉　（广州中医药大学）
　　　　刘　慧　（成都中医药大学）
　　　　杨国平　（浙江中医药大学）
　　　　张　莉　（北京中医药大学）
　　　　张春强　（江西中医学院）
　　　　高建平　（甘肃中医学院）
　　　　郭晓玉　（河南中医学院）
　　　　凌高宏　（湖南中医药大学）
　　　　黄　浩　（福建中医药大学）
　　　　盖立平　（大连医科大学）

前　言

为了全面贯彻落实《国家中长期教育改革和发展规划纲要（2010－2020 年）》、《教育部关于“十二五”普通高等教育本科教材建设的若干意见》和《中医药事业发展“十二五”规划》，依据中医药行业人才培养需求和全国各高等中医药院校教育教学改革新发展，在国家中医药管理局人事教育司的主持下，由国家中医药管理局教材办公室、全国中医药高等教育学会教材建设研究会组织编写的“全国中医药行业高等教育‘十二五’规划教材”（即“全国高等中医药院校规划教材”第九版）出版后，我们组织原教材编委会编写了与上述规划教材配套的教学用书——习题集，目的是使学生对已学过的知识，以习题形式进行复习、巩固和强化，也为学生自我测试学习效果、参加考试提供便利。

习题集所命习题范围与现行全国高等中医药院校本科教学大纲一致，与各规划教材内容一致。习题覆盖教材的全部知识点，对必须熟悉、掌握的“三基”知识和重点内容以变换题型的方法予以强化。内容编排与相应教材的章、节一致，方便学生同步练习，也便于与教材配套复习。题型与各院校各学科现行考试题型一致，同时注意涵盖国家执业中医师、中西医结合医师资格考试题型。命题要求科学、严谨、规范，注意提高学生分析问题、解决问题的能力，临床课程更重视临床能力的培养。为方便学生全面测试学习效果，每章节后均附有参考答案。

本套习题集供高等中医药院校本科生、成人教育学生、执业医师资格考试人员及其他学习中医药人员与教材配套学习和应考复习使用。学习者通过对上述教材的学习和本套习题集的习题练习，可全面掌握各学科的知识和技能，顺利通过课程考试和执业医师资格考试，为从事中医药工作打下坚实的基础。

由于考试命题是一项科学性、规范化要求很高的工作，随着教材和教学内容的不断更新与发展，恳请各高等中医药院校师生在使用本套习题集时，不断总结经验，提出宝贵的修改意见，以使本套习题集不断修订提高，更好地适应本科教学和各种考试的需要。

编写说明

物理学是中医药院校中药、药学、制药、鉴定等专业本科学生的一门必修基础课，它是学生学习后继课程及将来从事中医药研究必备的基础知识。《物理学习题集》一书是全国中医药行业高等教育“十二五”规划教材《物理学》的配套教学用书（带“*”号的章节习题供学生选做），旨在帮助学生课后复习、巩固课堂知识及培养学生解决实际问题的能力。本书由全国17所中医药院校多年从事物理教学的一线教师编写。

全书共分十六章，除收录教材《物理学》的全部习题外，还有针对性地增加了相关习题，共有习题近1000道。书中的习题类型与考试命题相结合，分单选题、判断题、填空题、简答题和计算题五种，每道题有参考答案，有的还有详细分析和解题过程，解答过程重视对基本概念、基本定律和基本理论的阐述，既考虑解答习题的需要，又注意帮助学生复习、巩固课堂知识。在选题上，也注意到物理学本身的系统性、科学性和完整性，又贯彻理论联系实际和少而精的原则，力求反映物理学在中医药领域应用的新成果，注重培养学生的创新能力。本书既是中医药院校本科学生学好《物理学》课程和掌握物理学知识的辅助教学用书，也是从事《物理学》教学工作者的一本较好参考书。

本书在编写过程中，得到了中国中医药出版社、参编学校的领导及同行专家的大力支持，在此一并表示感谢！

由于时间仓促，加之水平有限，有不妥之处，请广大读者提出宝贵意见，以便再版时修订提高。

编　者

2012 年 12 月

目　录

第一章　质点力学基础

习　　题

一、单选题

1. 下列哪一种说法是正确的(　)

A. 运动物体加速度越大,速度越快

B. 作直线运动的物体,加速度越来越小,速度也越来越小

C. 切向加速度为正值时,质点运动加快

D. 法向加速度越大,质点运动的法向速度变化越快

2. 沿直线运动的物体,其速度与时间成反比,则其加速度的大小与速度的关系是(　)

A. 与速度的大小成正比　　B. 与速度大小的平方成正比

C. 与速度的大小成反比　　D. 与速度大小的平方成反比

3. 一质点在平面上运动,已知质点的位置矢量的表示式为 $\boldsymbol{r}=at^2\boldsymbol{i}+bt^2\boldsymbol{j}$(其中 a,b 为常量),则该质点作(　)

A. 匀速直线运动　　B. 变速直线运动

C. 抛物线运动　　D. 一般曲线运动

4. 下列说法中哪一个是正确的(　)

A. 合力一定大于分力

B. 物体速率不变,所受合外力为零

C. 速率很大的物体,运动状态不易改变

D. 质量越大的物体,运动状态越不易改变

5. 物体自高度相同的 A 点沿不同长度的光滑斜面自由下滑,斜面倾角多大时,物体滑到斜面底部的速率最大(　)

A. 30°　　B. 45°

C. 60°　　D. 任何倾角

6. 一原来静止的小球受到如图 1-1 所示的力 F_1 和 F_2 的作用,设力的作用时间为 3 秒,问在下列哪种情况下,小球最终获得的速度最大(　)

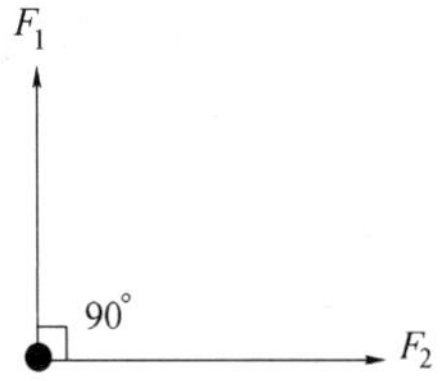

F_1　90°　F_2

图 1-1

A. $F_1=6\text{N},F_2=0$　　B. $F_1=0,F_2=6\text{N}$

C. $F_1 = F_2 = 8\text{N}$　　D. $F_1 = 6\text{N}, F_2 = 8\text{N}$

7. 物体质量为 m，水平面的滑动摩擦系数为 μ，在力 F 作用下物体在水平面上向右运动，欲使物体具有最大的加速度值，则力 F 与水平方向的夹角 θ 应满足（　）

A. $\cos\theta = 1$　　B. $\sin\theta = 1$

C. $\text{tg}\theta = \mu$　　D. $\text{ctg}\theta = \mu$

8. 一个质量为 m 的物体以初速为 v、抛射角为 $\theta = 30°$ 从地面斜上抛出。若不计空气阻力，当物体落地时，其动量增量的大小和方向为（　）

A. 增量为零，动量保持不变

B. 增量大小等于 mv，方向竖直向上

C. 增量大小等于 mv，方向竖直向下

D. 增量大小等于 $\sqrt{3}mv$，方向竖直向下

9. 停在空中的气球质量为 m，另有一质量为 m 的人站在一竖直挂在气球的绳梯上，若不计绳梯的质量，人沿梯向上爬高 1m，则气球将（　）

A. 向上移动 1m　　B. 向下移动 1m

C. 向上移动 0.5m　　D. 向下移动 0.5m

10. 功的概念以下几种说法，哪个答案是正确的（　）

(1)保守力作功时，系统内相应的势能增加

(2)质点运动经一闭合路径，保守力对质点作的功为零

(3)作用力和反作用力大小相等，方向相反，所以两者作功的代数和必为零

A. (1)(2)　　B. (2)(3)

C. 只有(2)　　D. 只有(3)

11. 质量为 m 的宇宙飞船返回地球时，将发动机关闭，可以认为它仅在地球引力场中运动，当它从与地球中心距离为 R_1 下降到距离地球中心 R_2 时，它的动能的增量为（　）

A. $G\dfrac{m_E m}{R_2}$　　B. $Gm_E m\dfrac{R_1 - R_2}{R_1 R_2}$

C. $Gm_E m\dfrac{R_1 - R_2}{R_1^2}$　　D. $Gm_E m\dfrac{R_1 - R_2}{R_1^2 - R_1^2}$

(式中 G 为引力常量，m_E 为地球质量)

12. 用锤压钉不易将钉压入木块内，用锤击钉则很容易将钉击入木块，这是因为（　）

A. 前者遇到的阻力大，后者遇到的阻力小

B. 前者动量守恒，后者动量不守恒

C. 后者动量变化大，给钉的作用力就大

D. 后者动量变化率大，给钉的作用冲力就大

二、判断题

1. 从某一点 O 以同样的速率，沿着同一竖直面内各个不同方向同时抛出几个物体，在任意时刻，这几个物体总是散落在某个圆周上。（　）

2. 作抛体运动的一质点在运动过程中，$\frac{dv}{dt}$是变化的，$\frac{d\vec{v}}{dt}$是不变的，法向加速度是变化的。(　)

3. 物体作曲线运动时：

(1)必定有加速度，加速度的法向分量必不为零。(　)

(2)速度方向必定沿着运动轨道的切线方向，速度的法向分量为零，因此其法向加速度也必定为零。(　)

4. 用水平力 F 把物体 M 压在粗糙的竖直墙面上并保持静止，当 F 逐渐增大时，物体 M 所受的静摩擦力随 F 成正比地增大。(　)

5. 一物体自高度为 h，表面分别是直的、凹的、凸的光滑面由静止开始下滑，则到底部的动能相同，动量不同。(　)

6. 一水平传送皮带受电动机驱动，保持匀速运动。现在传送带上轻轻放置一砖块，则在砖块刚被放上到与传送带共同运动的过程中，应该是：

(1)摩擦力对皮带作的功与摩擦力对砖块作的功等值反号。(　)

(2)驱动力的功与摩擦力对砖块作的功之和等于砖块获得的动能。(　)

(3)驱动力的功与摩擦力对皮带的功之和为零。(　)

(4)驱动力的功等于砖块获得的动能。(　)

7. 不受外力作用的系统，它的动量和机械能同时都守恒。(　)

8. 当一球沿光滑的固定斜面向下滑动，以球和地球为系统时机械能守恒。(　)

三、填空题

1. 高空作业时系安全带是非常必要的。假如一质量为51.0 kg 的人，在操作时不慎从高空竖直跌落下来，由于安全带的保护，最终使他被悬挂起来。已知此时人离原处的距离为2.0m，安全带弹性缓冲作用时间为0.50 s。则安全带对人的平均冲力为________。

2. 物体在介质中按规律 $x=ct^3$ 作直线运动，c 为一常量。设介质对物体的阻力正比于速度的平方。则物体由 $x=0$ 运动到 $x=l$ 时，阻力所作的功是________________。(已知阻力系数为 k)

3. 从10.0 m 深的井中提水，开始桶中装有10.0 kg 的水，由于水桶漏水，每升高10.0 m 要漏去 2.00 kg 的水。那么水桶被匀速地从井中提到井口，人所作的功为________。

4. 一质量为0.20 kg 的球，系在长为2.00 m 的细绳的一端，细绳的另一端系在天花板上。把小球移至使细绳与竖直方向成30°角的位置，然后由静止放开。(1)在绳索从30°角到0°角的过程中，重力所作的功是____________、张力所作的功是____________；(2)物体到达最低位置时的动能为______________、速率为______________；(3)到达最低位置时的张力是____________。

5. 设两个粒子之间的相互作用力是排斥力，并随它们之间的距离 r 按 $F=\frac{k}{r^3}$的规律而变化，其中 k 为常量，那么两粒子相距为 r 时势能是________。(设力为零的地方势能为

零）

6. 用铁锤把钉子敲入墙面木板。设木板对钉子的阻力与钉子进入木板的深度成正比。若第一次敲击，能把钉子钉入木板 1.00×10^{-2} m，第二次敲击时，保持第一次敲击钉子的速度，那么第二次能把钉子钉入的深度是________。

7. 一木块能在与水平面成 α 角的斜面上以匀速下滑。若使它以初速率 v_0 沿此斜面向上滑动，则它能沿该斜面向上滑动的距离为________。

8. 轻型飞机连同驾驶员总质量为 1.0×10^3 kg。飞机以 55.0 m/s 的速率在水平跑道上着陆后，驾驶员开始制动，若阻力与时间成正比，比例系数 $\alpha=5.0\times10^2$ N/s。(1) 10 s 后飞机的速率为________；(2) 飞机着陆后 10s 内滑行的距离为________。

9. 自地球表面垂直上抛一物体。要使它不返回地面，其初速度最小为________。（略去空气阻力作用）

10. 湖中有一小船。岸上有人用绳跨过定滑轮拉船靠岸。设滑轮距水面高度为 h，滑轮到小船原来位置的绳长为 l_0，当人以匀速 v 拉绳，船运动的速度 v' 为________。

11. 地面上垂直竖立一高 20.0 m 的旗杆，已知正午时分太阳在旗杆的正上方，在下午 2 时整，杆顶在地面上的影子的速度的大小是__________。在__________时整，杆影将伸展至长 20.0m。

12. 最初处于静止的质点受到外力的作用，该力的冲量为 4.00 $\text{kg}\cdot\text{m}\cdot\text{s}^{-1}$。在同一时间间隔内，该力所作的功为 2.00 J，则该质点的质量为________。

四、简答题

1. 物体速度为零的时刻，加速度一定为零；加速度为零的时刻，速度一定为零。这种说法正确吗？

2. 有人认为牛顿第一定律是牛顿第二定律的特例，即合力为零时的情形，那么为什么还要单独给出牛顿第一定律呢？

3. 何谓保守力？何谓势能？在什么条件下系统的机械能守恒？

五、计算题

1. 一质点沿 x 轴运动，其速度 $v = t^3 + 3t^2 + 2$ m/s。初始为 $t=2$s 时，$x=4$m。求当 $t=3$s 时该质点的位置、速度和加速度。

2. 一质点沿 x 轴运动，其运动方程为 $x=4.5t^2-2t^3$ m，试求：

(1) 第 2 秒的平均速度；

(2) 1 秒末及 2 秒末的速度和加速度；

(3) 第 2 秒内通过的路程。

3. 已知质点的运动方程 $x=\sqrt{3}\cos\frac{\pi}{4}t$，$y=\sin\frac{\pi}{4}t$。试求：

(1) 质点的轨迹方程；

(2) 质点的速度和加速度的表达式；

(3) $t=1$ 秒时质点的位置、速度和加速度。

4. 一个质量 $m = 0.14$ kg 的垒球沿水平方向以 $v_1 = 50$ m/s 的速率投来,经棒打击后沿仰角 45°的方向以速率 $v_2 = 80$ m/s 飞回。试求:

(1) 棒作用于球的冲量;

(2) 如果球与棒接触的时间为 $\Delta t = 0.02$s,求棒对球的平均冲力。它是垒球本身重量的几倍?

5. 一支质量为 0.8kg 的手枪,水平射出一质量为 0.016kg、速度为 70m/s 的子弹,求手枪的反冲速度。

6. 一辆停在水平轨道上的炮车以仰角 α 向前发射一炮弹,炮车与炮弹的质量分别为 M 和 m,炮弹射击速度(相对靶面)为 v_0,求炮车的反冲速度。车轮与轨道间的摩擦力忽略不计。

7. 如图 1-2 所示,轻滑轮上跨有一轻绳,绳的两端连接质量分别为 1 kg 和 2 kg 的物体 A、B。现以 50N 的力向上提滑轮,求物体 A、B 的加速度分别为多少?滑轮质量及滑轮与绳间摩擦忽略不计。

8. 光滑水平面上固定一半径为 R 的圆形围屏,质量为 m 的滑块沿围屏内壁转动,滑块与内壁间摩擦系数为 μ。试求:

(1) 当滑块速度为 v 时,它受到的摩擦力及它的切向加速度;

(2) 当滑块的速率由 v 减为 $\frac{v}{3}$ 时所需的时间。

图 1-2

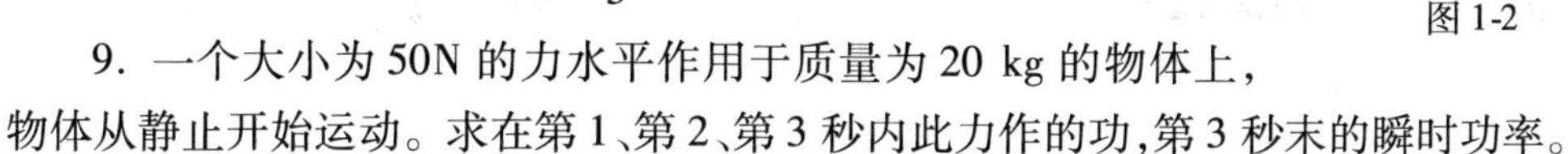

9. 一个大小为 50N 的力水平作用于质量为 20 kg 的物体上,物体从静止开始运动。求在第 1、第 2、第 3 秒内此力作的功,第 3 秒末的瞬时功率。

10. 如图 1-3 所示,一变力 $F = 10\sin\alpha$ N 通过轻绳和轻滑轮将一物体从 A 处($\alpha_1 = 30°$)拉到 B 处($\alpha_2 = 60°$)。设高 $h = 2$ m,求拉力 F 在此过程中对物体作的功。

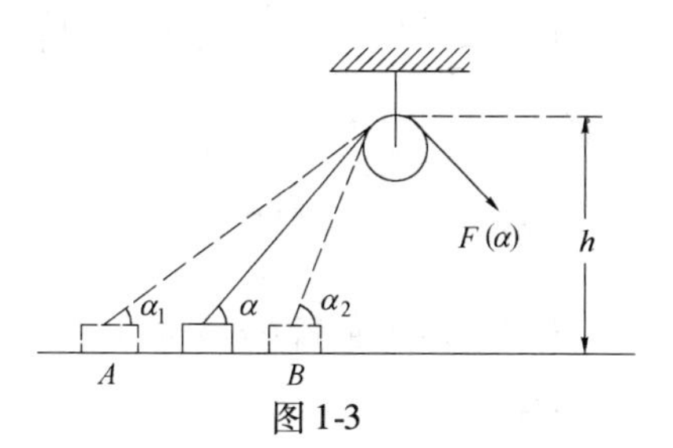

图 1-3

11. 一均匀细棒长为 l,质量为 M。在棒的延长线距棒端为 a 处有一质量为 m 的质点。求 m 在 M 的引力场中的势能。

12. 如图 1-4 所示,雪橇从高 h 的坡上由静止滑下后在水平面上滑行一段距离后停了下来。试求:

(1) 滑动摩擦系数 μ_k;

(2) 若 $h=2$ m,倾角为 37°,到达坡底后又经过一段水平距离 $l = 20$ m,冲上另一倾角为 30°的坡,设滑动摩擦系数均为 0.01,问它能冲到多高?

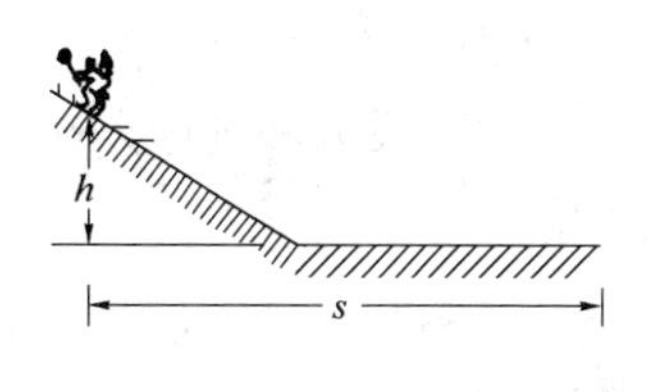

图 1-4

13. 如图 1-5 所示,一质量为 $m = 0.02$ kg 的子弹,水平射入质量 $M = 8.98$ kg 的木块内,弹簧的倔强系数 $k = 100$ N/m,子弹射入木块后,弹簧

被压缩 10cm,求子弹的速度。(设木块与平面间的摩擦系数为0.2)

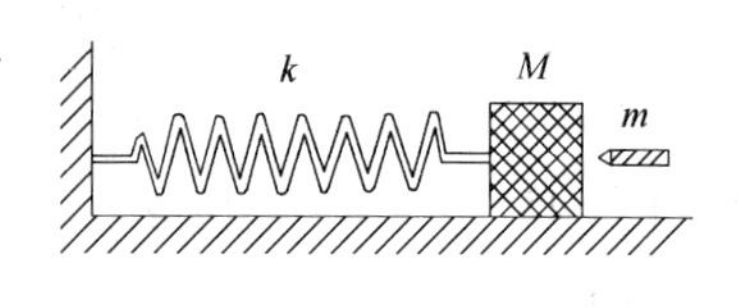

图 1-5

参 考 答 案

一、单选题

1. C

2. B

分析:已知$v=\frac{k}{t}$,$t=\frac{k}{v}$,则$a=\frac{dv}{dt}=-\frac{k}{t^2}=-\frac{v^2}{k}$

3. B

分析:因为$\frac{x}{y}=\frac{at^2}{bt^2}=\frac{a}{b}$为一常数,$v=\frac{dr}{dt}=2at\boldsymbol{i}+2bt\boldsymbol{j}$,和 t 有关。

4. D

5. D

分析:由动能定理得 $mgh=\frac{1}{2}mv^2$,$v=\sqrt{2gh}$,和斜面的倾角无关。

6. C

分析:因为 $a=\frac{\sum F}{m}$,$\sum F=\sqrt{F_1^2+F_2^2}$

7. C

分析:因为,$a=\frac{F\cos\theta-\mu(mg-F\sin\theta)}{m}=\frac{\sqrt{1+\mu^2}F\cos(\theta-\delta)-\mu mg}{m}$

其中 $\mathrm{tg}\delta=\mu$。当 $\theta=\delta$ 时,a 取得最大值。

8. C

分析:由动量定理得 $\Delta mv=Ft=mg\frac{2v\sin\theta}{g}=mv$

9. D

分析:设人和气球离地的高度分别为 h 和 H,气球移动的距离为 Δh,则由能量守恒定律得

$$mgh+mgH=mg(h+1+\Delta h)+mg(H+\Delta h),$$

解得 $$\Delta h=-0.5\mathrm{m}$$

10. C

11. B

分析：由于 $A=-\int_{R_1}^{R_2} G\frac{m_E m}{r^2}\mathrm{d}r=\Delta E_K$，

解得
$$\Delta E_K=Gm_E m\frac{R_1-R_2}{R_1R_2}$$

12. D

二、判断题

1. √

分析：取物体抛出点为坐标原点，在竖直面内建立坐标系。物体运动的参数方程为

$$x=v_0t\cos\theta, y=v_0t\sin\theta-\frac{1}{2}gt^2$$

消去式中参数 θ，得任意时刻的轨迹方程为

$$x^2+\left(y+\frac{1}{2}gt^2\right)^2=(v_0t)^2$$

这是一个以 $\left(0,-\frac{1}{2}gt^2\right)$ 为圆心、v_0t 为半径的圆方程，它代表着所有物体在任意时刻 t 的位置。

2. √

分析：$\frac{\mathrm{d}v}{\mathrm{d}t}$ 是切向加速度的大小，且 $a_t=g\sin\alpha$，随轨道上不同的 α 角而不同；$\frac{\mathrm{d}\vec{v}}{\mathrm{d}t}=\vec{g}$，等于重力加速度，为一常矢量；法向加速度 $a_n=g\cos\alpha$，也随轨道上不同的 α 角而不同。

3. (1)√；(2)×

分析：(1)正确(在轨道的拐点处除外)。

(2)只要速度方向有变化，其法向加速度一定不为零。

4. ×

分析：根据牛顿定律，物体保持静止不动时，静摩擦力必需等于 Mg，与压力无关，故 F 增加时静摩擦力不变。

5. √

分析：三种情况都只有重力功且相等，由动能定理可得物体滑到底部时的动能相等；但三种光滑表面形状不同，物体滑到底部时的速度方向并不一样，因此动量的方向不同，动量就不相同。

6. (1)×；(2)×；(3)√；(4)×。

分析：(1)加速过程是皮带对砖块的摩擦力作用的结果，在这段变速过程中砖块的速度小于皮带，因而两者有相对运动(相对地面的位移不同)，这一对摩擦力的功也不同；(2)和(4)中的驱动力的功是作用在皮带上的，不能改变砖块的动能。

7. ×

分析：不受外力的系统满足动量守恒的条件，其动量变化为零；但外力功为零，非保守

内力的功不一定为零，所以此系统的机械能不一定为零。

8. √

分析：对小球和地球系统，系统仅有保守内力重力作用（斜面的支持力为外力，但它与小球的位移垂直而不作功），所以系统机械能守恒。

三、填空题

1. 1.14×10^3N

分析：以人为研究对象，从整个过程来讨论，根据动量定理有

$$\bar{F}=\frac{mg}{\Delta t}\sqrt{\frac{2h}{g}}+mg=1.14\times10^3\text{N}$$

2. $-\frac{27}{7}kc^{\frac{2}{3}}l^{\frac{7}{3}}$

分析：由运动学方程 $x=ct^3$ 可得物体的速度 $v=\frac{\mathrm{d}x}{\mathrm{d}t}=3ct^2$

物体所受阻力的大小为

$$F=kv^2=9kc^2t^4=9kc^{\frac{2}{3}}x^{\frac{4}{3}}$$

则阻力的功为

$$W=\int_0^l F\cdot\mathrm{d}x=\int_0^l F\cos180^\circ\cdot\mathrm{d}x=-\int_0^l 9kc^{\frac{2}{3}}x^{\frac{4}{3}}\mathrm{d}x=-\frac{27}{7}kc^{\frac{2}{3}}l^{\frac{7}{3}}$$

3. 882 J

分析：水桶在匀速上提过程中，$a=0$，拉力与水桶重力平衡，有

$$F=P$$

水桶重力随位置的变化关系为

$P=mg-agy$，其中 $a=0.2$ kg/m，

人对水桶的拉力的功为

$$W=\int_0^{10}F\cdot\mathrm{d}y=\int_0^{10}(mg-agy)\mathrm{d}y=882\ \text{J}$$

4. (1)0.53 J; 0; (2)0.53 J; 2.30 m/s; (3)2.49 N

分析：(1)重力对小球所作的功只与始末位置有关，即

$$W_P=P\Delta h=mgl(1-\cos\theta)=0.53\text{J}$$

在小球摆动过程中，张力 F_T 的方向总是与运动方向垂直，所以张力的功

$$W_T=\int F_T\cdot\mathrm{d}s=0$$

(2)根据动能定理，小球摆动过程中，其动能的增量是由于重力对它作功的结果。初始时动能为零，因而，在最低位置时的动能为

$$E_K=W_P=0.53\text{J}$$

小球在最低位置时的速率为

$$v = \sqrt{\frac{2E_K}{m}} = \sqrt{\frac{2W_P}{m}} = 2.30\ \mathrm{m/s}$$

(3)当小球在最低位置时,由牛顿定律可得

$$F_T - P = \frac{mv^2}{l}$$

$$F_T = mg + \frac{mv^2}{l} = 2.49\ \mathrm{N}$$

5. $\dfrac{k}{2r^2}$

分析:由力函数 $F = \dfrac{k}{r^3}$可知,当 $r \to \infty$ 时,$F = 0$,势能亦为零。

在此力场中两粒子相距 r 时的势能为

$$E_P = -(E_\infty - E_P) = W = \int_r^\infty F \cdot \mathrm{d}r = \int_r^\infty \frac{k}{r^3}\mathrm{d}r = \frac{k}{2r^2}$$

6. $4.1 \times 10^{-3}\mathrm{m}$

分析:因阻力与深度成正比,则有 $F = kx$(k 为阻力系数)。

现令 $x_0 = 1.00 \times 10^{-2}\ \mathrm{m}$,第二次钉入的深度为 Δx,由于钉子两次所作的功相等,可得

$$\int_0^{x_0} kx\mathrm{d}x = \int_{x_0}^{x_0+\Delta x} kx\mathrm{d}x$$

解得 $\Delta x = 4.1 \times 10^{-3}\mathrm{m}$

7. $\dfrac{v_0^2}{4g\sin\alpha}$

分析:选木块为研究对象,取沿斜面向上为 x 轴正向,列出下滑、上滑过程的动力学方程

$$mg\sin\alpha - F_{阻} = 0 \quad (1)$$

$$-mg\sin\alpha - F_{阻} = ma \quad (2)$$

由(2)式可知,加速度为一常量。由匀变速直线运动规律,有

$$v^2 = v_0^2 + 2as \quad (3)$$

解上述方程组,可得木块能上滑的距离

$$s = \frac{v_0^2}{2a} = \frac{v_0^2}{4g\sin\alpha}$$

8. 30.0 m/s ; 467 m

分析:以地面飞机滑行方向为坐标正方向,由牛顿定律及初始条件,有

$$F = ma = m\frac{\mathrm{d}v}{\mathrm{d}t} = -\alpha t$$

$$\int_{v_0}^{v} \mathrm{d}v = \int_0^t -\frac{\alpha t}{m}\mathrm{d}t$$

解得 $$v = v_0 - \frac{\alpha}{2m}t^2$$

因此，飞机着陆10 s后的速率为$v = 30.0$ m/s

又 $$\int_{x_0}^{x} \mathrm{d}x = \int_0^t \left(v_0 - \frac{\alpha}{2m}t^2 \right) \mathrm{d}t$$

故飞机着陆后10 s内所滑行的距离 $s = x - x_0 = v_0 t - \dfrac{\alpha}{6m}t^3 = 467\mathrm{m}$

9. $\sqrt{2gR}$

分析：取地球和物体为系统，物体位于地面时系统的机械能为

$$E_0 = \frac{1}{2}mv_0^2 - \frac{Gm_E m}{R}$$

为使初速度最小，当物体远离地球时（$h \to \infty$），其末速度$v = 0$，此时机械能$E = 0$。由机械能守恒定律，有

$$\frac{1}{2}mv_0^2 - \frac{Gm_E m}{R} = 0, \text{即} v_0 = \sqrt{2gR}$$

10. $v\left(1 - \dfrac{h^2}{(l_0 - v\,t)^2}\right)^{-\frac{1}{2}}$

分析：船的运动方程为 $r(t) = x(t)\boldsymbol{i} + (-h)\boldsymbol{j}$

船的运动速度为

$$v' = \frac{\mathrm{d}r}{\mathrm{d}t} = \frac{\mathrm{d}x(t)}{\mathrm{d}t}\boldsymbol{i} = \frac{\mathrm{d}}{\mathrm{d}t}\sqrt{r^2 - h^2}\boldsymbol{i} = \left(1 - \frac{h^2}{r^2}\right)^{-\frac{1}{2}} \frac{\mathrm{d}r}{\mathrm{d}t}\boldsymbol{i}$$

而收绳的速率$v = -\dfrac{\mathrm{d}r}{\mathrm{d}t}$，且因 $r = l_0 - v\,t$，故

$$v' = v\left(1 - \frac{h^2}{(l_0 - v\,t)^2}\right)^{-\frac{1}{2}}$$

11. 1.45×10^{-3} m/s ；下午3时整

分析：设太阳光线对地转动的角速度为ω，

$$\omega = \frac{2\pi}{T} = \frac{2 \times 3.14}{24 \times 60 \times 60} = 7.26 \times 10^{-5}\ \mathrm{rad/s}$$

如图1-6所示，从正午时分开始计时，则杆的影长为 $s = h\mathrm{tg}(\Delta\alpha) = h\mathrm{tg}(\omega t)$，下午2时整，杆顶在地面上影子的速度大小为

$$v = \frac{\mathrm{d}s}{\mathrm{d}t} = \frac{h\omega}{\cos^2\omega\,t} = 1.45 \times 10^{-3}\ \mathrm{m/s}$$

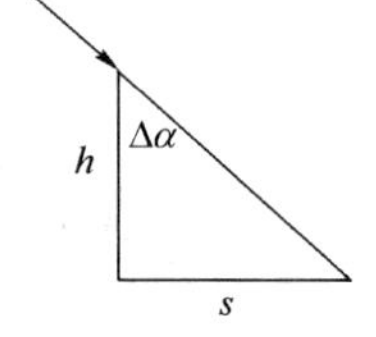

图1-6

当杆长等于影长时，即 s = h，则

$$t = \frac{1}{\omega}\mathrm{arctg}\frac{s}{h} = \frac{\pi}{4\omega} = 3 \times 60 \times 60\ \mathrm{s}$$

即为下午3时正。

12. 4.00*kg*

分析:由于质点最初处于静止,因此,初动量 $P_0=0$,初动能 $E_{K0}=0$,根据动量定理和动能定理分别有

$$I=\Delta P=P-P_0=P$$

$$W=\Delta E_K=E_K-E_{K0}=E_K$$

而
$$E_K=\frac{1}{2}m\upsilon^2=\frac{P^2}{2m}$$

所以
$$m=\frac{P^2}{2E_K}=\frac{I^2}{2W}=4.00\ \mathrm{kg}$$

四、简答题

1. **答:**这种说法不正确,加速度是速度对时间的变化率,即 $\boldsymbol{a}=\frac{\mathrm{d}\boldsymbol{\upsilon}}{\mathrm{d}t}$。

2. **答:**牛顿第一定律定性地指出了力和运动的关系,它联系着两个力学的基本概念,一个是物体的惯性,它指物体本身保持运动状态不变的性质,或者说是物体抵抗运动变化的性质。另一个是力,它是指迫使一个物体运动状态改变,即使它产生加速度是别的物体对它的作用。牛顿第二定律进一步给出了力和运动的定量关系。但不能将牛顿第一定律视为其特例。

3. **答:**如果一对力所作的功与相对路径的形状无关,而只决定于相互作用的质点的始末相对位置,这样的一对力就叫保守力。由于物体的位置(或者状态)的变化而具有的能量叫势能。在只有保守力做功的情况下,质点系的机械能守恒,在经典力学中,它是牛顿定律的一个推论,因此也只适用于惯性系。

五、计算题

1. **解:** (1) $x=4+\int_2^3(t^3+3t^2+2)\mathrm{d}t=4+\left(\frac{t^4}{4}+t^3+2t\right)\Big|_2^3=41.25\ \mathrm{m}$

(2) $\upsilon=t^3+3t^2+2=56\ \mathrm{m/s}$

(3) $a=\frac{\mathrm{d}\upsilon}{\mathrm{d}t}=3t^2+6t=45\ \mathrm{m/s^2}$

2. **解:**(1)2 秒内通过的位移,$x_2=4.5t^2-2t^3=2\ \mathrm{m}$

1 秒内通过的位移,$x_1=4.5t^2-2t^3=2.5\ \mathrm{m}$

第 2 秒的平均速度 $\overline{\upsilon}_2=\frac{x_2-x_1}{t}=-0.5\ \mathrm{m/s}$

(2)由 $\upsilon=\frac{\mathrm{d}x}{\mathrm{d}t}=9t-6t^2$,$a=\frac{\mathrm{d}\upsilon}{\mathrm{d}t}=9-12t$,得

$\upsilon_1=3\ \mathrm{m/s}$; $a_1=-3\ \mathrm{m/s^2}$

$\upsilon_2=-6\ \mathrm{m/s}$; $a_2=-15\ \mathrm{m/s^2}$

(3)如图 1-7 所示，有往返运动，当$v=0$时，

由$v=\frac{dx}{dt}=9t-6t^2=0$，

解得$t=1.5$ s

$S=|x(1.5)-x(1)|+|x(1.5)-x(2)|=2.25$m

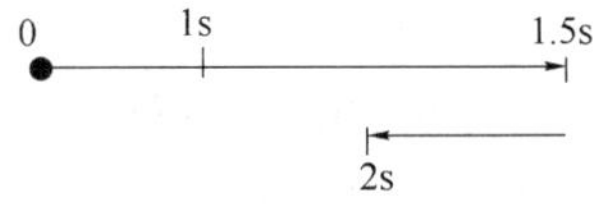

图 1-7

3. **解：**(1) 由$\frac{x}{\sqrt{3}}=\cos\frac{\pi}{4}t, y=\sin\frac{\pi}{4}t$，

消t得质点的轨迹方程$\frac{x^2}{3}+y^2=1$

(2)质点在任一时刻的位移矢量可表示为

$$\boldsymbol{r}=\sqrt{3}\cos\frac{\pi}{4}t\boldsymbol{i}+\sin\frac{\pi}{4}t\boldsymbol{j}\ \text{m}$$

$$\boldsymbol{v}=\frac{d\boldsymbol{r}}{dt}=v_x\boldsymbol{i}+v_y\boldsymbol{j}=-\frac{\sqrt{3}\pi}{4}\sin\frac{\pi}{4}t\boldsymbol{i}+\frac{\pi}{4}\cos\frac{\pi}{4}t\boldsymbol{j}\ \text{m/s}$$

$$\boldsymbol{a}=\frac{d\boldsymbol{v}}{dt}=a_x\boldsymbol{i}+a_y\boldsymbol{j}=-\frac{\sqrt{3}\pi^2}{16}\cos\frac{\pi}{4}t\boldsymbol{i}-\frac{\pi^2}{16}\sin\frac{\pi}{4}t\boldsymbol{j}\ \text{m/s}^2$$

(3)
$$x_1=\sqrt{3}\cos\frac{\pi}{4}t=\frac{\sqrt{6}}{2}\ \text{m}, y_1=\sin\frac{\pi}{4}t=\frac{\sqrt{2}}{2}\ \text{m}$$

$$v=\sqrt{v_x^2+v_y^2}=\sqrt{\left(-\frac{\sqrt{3}\pi}{4}\sin\frac{\pi}{4}\right)^2+\left(\frac{\pi}{4}\cos\frac{\pi}{4}\right)^2}=\frac{\sqrt{2}}{4}\pi\ \text{m/s}$$

$$a=\sqrt{a_x^2+a_y^2}=\sqrt{\left(-\frac{\sqrt{3}\pi^2}{16}\cos\frac{\pi}{4}\right)^2+\left(-\frac{\pi^2}{16}\sin\frac{\pi}{4}\right)^2}=\frac{\sqrt{2}}{16}\pi^2\ \text{m/s}^2$$

4. **解：**(1)$I_x=mv_2\cos\theta-mv_1=0.14\times80\times\frac{\sqrt{2}}{2}-0.14\times(-50)=14.92\ \text{N}\cdot\text{s}$

$$I_y=mv_2\sin\theta=0.14\times80\times\frac{\sqrt{2}}{2}=7.92\text{N}\cdot\text{s}$$

$$I=\sqrt{I_x^2+I_y^2}=16.9\ \text{N}\cdot\text{s}$$

与入射方向所成的角$\alpha=\arctan\left(\frac{I_y}{I_x}\right)=152°$

(2)
$$F=\frac{I}{\Delta t}=\frac{16.9}{0.02}=845\text{N}$$

约为垒球本身重量$\frac{F}{mg}=\frac{845}{0.14\times9.8}\approx616$倍

5. **解：**由$m_1v_1+m_2v_2=0$得

$$v_2=-\frac{m_1v_1}{m_2}=-1.4\ \text{m/s}$$

6. **解：**在水平方向上，由$mv_0\cos\alpha=MV$得

$$V=\frac{m v_0\cos\alpha}{M}$$

7. **解**:滑轮的加速度 $a=\frac{T-m_A g-m_B g}{m_A+m_B}=6.87\ \mathrm{m/s^2}$

以滑轮为参照,物体 A、B 相对滑轮的加速度为 a',则对 A、B 受力分析可得

$$T'-m_A g-m_A a=m_A a' \qquad (1)$$

$$m_B g+m_B a-T'=m_B a' \qquad (2)$$

由方程(1)、(2)解得,

$$a'\approx 5.56\ \mathrm{m/s^2},a_A=a+a'=12.43\ \mathrm{m/s^2},a_B=a-a'=1.31\ \mathrm{m/s^2}$$

8. **解**:(1)由 $N=F_{向}=\frac{mv^2}{R},f=\mu N=-\frac{\mu mv^2}{R}$(负号表示方向和速度方向相反)得

$$a_t=\frac{f}{m}=-\frac{\mu v^2}{R}$$

(2)由 $a_t=\frac{f}{m}=-\frac{\mu v^2}{R}$得 $\int_v^{\frac{v}{3}}\frac{\mathrm{d}v}{v^2}=\int_0^t-\frac{\mu}{R}\mathrm{d}t$

$$t=\frac{2R}{\mu v}$$

9. **解**:$a=\frac{F}{m}=2.5\ \mathrm{m/s^2}$

第 1 秒内作的功 $W_1=FS_1=F\frac{1}{2}at_1^2=62.5\ \mathrm{J}$

第 2 秒内作的功 $W_2=FS_2=F\left(\frac{1}{2}at_2^2-\frac{1}{2}at_1^2\right)=187.5\ \mathrm{J}$

第 3 秒内做的功 $W_3=FS_3=F\left(\frac{1}{2}at_3^2-\frac{1}{2}at_2^2\right)=312.5\ \mathrm{J}$

第 3 秒末的瞬时功率 $P=Fv_3=Fat_3=375\ \mathrm{W}$

10. **解**:位移 $x=\frac{h}{\sin\alpha}=\frac{2}{\sin\alpha},\mathrm{d}x=-\mathrm{d}\left(\frac{2}{\sin\alpha}\right)$(负号的添加是确保 d$x$ 为正值)

$$W=\int_{\alpha_1}^{\alpha_2}F\mathrm{d}x=\int_{30}^{60}10\sin\alpha[-\mathrm{d}(2/\sin\alpha)]=\int_{30}^{60}20\mathrm{ctg}\alpha\mathrm{d}\alpha=11\ \mathrm{J}$$

11. **解**:由 $E_P=-A_{保}$ 得

$$E_P=-\int_0^l\int_{x+a}^{\infty}\frac{G\frac{M}{l}\mathrm{d}x\cdot m}{r^2}\mathrm{d}r=-G\frac{Mm}{l}\int_0^l\frac{1}{x+a}\mathrm{d}x=-G\frac{Mm}{l}\ln\left(1+\frac{l}{a}\right)$$

当 $l\ll a$ 时,细棒可看作是一质点,则

$$E_P=-\int_0^{\infty}\frac{GMm}{x^2}\mathrm{d}x=-\frac{GMm}{a}$$

12. **解**:(1)由功能原理得:$A_{f_1}+A_{f_2}=E_2-E_1$

$$-\left[\mu_k mg\cos\theta\cdot\frac{h}{\sin\theta}+\mu_k mg(s-h\mathrm{ctg}\theta)\right]=0-mgh$$

$$\mu_k=\frac{h}{s}$$

(2)由功能原理得:$A_{f_1}+A_{f_2}+A_{f_3}=E_3-E_1$

$$-\left[\mu_k mg\cos37^\circ\cdot\frac{h}{\sin37^\circ}+\mu_k mgl+\mu_k mgl\cos30^\circ\cdot\frac{H}{\sin30^\circ}\right]=mgH-mgh$$

$$H=1.74\ \mathrm{m}$$

13. **解**:由动量守恒定律得: $mv=(m+M)v'$ (1)

由能量守恒定律得: $\frac{1}{2}(m+M)v'^2=\frac{1}{2}kx^2+\mu(m+M)gx$ (2)

由方程(1)、(2)解得 $v=319\ \mathrm{m/s}$

第二章　刚体的转动

习　　题

一、单选题

1. 下列说法正确的是(　)

A. 作用在定轴转动刚体上的合力越大,刚体转动的角加速度越大

B. 作用在定轴转动刚体上的合力矩越大,刚体转动的角速度越大

C. 作用在定轴转动刚体上的合力矩越大,刚体转动的角加速度越大

D. 作用在定轴转动刚体上的合力矩为零,刚体转动的角速度为零

2. 刚体绕定轴转动,在每 1 s 内角速度都增加 πrad/s,则刚体的运动是(　)

A. 匀加速转动　　B. 匀速转动　　C. 匀减速转动　　D. 不能确定

3. 均匀细杆 DM 能绕 D 轴在竖直平面内自由转动,如图 2-1 所示,细杆 DM 从水平位置开始摆下,其角加速度变化为(　)

A. 始终不变　　B. 由小变大

C. 由大变小　　D. 恒等于零

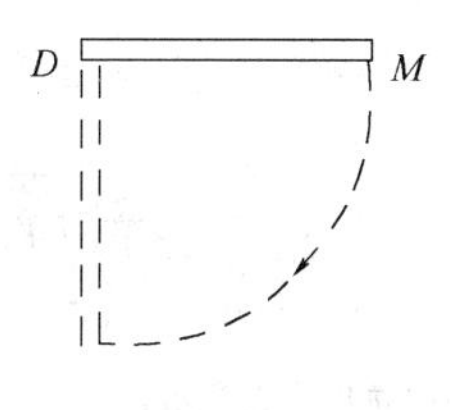

图 2-1

4. 一半径为 R 质量为 m 的均质圆形平板在粗糙的水平桌面上,绕通过圆心且垂直于平板的 OO'轴转动(已知圆形平板与水平桌面之间的摩擦系数为 μ),摩擦力对 OO'轴的力矩为(　)

A. $\frac{2}{3}\mu mgR$　　B. μmgR

C. $\frac{1}{2}\mu mgR$　　D. 0

5. 一圆形飞轮可绕垂直中心轴转动,其转动惯量为 $20\text{kg}\cdot\text{m}^2$,给圆盘施加一个 400π N · m 的恒外力矩使其由静止开始转动,经 2 s 后飞轮转过的圈数为(　)

A. 10　　B. 20　　C. 30　　D. 40

6. 有两个共轴的圆盘 A 和 B。A 盘和 B 盘是分开的,盘 B 静止,盘 A 的角速度为 ω_0。两者接合后的共同角速度为$\frac{1}{4}\omega_0$。已知盘 A 绕该轴的转动惯量为 I_A,则盘 B 绕该轴的转动惯量 I_B 等于(　)

A. $4I_A$　　B. $3I_A$　　C. $2I_A$　　D. I_A

7. 刚性双原子分子中两原子相距为 r，质量分别为 m_1 和 m_2，绕着通过质心而垂直于两原子连线的转轴转动，则该分子绕该轴的转动惯量为(　)

A. $(m_1+m_2)r^2$　　B. $\frac{1}{4}(m_1+m_2)r^2$

C. $\frac{m_1m_2}{m_1+m_2}r^2$　　D. $\frac{1}{2}(m_1+m_2)r^2$

二、判断题

1. 人骑自行车时，自行车的脚蹬子在任何位置，人施加于它的力矩都相等。(　)

2. 刚体作定轴转动时，如果它的角速度越大，则作用在刚体上的力矩就一定越大。(　)

3. 有一均匀的实心圆柱体沿着同一光滑斜面落下，则其滑下时和滚下时的末速度相等。(　)

4. 作定轴转动的刚体，用一个力 F 作用于某点，能产生一个角加速度；用同样大小和方向的力作用于另一点，可以产生与前者等值反向的角加速度。(　)

5. 一绕定轴自由旋转的物体，受热膨胀后，角速度将减少。(　)

6. 足球守门员要先后接住来势不同的两个球，第一个球在空中飞来(无转动)；第二个球由地面滚来。设两个球的质量以及前进的速度相同，则他先后接住这两个球所需作的功相等。(　)

三、填空题

1. 刚体绕某轴的转动惯量取决于其各部分质量对给定转轴的分布情况，即与________________有关。

2. 角动量守恒的条件是____________。

3. 如图 2-2 所示，均质杆长为 l，质量为 m，与 z 轴的夹角为 θ，以角速度 ω 绕 Oz 轴转动，则杆的动量大小为________，杆的动能为________，杆对 z 轴的角动量为________。

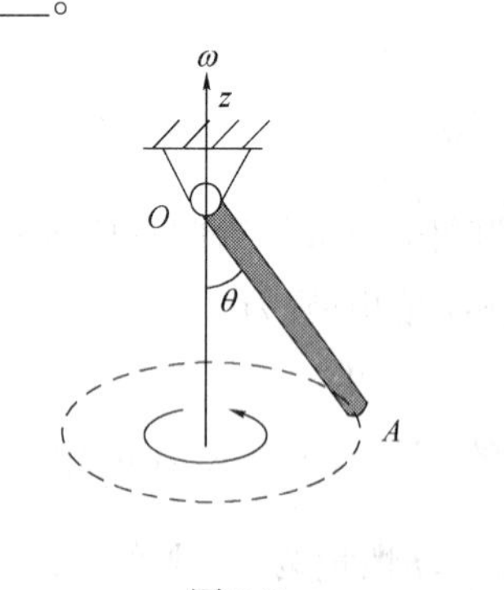

图 2-2

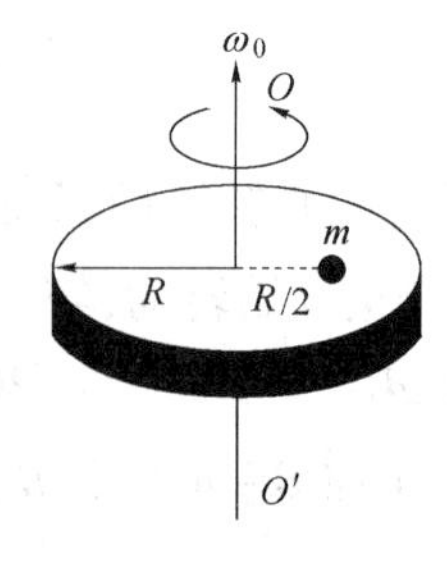

图 2-3

4. 如图 2-3 所示，均质圆盘水平面放置，可绕通过盘心的铅垂轴自由转动，圆盘对该轴的转动惯量为 I_0，当其转动角速度为 ω_0 时，有一质量为 m 的质点沿铅垂方向落到圆盘上，并粘在距转轴 $\frac{R}{2}$ 处，它们的共同转动的角速度为____________________。

5. ____________________的现象称为陀螺的进动。

6. 陀螺进动的角速度 Ω 与自转角速度 ω 成________________，即自转角速度越大，进动越____________________。

7. 陀螺进动方向与其旋转方向____________，而地轴进动方向与地球自转方向____________，即向西。

8. 地轴绕黄轴进动得非常缓慢，其进动的周期为__________年。

四、简答题

1. 两个半径不相同的飞轮用一皮带相连，作无滑动转动时，大飞轮边缘上各点的线速度的大小是否与小飞轮边缘上各点的线速度的大小相同？角速度又是否相同？

2. 当刚体转动时，如果它的角速度很大，是否说明刚体的角加速度一定很大？

3. 如果作用在刚体上的合力矩垂直于刚体的角动量，则刚体角动量的大小和方向会发生变化吗？

4. 一个人随着转台转动，两手各拿一只重量相等的哑铃，当他将两臂伸开，他和转台的转动角速度是否改变？

5. 物体平动时的质量 m 和转动时的转动惯量 I 有何相似之处？

五、计算题

1. 直径为0.6m 的转轮，从静止开始做匀变速转动，经 20s 后，它的角速度达到 100π rad/s，求角加速度和在这一段时间内转轮转过的角度。

2. 求质量为 m，长为 l 的均匀细棒对下面几种情况的转动惯量。

(1) 转轴通过棒的中心并与棒垂直；

(2) 转轴通过棒的一端并与棒垂直；

(3) 转轴通过棒上离中心为 h 的一点并与棒垂直；

(4) 转轴通过棒中心并和棒成 θ 角。

3. 如图 2-4 所示，一铁制飞轮，已知密度 $\rho = 7.8\ \mathrm{g/cm^3}$，$R_1 = 0.030$ m，$R_2 = 0.12$ m，$R_3 = 0.19$ m，$b = 0.040$ m，$d = 0.090$ m，求它对转轴的转动惯量。

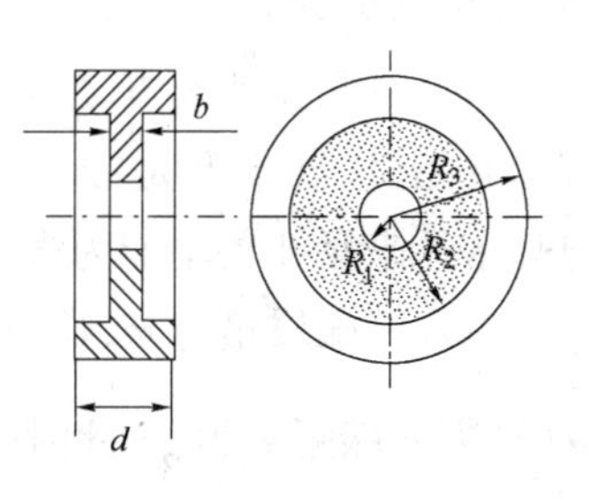

图 2-4

4. 一飞轮直径为 0.3 m，质量为 5 kg，边缘绕绳，现用恒力拉绳一端，使它由静止均匀地加速，经 0.5 s 转速达到 10 rev/s，假定飞轮可看作实心圆柱体，试求：

(1) 飞轮的角加速度及其在这段时间内转过的转数；

(2) 从拉动后 $t = 10$ s 时飞轮的角速度及轮边缘上一点

的速度和加速度；

(3)拉力及拉力所作的功。

5. 用线绕于半径 $R=1$ m，质量 $m=100$ kg 的圆盘上，在绳的一端作用 10 N 的拉力，设圆盘可绕过盘心垂直于盘面的定轴转动。试求：

(1)圆盘的角加速度；

(2)当线拉下 5 m 时，圆盘所得到的动能。

6. 两个质量为 m_1 和 m_2 的物体分别系在两条绳上，这两条绳又分别绕在半径为 r_1 和 r_2 并装在同一轴的两鼓轮上，如图 2-5 所示。已知两鼓轮绕轴的转动惯量为 I，轴间摩擦不计，绳子的质量忽略不计，求鼓轮的角加速度。

7. 如图 2-6 所示，已知滑轮的半径为 30cm，转动惯量为 0.50kg · m²，弹簧的劲度系数 $k=2.0$N/m。问质量为 60g 的物体落下 40cm 时的速率是多大？（设开始时物体静止且弹簧无伸长，在物体下落过程中绳子与滑轮无相对滑动）。

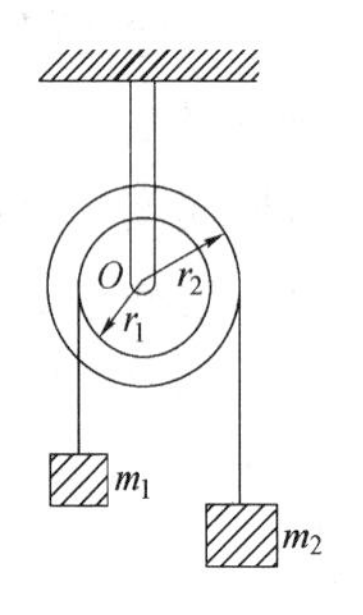

图 2-5

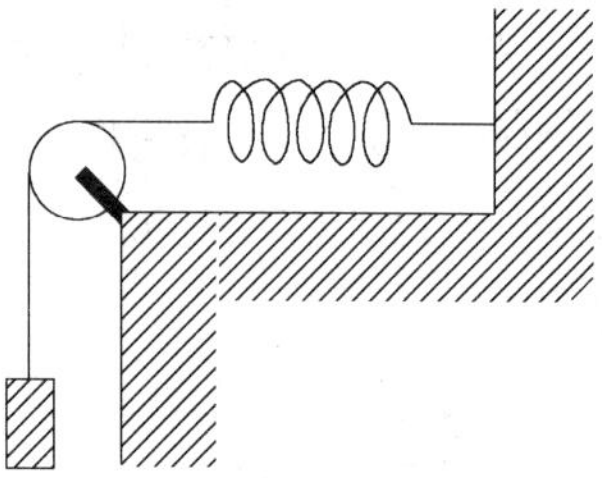

图 2-6

8. 如图 2-7 所示，一不变的力矩 M 作用在铰车的鼓轮上使轮转动。轮的半径为 r，质量为 m_1，缠在鼓轮上的绳子系一质量为 m_2 的重物，使其沿倾角为 θ 的斜面滑动，重物和斜面之间的滑动摩擦系数为 μ，绳子的质量忽略不计，鼓轮可看作均质实心圆柱，在开始时此系统静止，试求鼓轮转过角 φ 时的角速度。

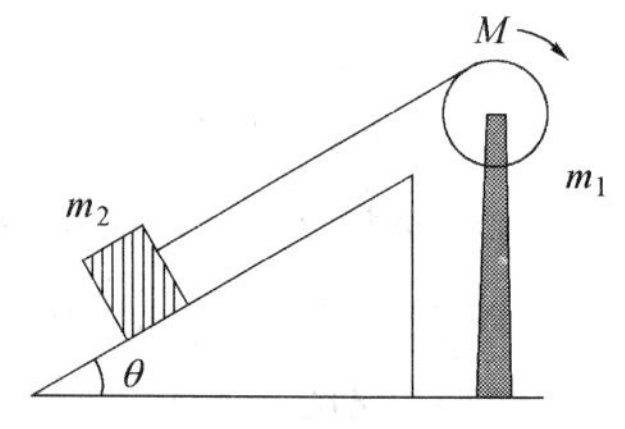

图 2-7

9. 一转台绕竖直轴转动，每 10 s 转一周，转台对轴的转动惯量为 1200 kg · m²。质量为 80 kg 的人，开始站在台的中心，随后沿半径向外跑去，问当人离转台中心 2m 时，转台的角速度是多少。

10. 有圆盘 A 和 B，盘 B 静止，盘 A 的转动惯量为盘 B 的一半。它们的轴由离合器控制，开始时，盘 A、B 是分开的，盘 A 的角速度为 ω_0，两者衔接到一起后，产生了 2000 J 的热，求原来盘 A 的动能为多少？

11. 一根质量为 m，长为 l 的均匀细棒 AB，绕一水平光滑转轴 O 在竖直平面内转动。O 轴离 A 端距离为 $\frac{l}{3}$，此时的转动惯量为 $\frac{1}{9}ml^2$，今使棒从静止开始由水平位置绕 O 轴转动，试求：

(1)棒在水平位置上刚起动时的角加速度；

(2)棒转到竖直位置时角速度和角加速度;

(3)转到垂直位置时,在 A 端的速度及加速度。(重力作用点集中于距支点$\frac{l}{6}$处)

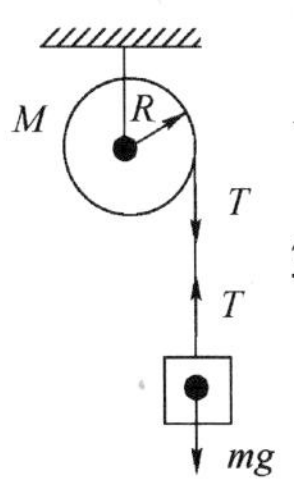

图 2-8

12. 如图 2-8 所示,一圆形飞轮可绕垂直轴转动,边缘绕有绳子,在绳子下端挂一质量 $m = 20\text{kg}$ 的物体。已知圆形飞轮半径 $R = 2.0\text{m}$,质量 $M = 300\text{kg}$。试求:(已知转动惯量 $I = \frac{1}{2}MR^2$)

(1)圆形飞轮的角加速度;

(2)绳子下端挂的物体下落 4m 后圆形飞轮的角速度和转动动能。

13. 一磨轮直径为 2.0m,质量为 1.5kg,以 900rev/min 的转速转动。一工具以 200N 的正压力作用在轮的边缘上,使磨轮在 10s 内停止。求磨轮和工具之间的摩擦系数。(已知磨轮的转动惯量 $I = \frac{1}{2}MR^2$,轴上的摩擦可忽略不计)

14. 固定的发动机飞轮,转动惯量为 $2000\text{kg}\cdot\text{m}^2$,在恒外力矩的作用下,飞轮从静止开始转动,经过 100s 后,转速达 15rev/s,试求:

(1) 外力矩的大小;

(2) 此时的转动动能的大小;

(3)经过 100s 时,发动机飞轮转过的圈数。

15. 如图 2-9 所示,实心圆柱体的半径为 $R = 7.6\text{cm}$,质量 $M = 23\text{kg}$,一根轻而薄的带子绕在圆柱体上面,圆柱体放在倾角为 $\theta = 30°$ 的斜面上,带子跨过滑轮后系在质量 $m = 4.5\text{kg}$ 的重物上。设圆柱体在斜面只有滚动而无滑动,试求:

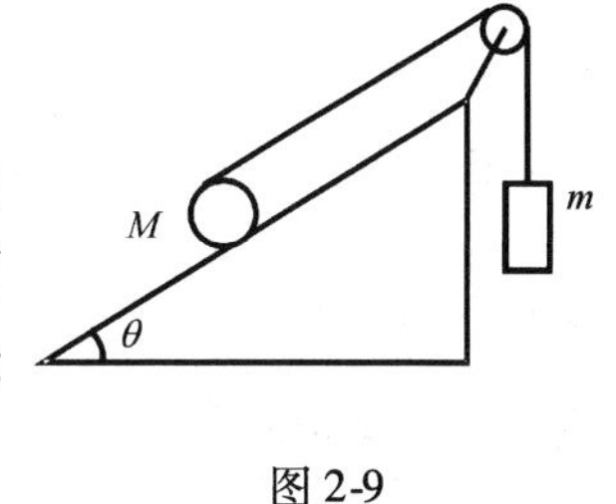

图 2-9

(1)圆柱体沿斜面向下滚动的加速度;

(2)带子中的张力。

参 考 答 案

一、单选题

1. C

分析:刚体作定轴转动时,由转动定律 $M = I\beta$,可知其角加速度与所受的合外力矩成正比,合外力矩越大,角加速度就越大。

2. D

分析:刚体绕定轴转动,在每 15s 内角速度都增加 π rad/s,说明每 1s 内的平均角加速度相等,不等于说每一时刻的角加速度都相等。

3. C

分析:根据转动定律 $M = I\beta$,角加速度与所受合外力矩成正比,细杆 DM 在水平位置时,力矩最大,在竖直位置时力矩为 0,所以角加速度在细杆下摆的过程中由大变小。

4. A

分析：由于水平桌面作用圆形平面各部分的摩擦力对转轴的力臂不同，因此要采用累加或积分来计算，先计算半径为 r，宽度为 $\mathrm{d}r$ 的小圆环对转轴 OO' 的摩擦力矩（已知质量密度 $\sigma=\dfrac{m}{\pi R^2}$），根据力矩的定义，得

$$\mathrm{d}M=\mu\frac{mg}{\pi R^2}2\pi r\mathrm{d}r\cdot r=\frac{\mu mg}{R^2}2r^2\mathrm{d}r$$

又由于各力矩方向相同，则有 $M=\int_0^R\frac{\mu\, mg}{R^2}2r^2\mathrm{d}r=\frac{2}{3}\mu\, mgR$

5. B

分析：根据题意，由转动定律 $M=I\beta$，先计算出角加速度为 $20\pi\mathrm{rad/s^2}$，再由 $\theta=\dfrac{1}{2}\beta t^2$ 计算在 2s 内转过的角位移为 40π rad，然后用角位移 40π 除以 2π 得到转过的圈数为 20 圈。

6. B

分析：由于整个过程合外力矩为零，则角动量守恒，可得到此结论。

7. C

分析：把分子看作是一刚体，分子中的两个原子看作两个质点，分别求出两个原子到质心的距离（由 $r_1+r_2=r, m_1r_1=m_2r_2$ 两式求解）$r_1=\dfrac{m_2}{m_1+m_2}r, r_2=\dfrac{m_1}{m_1+m_2}r$，然后根据转动惯量的定义可求得此结论。

二、判断题

1. ×

分析：由于力矩等于力乘以力臂，脚蹬子在水平位置时力臂最大，在竖直位置时力臂为 0，所以力矩不相等。

2. ×

分析：力矩大小与角加速度大小成正比，力矩越大仅说明角速度的变化越快，不能说明角速度越大。

3. ×

分析：在同一光滑斜面滑下和滚下，其势能减少相同，全部转化成动能，但滑下时仅有平动动能，而滚下时除了有平动动能外，还有转动动能，所以滑下时的末速度比滚下时的大。

4. √

分析：同一个力 F 作用于刚体某一点对转轴所产生的力矩总可以在刚体上找到另一点使该力 F 对转轴产生的力矩大小与前者力矩大小相等，方向相反。

5. √

分析:因受热膨胀的物体,其绕轴的转动惯量增大,根据角动量守恒定律,角速度应该减小。

6. ×

分析:从地面滚来的足球的动能包括平动动能和转动动能,可见它比从空中飞来的足球(无转动)具有更高的动能。

三、填空题

1. 刚体的质量、质量分布以及转轴位置
2. 合外力矩恒等于零
3. $\frac{1}{2}m\omega l\sin\theta$;$\frac{1}{6}m\omega^2 l^2\sin^2\theta$;$\frac{1}{3}m\omega l^2\sin^2\theta$
4. $\frac{I_0}{I_0 + m\frac{R^2}{4}}\omega_0$
5. 陀螺绕自身对称轴转动的同时,其对称轴又绕着竖直方向作回旋运动
6. 反比;缓慢
7. 相同;相反
8. 25800

四、简答题

1. **答:**由于大小飞轮用一根皮带相连,且作无滑动转动,所以大小飞轮边缘上各点的线速度大小相等;但由于大小飞轮边缘半径不同,小飞轮的角速度要比大飞轮的角速度要大。

2. **答:**刚体转动时,角速度很大,不能说明刚体的角加速度一定很大,因为角加速度越大的刚体,仅表明角速度的变化越快。

3. **答:**作用在刚体上的合力矩垂直于刚体的角动量,则该力矩不改变角动量的大小,仅仅改变其方向。

4. **答:**当人的两臂伸开时,其绕轴转动的转动惯量增大,根据角动量守恒定律,人和转台的转动角速度必将减少。

5. **答:**物体的质量 m 是表示所含的物质的多少,是客观存在的;而物体绕某轴的转动惯量除了与物体的质量有关外,还与质量的分布以及转轴的位置有关。但转动惯量 I 与质量 m 具有相近的物理意义,质量 m 是物体平动时惯性大小的量度,而转动惯量是物体转动时惯性大小的量度。

五、计算题

1. **解:**转轮做匀变速转动,由 $\omega = \omega_0 + \beta t$ 得

$$\beta = \frac{\omega}{t} = \frac{100\pi}{20} = 5\pi\ \mathrm{rad/s^2}$$

又由 $\theta=\omega_0 t+\frac{1}{2}\beta t^2$ 得

$$\theta=\frac{1}{2}\beta t^2=\frac{1}{2}\times 5\pi\times 20^2=1000\pi\ \text{rad}$$

2. **解:**(1)如图 2-10 所示,取质量元 $\mathrm{d}m=\frac{m}{l}\mathrm{d}x$,由转动惯量的定义,得

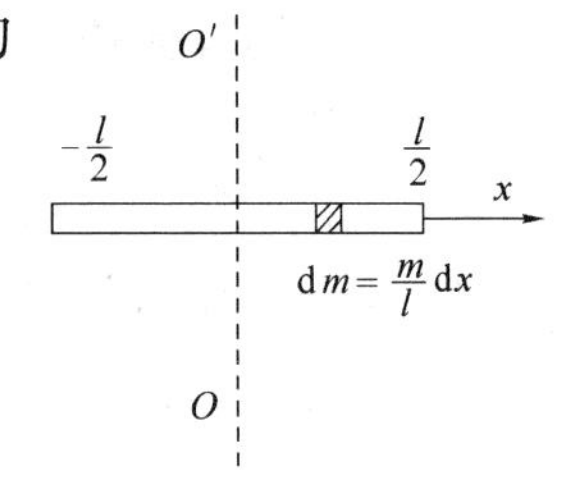

图 2-10

$$\mathrm{d}I=x^2\mathrm{d}m=\frac{m}{l}x^2\mathrm{d}x$$

则

$$I=\int I\mathrm{d}I=2\int_0^{\frac{l}{2}}\frac{m}{l}x^2\mathrm{d}x=\frac{1}{12}ml^2$$

(2)由平行轴定理,得

$$I=m\cdot\left(\frac{l}{2}\right)^2+\frac{1}{12}ml^2=\frac{1}{3}ml^2$$

(3)由平行轴定理,得:

$$I=mh^2+\frac{1}{12}ml^2$$

(4)如图 2-11 所示,求质量元 $\mathrm{d}m=\frac{m}{l}\mathrm{d}x$,绕转轴 OO' 的转动惯量

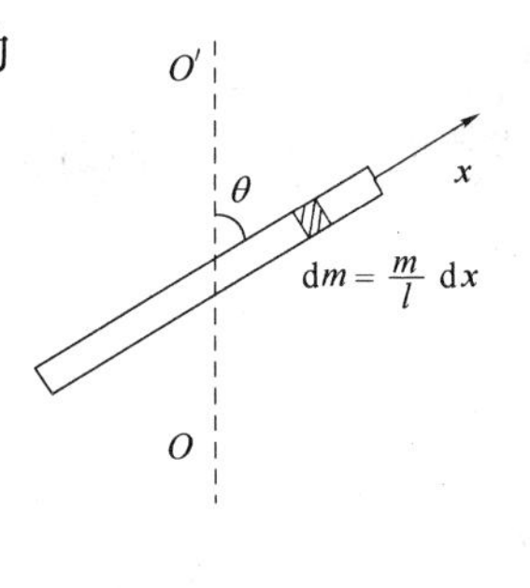

图 2-11

$$\mathrm{d}I=(x\sin\theta)^2\cdot\frac{m}{l}\mathrm{d}x,$$

则

$$I=\int\mathrm{d}I=2\int_0^{\frac{l}{2}}\frac{m}{l}\sin^2\theta\cdot x^2\mathrm{d}x$$

$$=\frac{1}{12}ml^2\cdot\sin^2\theta$$

3. **解:**根据题意,由转动惯量的叠加原理,得

$$I=\frac{1}{2}(\rho\cdot\pi R_3^2 d)\cdot R_3^2-\frac{1}{2}[\rho\cdot\pi R_2^2(\mathrm{d}-b)]\cdot R_2^2-\frac{1}{2}(\rho\cdot\pi R_1^2 b)R_1^2$$

代入已知数据,可计算得　　$I=1.31\mathrm{kg}\cdot\mathrm{m}^2$

4. **解:**飞轮绕轴的转动惯量 $I=\frac{1}{2}mR^2=\frac{1}{8}md^2$

(1)飞轮在恒力作用下,作匀加速转动,由 $\omega=\beta t$ 得

$$\beta = \frac{\omega}{t} = \frac{10 \times 2\pi}{0.5} = 40\pi \text{ rad/s}^2$$

又由 $\theta = \frac{1}{2}\beta t^2$ 得

$$\theta = \frac{1}{2} \times 40\pi \times 0.5^2 = 5\pi \text{ rad}$$

则转过的圈数为 $$N = \frac{5\pi}{2\pi} = 2.5$$

(2)由转动定律 $M = I\beta$ 和 $M = F \cdot R = \frac{1}{2}Fd$ 得

$$F = \frac{2I\beta}{d} = \frac{1}{4}m\, d\, \beta = \frac{1}{4} \times 5 \times 0.3 \times 40\pi = 15\pi\ N$$

拉力所作的功 $W = F \cdot S = F \cdot R\theta = \frac{1}{2}Fd\theta = \frac{1}{2} \times 15\pi \times 0.3 \times 5\pi = 11.25\pi^2$ J

(3)由 $\omega = \beta t$ 得

$$\omega = 40\pi \times 10 = 400\pi \text{ rad/s}$$

边缘上一点的速度

$$v = \omega R = 400\pi \times 0.15 = 60\pi \text{ m/s}$$

切向加速度

$$a_t = \beta R = 40\pi \times 0.15 = 6.0\pi \text{ m/s}^2$$

法向加速度

$$a_n = \omega^2 R = (400\pi)^2 \times 0.15 = 24000\pi^2 \text{ m/s}^2$$

加速度的大小

$$a = \sqrt{a_t^2 + a_n^2} \approx a_n (\because a_t \ll a_n)$$

5. **解:**圆盘绕轴的转动惯量

$$I = \frac{1}{2}mR^2 = \frac{1}{2} \times 100 \times 1^2 = 50 \text{ kg} \cdot \text{m}^2$$

(1)由转动定律 $M = I\beta$ 得

$$\beta = \frac{M}{I} = \frac{F \cdot R}{I} = \frac{10 \times 1}{50} = \frac{1}{5} \text{ rad/s}^2$$

(2)外力矩所作的功等于圆盘动能的增加,即

$$E_k = \frac{1}{2}I\omega^2 = F \cdot S = 10 \times 5 = 50\ J$$

6. **解:**两鼓轮所受的外力矩

$$M = m_2 g r_2 - m_1 g r_1$$

由转动定律 $M = I\beta$ 得

$$\beta = \frac{M}{I} = \frac{m_2 g r_2 - m_1 g r_1}{I}$$

7. **解:**依题意可知,对整个系统来说机械能守恒,设下落物体下落 40cm 时的速率为 v,滑轮的角速度为 ω(这里 $v=\omega R$),下落物体的势能转化为弹簧的弹性势能 $\frac{1}{2}kS^2$(这里 $S=h$),滑轮的转动动能 $\frac{1}{2}I\omega^2$ 和下落物体的动能 $\frac{1}{2}mv^2$,即

$$mgh = \frac{1}{2}kS^2 + \frac{1}{2}I\omega^2 + \frac{1}{2}mv^2$$

亦即

$$I\omega^2 = mv^2 = 2mgh - k\cdot h^2$$

$$\left(\frac{I}{R^2} + m\right)v^2 = 2mgh - kh^2$$

$$v^2 = \frac{2mgh - kh^2}{\frac{I}{R^2} + m}$$

代入可得

$$v = 0.16 \text{ m/s}$$

8. **解:**鼓轮所受的外力矩除 M 以外,还受到摩擦力矩 $\mu m_2 g\cos\theta\cdot r$,下滑力所产生的力矩 $\mu m_2 g\sin\theta\cdot r$(方向均与 M 的方向相反)的作用。

鼓轮看作均质圆柱,其绕轴的转动惯量为 $I=\frac{1}{2}m_1r^2$

由转动定律得

$$M - \mu m_2 g\cos\theta\cdot r - m_2 g\sin\theta\cdot r = I\beta = \frac{1}{2}m_1r^2\beta$$

$$\beta = 2\,\frac{M - \mu m_2 g\cos\theta\cdot r - m_2 g\sin\theta\cdot r}{m_1r^2}$$

又由 $\omega^2=2\beta\varphi$ 得

$$\omega = 2\sqrt{\frac{M - \mu\, m_2 g\cos\theta\cdot r - m_2 g\sin\theta\cdot r}{m_1r^2}\varphi}$$

9. **解:**人站在台中心时的转动惯量 $I=1200\text{kg}\cdot\text{m}^2$,转速为 $\omega_1=\frac{2\pi}{10}=0.2\pi$ rad/s,当人跑到离台中心 2m 处时,其总的转动惯量 $I_2=I_1+mh^2=1200+80\times2^2=1520\text{kg}\cdot\text{m}^2$,此时角速度设为 ω_2,根据角动量守恒定律可得:

$$\omega_2 = \frac{I_1}{I_2}\omega_1 = \frac{1200}{1520}\times 0.2\pi \approx 0.16\pi \text{ rad/s}$$

10. **解:**已知 $I_B=2I_A$,由角动量守恒定律,可得两者衔接到一起后的共同角速度为 ω

$$I_A\omega_0 = (I_A + I_B)\omega$$

$$\omega = \frac{1}{3}\omega_0$$

又由能量守恒,得

$$\frac{1}{2}I_A\omega_0^2 = \frac{1}{2}(I_A + I_B)\omega^2 + 2000$$

所以 $$E_A = \frac{1}{2}I_A\omega_0^2 = 3000\ \text{J}$$

11. **解**:转轴到 A 端的距离为$\frac{l}{3}$,即转轴到细棒的质心的距离为$\frac{l}{6}$。

(1)细棒在水平位置上刚起动时所受的力矩为

$$M = mg \cdot \frac{l}{6} = \frac{1}{6}mgl$$

由转动定律,可得此时细棒的角加速度为

$$\beta = \frac{M}{I} = \frac{\frac{1}{6}mgl}{\frac{1}{9}ml^2} = \frac{3g}{2l}$$

(2)细棒转到竖直位置时,所受力矩为0,角加速度为0,但角速度最大,由机械能守恒,得

$$mg \cdot \frac{l}{6} = \frac{1}{2}I\omega^2$$

即 $$\omega = \sqrt{\frac{3g}{l}}$$

(3)竖直位置时,A 端的速度

$$v_A = \omega \cdot \frac{l}{3} = \sqrt{\frac{3g}{l}} \cdot \frac{l}{3} = \sqrt{\frac{gl}{3}}$$

A 端的加速度即为向心加速度

$$a_A = a_n = \omega^2 \cdot \frac{l}{g} = g$$

12. **解**:(1)如图所示,设圆形飞轮的角加速度为 β,物体下落的加速度为 a,则有:

$$a = \beta R$$

又由转动定律和牛顿定律得:

$$TR = I\beta \text{ 和 } mg - T = ma$$

上三式联立解得

$$\beta = \frac{2m}{(2m + M)R}g$$

$$= \frac{2 \times 20}{(2 \times 20 + 300) \times 2} \times 10$$

$$= \frac{10}{17}\ \text{rad/s}^2$$

(2)由 $\omega^2 = 2\beta\theta$ 得

$$\omega^2 = 2 \times \frac{10}{17} \times \frac{4}{2} = \frac{40}{17}$$

$$\omega = \sqrt{\frac{40}{17}}\ \text{rad/s}$$

转动动能 $$E_k = \frac{1}{2}I\omega^2$$

$$E_k = \frac{1}{2} \times \frac{1}{2} \times 300 \times 2^2 \times \frac{40}{17} = \frac{12000}{17}\ \text{J}$$

13. **解**:磨轮在10s内所受的摩擦力矩(设摩擦系数为μ)

$$M_f = \mu NR = 200 \times 1\mu = 200\mu$$

产生的角加速度$\beta = \frac{M_f}{I}$,即

$$\beta = \frac{200\mu}{\frac{1}{2} \times 1.5 \times 1^2} = \frac{800}{3}\mu$$

由$\omega = \omega_0 - \beta t$得(这里$\omega = 0$)

$$\omega_0 = \beta t$$

$$\frac{800}{3}\mu = \frac{900 \times \frac{2\pi}{60}}{10},\text{即}\frac{800}{3}\mu = 3\pi$$

所以 $$\mu = \frac{9}{800}\pi$$

14. **解**:飞轮在恒外力矩作用下,作匀加速转动

由$\omega = \omega_0 + \beta t$得

$$\beta = \frac{\omega}{t} = \frac{15 \times 2\pi}{100} = 0.3\pi\ \text{rad/s}^2$$

(1)由$M = I\beta$得外力矩大小为:

$$M = 2000 \times 0.3\pi = 600\pi\ \text{N} \cdot \text{m}$$

(2)转动动能$E_k = \frac{1}{2}I\omega^2$,即

$$E_k = \frac{1}{2} \times 2000 \times (30\pi)^2 = 900000\pi^2\ \text{J}$$

(3)由$\theta = \omega_0 t + \frac{1}{2}\beta t^2$得

$$\theta = \frac{1}{2}\beta t^2 = \frac{1}{2} \times 0.3\pi \times 100^2 = 1500\pi\ \text{rad}$$

转过的圈数 $$N = \frac{1500\pi}{2\pi} = 750$$

15. **解**:从图 2-12 所示分析可知,物体 m 受到两个作用力,一个是重力 mg,一个是带子的张力 T,设其上升的加速度为 a,则

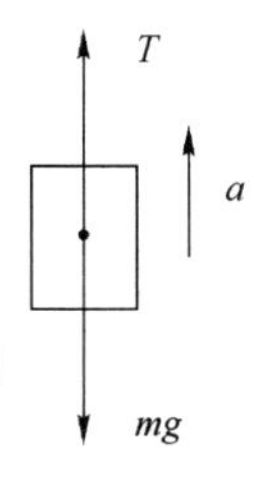

图 2-12

$$T - mg = ma$$

又圆柱体在斜面上仅作纯滚动,圆柱体与斜面触点 A 是瞬时转动中心,如图 2-13 所示,以这点为转动中心列转动定律方程。

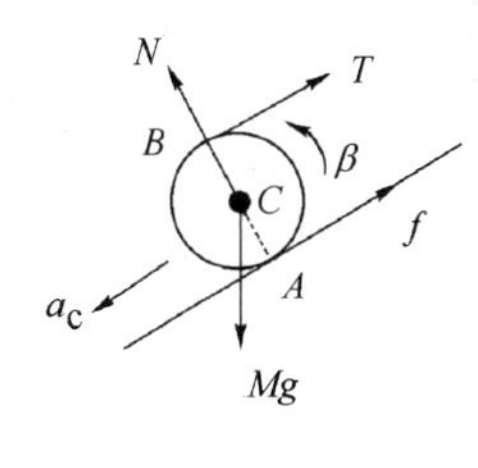

图 2-13

从图 2-13 中分析可知,圆柱体受到四个力的作用,一个是斜面对它的支持力 N 和斜面对它的静摩擦力 f,这两力经过转动中心,对力矩没有贡献;另外两力是重力 Mg(其作用点为 C)和带子的张力 T(其作用点为 B),它们对点 A 产生的合力矩大小为($Mg\sin\theta R - T\cdot 2R$),由转动定律,得

$$Mg\sin\theta\, R - T\cdot 2R = I_A\beta$$

式中 I_A 为圆柱体绕 A 点的转动惯量

$$I_A = I_C + \frac{1}{2}MR^2 \qquad (I_C = MR^2)$$

$$= \frac{3}{2}MR^2$$

又由于 B 点与 A 点的距离为 $2R$,则 B 点的加速度(物体 m 上升的加速度)

$$a = 2\beta R$$

质心 C 的加速度 $a_C = \beta R = \frac{1}{2}a$

联立解得:$a_C = \frac{2M\sin\theta - 4m}{(3M + 8m)}g = \frac{2\times 23\times \sin 30^\circ - 4\times 4.5}{3\times 23 + 8\times 4.5}\times 9.8 = 0.467\ \mathrm{m/s^2}$

$$T = \left(\frac{3 + 4\sin\theta}{3M + 8m}\right)Mmg = \frac{3 + 4\times \sin 30^\circ}{3\times 23 + 8\times 4.5}\times 23\times 4.5\times 9.8 = 48.3\ \mathrm{N}$$

第三章　流体动力学基础

习　　题

一、单选题

1. 理想流体做稳定流动时，同一流线上任意三个点处流体质点的(　)

A. 速度一定是不同的　　B. 速度一定是相同的

C. 速率一定是不同的　　D. 速度一定都不随时间变化

2. 水平管道中的理想流体做稳定流动时，横截面积大的 S_1 处压强为 p_1 与横截面积小的 S_2 处压强为 p_2 之间满足(　)

A. $p_1 < p_2$　　B. $p_1 > p_2$

C. $p_1 = p_2$　　D. p_1 与 p_2 之间无任何关系

3. 理想流体在水平管中做稳定流动，在管半径为3.0cm处的流速为1.0m/s，则在管半径为1.5cm处的流速是(　)

A. 4.0m/s　　B. 0.5m/s

C. 2.0m/s　　D. 0.25m/s

4. 水平流管中的理想流体做稳定流动时，横截面积 S、流速 v、压强 p 之间满足(　)

A. S 大处，p 小，v 小　　B. S 大处，p 大，v 大

C. S 小处，p 小，v 小　　D. 以上说法均不对

5. 理想流体做稳定流动时，同一流线上两个点处的流速(　)

A. 一定相同

B. 一定不同

C. 之间的关系由两点处的压强和高度决定

D. 一定都随时间变化

6. 水在同一流管中做稳定流动，在截面积为 $0.5cm^2$ 处的流速为12cm/s，则在流速为4.0cm/s处的截面积为(　)

A. $1.0cm^2$　　B. $1.5cm^2$

C. $2.0cm^2$　　D. $2.25cm^2$

7. 将一虹吸管先充满水，然后把一端插入水盆中，盆外一端管口低于盆中水面 h，两

管口高度差为 h_0，如图 3-1 所示，则水从盆外虹吸管口流出的速度为(　)

A. ρgh　　B. ρgh_0

C. $\sqrt{2gh_0}$　　D. $\sqrt{2gh}$

8. 如图 3-1 所示，水在粗细均匀的虹吸管中流动时，1、2、3、4、5 五点的压强关系是(　)

A. $p_1 = p_4 = p_2 = p_3 = p_5$

B. $p_1 = p_4 > p_2 = p_3 > p_5$

C. $p_1 = p_4 < p_2 = p_3 < p_5$

D. $p_5 < p_1 = p_4 < p_2 = p_3$

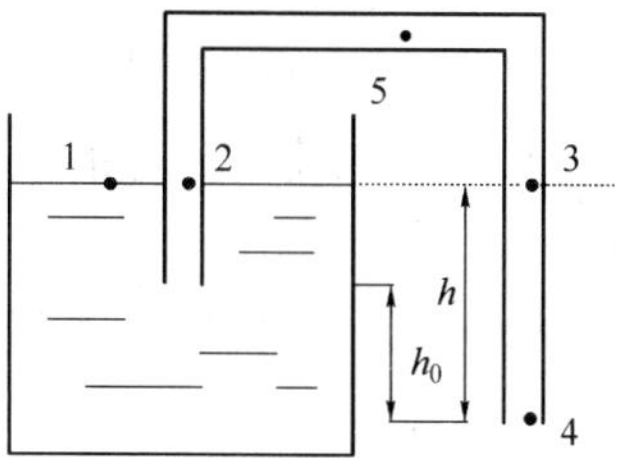

图 3-1

9. 国际单位制中动力黏度的单位为(　)

A. Pa · s　　B. Pa/s

C. N · s　　D. N/s

10. 以下物理量中无量纲的是(　)

A. 重度　　B. 雷诺数

C. 速度梯度　　D. 流阻

11. 按泊肃叶定律，管道的半径与长度均增加一倍时，体积流量变为原来的(　)

A. 16 倍　　B. 32 倍

C. 8 倍　　D. 4 倍

12. 液体中上浮的气泡，当其达到收尾速度时，气泡所受的(　)

A. 浮力等于黏滞力与重力之和　　B. 黏滞力等于浮力与重力之和

C. 重力等于浮力与黏滞力之和　　D. 浮力超过黏滞力与重力之和

二、判断题

1. 理想流体做稳定流动时，空间各点的流速应处处相等。(　)

2. 粗细不均匀的流管中做稳定流动的理想流体，横截面积较小的 S_1 上的点与横截面积较大的 S_2 上的点比较，流速 v_2 较小，对应的压强 p_2 一定较大。(　)

3. 流体做稳定流动时，流管内外的流体不能穿过流管侧壁进行交换。(　)

4. 理想流体做稳定流动时，一段细流管中单位体积流体的动能、势能和压强能可以相互转换。(　)

5. 速度梯度是表示流体流速对空间变化率的物理量，通常流体的黏滞系数与速度梯度有关。(　)

6. 不可压缩但具有黏滞性的流体不是理想流体，故不能应用伯努利方程求解相关的问题。(　)

7. 雷诺数是判断圆形管道中实际流体流动形式的物理量，当其数值小于 3000 时，流体一定在做层流。(　)

8. n 段不同流阻的管道串联时，比起各段管道的流阻，总流阻增大；并联时，总流阻减小。(　)

三、填空题

1. 流体的四大特性指的是：＿＿＿＿＿＿、＿＿＿＿＿＿、＿＿＿＿＿＿和＿＿＿＿＿＿。

2. 理想流体指的是＿＿＿＿＿＿而且＿＿＿＿＿＿的流体。

3. 如果在流体流过的区域内，各点上的流速＿＿＿＿＿＿，则这种流动称为稳定流动。

4. 国际单位制中体积流量 Q_V、质量流量 Q_m 和重量流量 Q_g 的单位分别是＿＿＿＿＿＿、＿＿＿＿＿＿和＿＿＿＿＿＿。

5. 在做稳定流动的流体空间中任意一点处，两条流线＿＿＿＿＿＿。

6. 伯努利方程 $\frac{1}{2}\rho v^2 + \rho gh + p =$ 恒量，表示＿＿＿＿＿＿流体做＿＿＿＿＿＿流动时，在＿＿＿＿＿＿中，单位体积的动能、势能和＿＿＿＿＿＿之和是一个恒量。

7. 做稳定流动的流体中，有一个在正对着流速方向上几何形状对称的障碍物。相应的驻点应该在障碍物的＿＿＿＿＿＿；驻点处的流速应该＿＿＿＿＿＿；在与驻点对应的流线上，流体做＿＿＿＿＿＿运动。

8. 根据连续性方程和伯努利方程，水平管中管径细的地方＿＿＿＿＿＿大、压强＿＿＿＿＿＿，喷雾器就是根据这一原理制成的。

9. 牛顿流体指的是，在一定温度下＿＿＿＿＿＿为常量，即遵循＿＿＿＿＿＿定律的流体。

10. 按牛顿黏性定律，实际流体做层流时，相邻两流层间的内摩擦力与这两流层接触面的＿＿＿＿＿＿、接触面所在处流体的＿＿＿＿＿＿和流体本身的＿＿＿＿＿＿成正比。

11. 毛细管黏度计是依照＿＿＿＿＿＿定律的原理制成的，该定律表明，对一段长度、半径一定的圆管，当管的两端压强一定时，液体在管中流动的体积流量与液体的＿＿＿＿＿＿成反比。

12. 按斯托克斯定律，小球在液体中下沉的首尾速度与小球的＿＿＿＿＿＿和＿＿＿＿＿＿有关，同时还与液体的＿＿＿＿＿＿和＿＿＿＿＿＿有关。

四、简答题

1. 两条相距较近，平行共进的船会相互靠拢而导致船体相撞。试解释其原因。

2. 在稳定流动时，任一点处的流速矢量恒定，那么流体质点能否有加速度，为什么？

3. 水从水龙头流出后，下落的过程中水流逐渐变细，这是为什么？

4. 试解释飞机机翼截面形状与升力之间的关系。

5. 某人在购买白酒时，将酒瓶倒置，观察瓶中小气泡上升的速度，以此来判断白酒品质的优劣。试问这种作法有无科学道理？原因何在？

五、计算题

1. 用水泵将流速为0.50m/s的水，从内径为300mm的管道，推入内径为60mm的管道中去，求其流速为多少。

2. 一大水槽中的水面高度为H，在水面下深度为h处的槽壁上开一小孔，让水射出，试求：

(1)水流在地面上的射程S为多大?

(2)h为多大时射程最远?

(3)最远的射程S_{max}是多大?

3. 水平管道中流有重度为$8.8\times10^3N/m^3$的液体。在内径为106mm的1处，流速为1.0m/s，压强为1.2atm。求在内径为68mm的2处液体流速和压强。

4. 有一上下截面积均为S的容器，盛水于液面高度为H。打开容器底部一截面积为A的孔，让水从孔中流出。试求：

(1)水位下降到h时所需的时间。

(2)水全部流完所需的时间。

5. 在水管的某处，水的流速为2.0m/s，压强比大气压强多1.0×10^4Pa。在水管的另一处，高度上升了1.0m，水管截面积是前一处截面积的2倍。求此处水的压强比大气压强大多少?

6. 一个顶端是开口的圆桶形容器，直径为10cm，在圆桶底部中心，开一面积为$1.0cm^2$的小圆孔。水从圆桶顶部以$140cm^3/s$的流量注入圆桶，问桶中水面最大可以升到多高?

7. 将一根横截面积均匀的虹吸管，一端插入大水槽中，另一端低于大水槽水面$h=0.40m$，让水流出，请参考图3-1所示。试求：

(1)虹吸管中的水流速度；

(2)虹吸管中与大水槽内水面1点高度相同的2、3点处压强。(这里，大气压强取作$p_0=1.0\times10^5$Pa)

8. 如图3-2所示，有一上方开口截面积很大的水槽，槽内水深$h=40cm$，接到槽外水平管的截面积依次是$1.0cm^2$、$0.5cm^2$、$0.25cm^2$。试求：

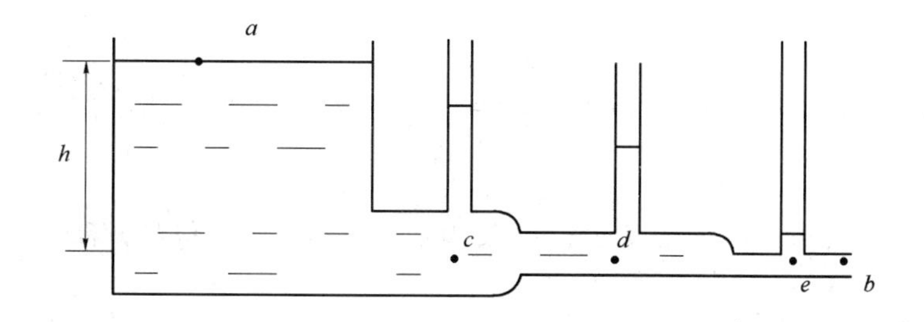

图3-2

(1)体积流量Q_V。

(2)各段水平管中水流速度v_c、v_d、v_e。

(3)与水平管相连的各压强计中水柱的高度 h_c、h_d、h_e。

9. 注射器活塞面积为1.5cm^2,针头横截面积为 1.0mm^2,当注射器水平放置时,用4.9N的力推动活塞,使活塞匀速地移动了4.0cm,让水射出。求此过程所需的时间。

10. 当水从水龙头缓慢流出而自由下落时,水流随位置的下降而变细。若水龙头管口内半径为 R,水流出的速度为v_0。求在水龙头出口下方 h 处水流的半径 r。

11. 密度 $\rho = 1.5 \times 10^3 \text{kg/m}^3$ 的冷冻盐水在水平管道中流动,先流经内径为 $D_1 = 100\text{mm}$ 的 1 点,又流经内径为 $D_2 = 50\text{mm}$ 的 2 点。1、2 两点各插入一根竖直的测压管。测得 1、2 两点处的测压管中盐水柱高度差为 0.59m。求盐水在管道中的质量流量。

12. 大容器中装有密度为 ρ 的黏性液体,液面高度为 H。在其底部横插一根长为 L、半径为 r 的水平细管。流体从细管中每分钟流出的体积为 V,求其动力黏度。(可近似用流体静压强来处理容器底部与液面的压强差)

13. 20℃的水在半径为 1.0cm 的管内流动,如果在管的中心处流速为 10cm/s,求由于黏滞性使得沿管长为 1.0m 的两个截面间的压强降为多少?

14. 20℃的水以 30cm/s 的流速在直径为 15cm 的光滑直管道中流动。求相应的雷诺数是多少?它应属于哪种流动?体积流量是多少?

15. 液体中有一空气泡,泡的直径为 1.0mm。已知液体的动力黏度为 0.30Pa·s,密度为$9.00 \times 10^2 \text{kg/m}^3$。问气泡在液体中上升的收尾速度为多少?(比起该液体空气密度可以忽略)

参 考 答 案

一、单选题

1. D

分析:按稳定流动的定义,空间各点的流速一般各不相同,但一定都不随时间变化。

2. B

分析:参考本章单选题 4 的分析。

3. A

分析:由连续性方程 $S_1 v_1 = S_2 v_2$ 得$v_2 = v_1 \dfrac{S_1}{S_2} = v_1 \dfrac{d_1^2}{d_2^2}$

4. D

分析:由连续性方程可知,S 大处v小,又由水平流线上的伯努利方程

$\dfrac{1}{2}\rho v_1^2 + p_1 = \dfrac{1}{2}\rho v_2^2 + p_2$ 可知,v小处 p 大。

5. C

分析:由伯努利方程可知,两点流速间的关系由两点处的压强和高度决定。

6. B

分析：由连续性方程　$S_1 v_1 = S_2 v_2$　得 $S_2 = S_1 \dfrac{v_1}{v_2} = 0.5 \times \dfrac{12}{4} = 1.5\text{cm}$。

7. D

分析：参考本章计算题 7 中(1)的解答。

8. B

分析：如图 3-1 所示，做流线从 1 经由 2、5、3 到 4。因 1、4 两点与空气接触，故压强均为 p_0；管中 2、3、4、5 点流速相同，2、3 点高度相同，故压强相同；5 点最高，压强最小；4 点最低，压强最大。

9. A

分析：由牛顿黏性定律　$f = \eta \dfrac{dv}{dy} S$ 可很容易地得出 η 的单位。

10. B

分析：雷诺数 $Re = \dfrac{dv\rho}{\eta}$ 为无单位的量，用来判断直圆管中流体的流动类型。

11. C

分析：由泊肃叶公式　$Q_V = \dfrac{\pi R^4 (p_1 - p_2)}{8\eta l}$ 可知，R 变为 $2R$，l 变为 $2l$ 时，Q_V 变为 $8Q_V$。

12. A

分析：达到收尾速度时，向上的浮力与向下的重力和向下的黏滞力平衡。注意，此种情况与小球沉降时黏滞力的方向不同。

二、判断题

1. ×

分析：参见单选题 1 的分析。

2. ×

分析：由连续性方程可知，本题前半部分阐述正确，但由伯努利方程可知，压强 p_2 不仅由速度 v_2 决定，而且还与未知量高度 h_2 有关。

3. √

分析：若流管内外的流体单元可以穿过流管的侧壁流进流出，则它们对应的轨迹(流线)就会与构成管壁的流线相交，从而导致交点处流速不唯一、不固定，不能画出流线的错误结论。

4. √

分析：这时伯努利方程成立，即在流体情况下，单位体积中的机械能守恒定律成立。

5. ×

分析：对于非牛顿流体，黏滞系数与速度梯度有关，而对于一般的牛顿流体，黏滞系数仅由流体的性质和温度决定。

6. ×

分析：只要对伯努利方程进行修正，加上损失压头 Z_w 的影响因素，仍然可以利用它来求解相关问题。

7. ×

分析：在 $2000 < Re < 3000$ 之间时，流态不稳定，不能断定是湍流还是层流。

8. √

分析：串联时总流阻 $R_{总}^* = R_1^* + R_2^* + \cdots + R_n^*$，比起各段流阻，总流阻 $R_{总}^*$ 增大；而并联时流阻间满足关系式：$\frac{1}{R_{总}^*} = \frac{1}{R_1^*} + \frac{1}{R_2^*} + \cdots + \frac{1}{R_n^*}$，比起各段流阻，总流阻 $R_{总}^*$ 减小，这与电路中串、并联电阻的情况类似。

三、填空题

1. 流动性；连续性；黏滞性；可压缩性

2. 完全没有黏滞性；绝对不可压缩

3. 大小、方向均不随时间变化

4. m^3/s；kg/s；N/s

5. 不能相交

分析：若两条流线相交，交点处的流速不确定，不能按定义画出流线。

6. 理想；稳定；一段流管；压强能

7. 对称面上几何中心处；为零；减速

分析：读者可参阅教材中比托管的原理分析。

8. 流速；小

9. 黏滞系数；牛顿黏性

10. 面积；速度梯度；黏滞系数

11. 泊肃叶；黏滞系数即动力黏度

12. 半径；密度；密度；黏滞系数

分析：此时的收尾速度 $v = \frac{2}{9\eta}R^2(\rho - \sigma)g$

四、简答题

1. **答**：在两条相距较近，平行共进的轮船之间，海水相对于船体向后流动，两船之间的区域可以看作一段流管，在两船之间的海水的流速比船的外边的海水流速大。由伯努利方程可知，两船之间的海水压强小，而外边海水的压强大。所以，周围的海水会把两船推向一起，导致船体相撞。同样的道理，急驰而过的火车带动周围空气流动，也会造成局部的负压，所以，在站台上候车时应特别小心。

2. **答**：流体质点可以有加速度。稳定流动指的是在流体流过的空间各点上，流速不随时间变化，即各流体单元流到空间某点时流速都为某一定值；当流体单元经一段时间流到另外一点时，流速一般变为另外的量值，即产生了加速度。

3. **答**：下落过程中水可被理解成在做稳定流动，流动路径上各点压强均为大气压。由伯努利方程可知，水流随高度下降流速逐渐增大，又由连续性方程可知，随流速逐渐增大，水流的横截面积逐渐减小。

4. **答：** 飞机机翼做成截面形状上部为曲线（较长）、下部为直线（较短）的流线型。当飞机前进时，机翼划破空气。相对于机翼而言，比起下部空气向后的流速，上部空气向后的流速要大些（流线相对要密），故上部压强小于下部压强，空气对机翼产生一个向上的压强差：升力。与之相反，高速跑车的底板被制成向下弯曲的流线型，以增加高速行驶时跑车的“抓地”能力。

5. **答：** 一般来讲，白酒的品质好，度数高时，黏滞系数较大。由斯托克斯定律可知，其中上浮气泡的收尾速度较小。若将酒瓶倒置，观察到酒中气泡的总体上浮速度较小时，可以初步断定，酒的品质较好。很有趣，这种做法还真有一些科学道理呢。但白酒的品质也不单单由度数决定，购买时还要综合考虑一些其他因素。

五、计算题

1. **解：** 由连续性方程 $S_1 v_1 = S_2 v_2$ 得

$$v_2 = \frac{S_1 v_1}{S_2} = \frac{\pi\left(\frac{d_1}{2}\right)^2 v_1}{\pi\left(\frac{d_2}{2}\right)^2} = \frac{d_1^2 v_1}{d_2^2} = \frac{0.3^2 \times 0.5}{0.06^2} = 12.5\text{m/s}$$

2. **解：** 做流线从水面处的 1 点到小孔出口处的 2 点，如图 3-3 所示，对 1、2 两点列伯努利方程 $\frac{1}{2}\rho v_1^2 + \rho g h_1 + p_1 = \frac{1}{2}\rho v_2^2 + \rho g h_2 + p_2$，因是大水槽，$v_1 \approx 0$，又因 1、2 两点均与空气接触，$p_1 = p_2 = p_0$，可以解得小孔处流速为：

$$v_2 = \sqrt{2g(H-h)}$$

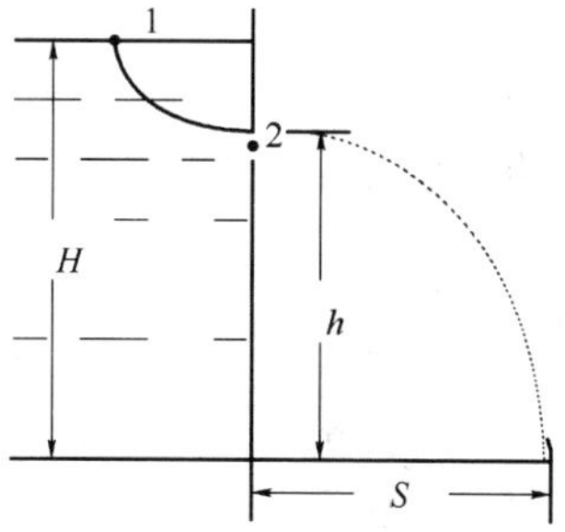

图 3-3

（1）射程 S 可由平抛运动公式求得

$$S = v_2 \cdot t = \sqrt{2g(H-h)} \cdot \sqrt{\frac{2h}{g}} = 2\sqrt{h(H-h)}$$

（2）当 $S = S_{\max}$ 时，由数学中求极值的原理，可知 $\frac{\mathrm{d}S}{\mathrm{d}h} = 0$

即

$$\left.\frac{\mathrm{d}S}{\mathrm{d}h}\right|_{S=S_{\max}} = \frac{-h + (H-h)}{\sqrt{h(H-h)}} = \frac{H-2h}{\sqrt{h(H-h)}} = 0$$

此时

$$h = \frac{H}{2}$$

(3) $$S_{\max} = 2\sqrt{\frac{H}{2}\cdot\frac{H}{2}} = H$$

3. **解**:由连续性方程 $S_1 v_1 = S_2 v_2$ 得

$$v_2 = \frac{S_1 v_1}{S_2} = \frac{\pi(\frac{d_1}{2})^2 v_1}{\pi(\frac{d_2}{2})^2} = \frac{d_1^2 v_1}{d_2^2} = \frac{0.106^2 \times 1.0}{0.068^2} = 2.43\text{m/s}$$

做流线过1、2两点,对1、2两点列伯努利方程

$$\frac{1}{2}\rho v_1^2 + p_1 = \frac{1}{2}\rho v_2^2 + p_2$$

解得2点压强为

$$p_2 = p_1 + \frac{1}{2}\rho(v_1^2 - v_2^2) = p_1 - \frac{1}{2}\frac{\gamma}{g}(v_2^2 - v_1^2) = 1.2 \times 1.013 \times 10^5 - 2.2 \times 10^3$$

$$= 1.1936 \times 10^5\text{Pa} = 1.18\text{atm}$$

4. **解**:此过程可看作理想流体,做稳定流动。取流动过程中水面处1点的高度为 h_1(变量),出口处2点的高度为0,做流线从水面处的1点到出口处的2点,对1、2两点列伯努利方程,有

$$\frac{1}{2}\rho v_1^2 + \rho g h_1 + p_0 = \frac{1}{2}\rho v_2^2 + 0 + p_0$$

由连续性方程 $$v_1 S = v_2 A$$

有 $$v_2^2 = \frac{S^2 v_1^2}{A^2}$$

代入上式解得

$$h_1 = \frac{1}{2}(v_2^2 - v_1^2)/g = \frac{1}{2}(\frac{S^2}{A^2} - 1)v_1^2/g$$

$$v_1 = \sqrt{\frac{2gh_1A^2}{S^2 - A^2}}$$

1点的流速 v_1 即为水面高度下降的速度 $$v_1 = -\frac{\mathrm{d}h_1}{\mathrm{d}t}$$

因此

$$\mathrm{d}t = -\sqrt{\frac{S^2 - A^2}{2gh_1A^2}}\cdot \mathrm{d}h_1$$

(1)设水面降至高度为 h 处所用时间为 T'

则

$$\int_0^{T'} \mathrm{d}t = -\int_H^h \sqrt{\frac{S^2 - A^2}{2gA^2}} \cdot \frac{1}{\sqrt{h_1}} \mathrm{d}h_1$$

即

$$T' = 2\sqrt{\frac{S^2 - A^2}{2gA^2}} \cdot \sqrt{h_1}\Big|_h^H = \sqrt{\frac{2(S^2 - A^2)}{gA^2}} \cdot (\sqrt{H} - \sqrt{h})$$

(2)设水全部流完所用时间为 T

则

$$\int_0^{T} \mathrm{d}t = -\int_H^0 \sqrt{\frac{S^2 - A^2}{2gA^2}} \cdot \frac{1}{\sqrt{h_1}} \mathrm{d}h_1$$

即

$$T = 2\sqrt{\frac{S^2 - A^2}{2gA^2}} \cdot \sqrt{h_1}\Big|_0^H = \sqrt{\frac{2H(S^2 - A^2)}{gA^2}}$$

或将 $h=0$ 代入(1)的解中,可得

$$T = \sqrt{\frac{2H(S^2 - A^2)}{gA^2}}$$

5. **解:**因为 2 处的横截面积是 1 处的 2 倍,所以$v_2 = \frac{v_1}{2} = v_2 = v_1/2 = 1.0\text{m/s}$,做流线过 1、2 两点,对 1、2 两点列伯努利方程

$$\frac{1}{2}\rho v_1^2 + \rho g h_1 + p_1 = \frac{1}{2}\rho v_2^2 + \rho g h_2 + p_2$$

即有

$$p_2 - p_0 = p_1 - p_0 + \frac{1}{2}\rho(v_1^2 - v_2^2) - \rho g(h_2 - h_1)$$

$$= 10^4 + \frac{1}{2} \times 1000 \times (2.0^2 - 1.0^2) - 1000 \times 9.8 \times 1.0 = 1.7 \times 10^3 \text{Pa}$$

6. **解:**达到平衡时进、出流量一样,桶内水面高度为定值 H,流速为 0;出口处的高度为 0,流速为$v_2 = \frac{Q_V}{S_2}$。

由伯努利方程解得

$$v_2 = \sqrt{2gH}$$

所以 $$H = \frac{v_2^2}{2g} = \frac{Q_V^2}{2gS_2^2} = \frac{(140 \times 10^{-6})^2}{2 \times 9.8 \times (1.0 \times 10^{-4})^2} = 0.10\text{m} = 10\text{cm}$$

7. **解**:因是大水槽,1 点处的流速视为 0。做流线过 1、2、5、3、4 点,对 1、4 两点列伯努利方程

$$\frac{1}{2}\rho v_1^2 + \rho gh + p_0 = \frac{1}{2}\rho v_4^2 + 0 + p_0$$

解得虹吸管中的各点流速均相等,即为

$$v = v_4 = \sqrt{2gh} = \sqrt{2 \times 9.8 \times 0.4} = 2.8\text{m/s}$$

对 1、2 两点列伯努利方程解得 2 点压强为

$$p_2 = p_0 - \frac{1}{2}\rho v^2 = 1.0 \times 10^5 - \frac{1}{2}10^3 \times 2.8^2 = 9.6 \times 10^4\text{Pa}$$

3 点与 2 点高度相同,故压强也相等。

8. **解**:因是大水槽,a 点处的流速视为 0。做流线从 a 到 b,过 c、d、e 各点,对 a、b 两点列伯努利方程

$$\frac{1}{2}\rho v_a^2 + \rho gh + p_0 = \frac{1}{2}\rho v_b^2 + 0 + p_0$$

解得

$$v_b = \sqrt{2gh}$$

(1)体积流量

$$Q_V = S_b v_b = 0.25 \times 10^{-4} \times \sqrt{2 \times 9.8 \times 0.4} = 0.7 \times 10^{-4}\text{m}^3/\text{s} = 70\text{cm}^3/\text{s}$$

(2)由连续性方程

$$Q_V = S_c v_c = S_d v_d = S_e v_e = S_b v_b$$

解得

$$v_c = \frac{Q_V}{S_c} = \frac{70}{1.0} = 70\text{cm/s}$$

$$v_d = \frac{Q_V}{S_d} = \frac{70}{0.5} = 140\text{cm/s}$$

$$v_e = \frac{Q_V}{S_e} = \frac{70}{0.25} = 280\text{cm/s}$$

(3)e 点与 b 点流速相同,高度相同,所以压强同为 p_0

这样

$$h_e = 0$$

对流线上的 b、d 两点

$$\frac{1}{2}\rho v_d^2 + p_d = \frac{1}{2}\rho v_b^2 + p_0$$

由上式和 $p_d - p_0 = \rho g h_d$ 得

$$h_d = \frac{v_b^2 - v_d^2}{2g} = \frac{2.8^2 - 1.4^2}{2 \times 9.8} = 0.3\text{m} = 30\text{cm}$$

同理

$$h_c = \frac{v_b^2 - v_c^2}{2g} = \frac{2.8^2 - 0.7^2}{2 \times 9.8} = 0.375\text{m} = 37.5\text{cm}$$

9. **解**：求解此题的关键在于注意题中给出的“活塞匀速地移动”这个条件。这说明注射器中与针头接近处的 1 点流速v_1 恒定，针头出口处的 2 点流速v_2 恒定。做流线过 1、2 两点，对 1、2 两点列伯努利方程

$$\frac{1}{2}\rho v_1^2 + p_1 = \frac{1}{2}\rho v_2^2 + p_2$$

又由连续性方程，可得

$$v_2^2 = v_1^2 \frac{S_1^2}{S_2^2}$$

那么

$$p_1 - p_2 = p_0 + \frac{F}{S_1} - p_0 = \frac{F}{S_1} = \frac{1}{2}\rho(v_2^2 - v_1^2) = \frac{1}{2}\rho v_1^2\left(\frac{S_1^2 - S_2^2}{S_2^2}\right)$$

$$\approx \frac{1}{2}\rho v_1^2 \frac{S_1^2}{S_2^2}$$

解得

$$v_1 = \frac{S_2}{S_1}\sqrt{\frac{2F}{\rho S_1}}$$

此过程所需时间为

$$t = \frac{l}{v_1} = \frac{lS_1}{S_2} \cdot \sqrt{\frac{\rho S_1}{2F}} = \frac{0.04 \times 1.5 \times 10^{-4}}{1.0 \times 10^{-6}} \cdot \sqrt{\frac{1.0 \times 10^3 \times 1.5 \times 10^{-4}}{2 \times 4.9}} = 0.74\text{s}$$

10. **解**：做流线从水龙头出口处的 1 点到下方 h 处的 2 点，对 1、2 两点列伯努利方程

$$\frac{1}{2}\rho v_0^2 + \rho gh + p_0 = \frac{1}{2}\rho v_2^2 + 0 + p_0$$

解得

$$v_0^2 + 2gh = v_2^2$$

即

$$v_2 = \sqrt{v_0^2 + 2gh}$$

又由连续性方程 $$v_0 \pi R^2 = v_2 \pi r^2$$

有 $$r^2 = R^2 \frac{v_0}{v_2}$$

将上式中的v_2 代入，解得

$$r = R\sqrt{\frac{v_0}{(v_0^2 + 2gh)^{1/2}}}$$

11. **解**：将盐水看成理想流体，设1、2两点的流速为v_1、v_2；压强为p_1、p_2。做水平流线过1、2两点，对1、2两点列伯努利方程

$$\frac{1}{2}\rho v_1^2 + p_1 = \frac{1}{2}\rho v_2^2 + p_2$$

得

$$p_1 - p_2 = \frac{1}{2}\rho(v_2^2 - v_1^2) = \frac{1}{2}\rho v_2^2\left(1 - \frac{v_1^2}{v_2^2}\right)$$

将$p_1 - p_2 = \rho g\Delta h$和$\frac{v_1}{v_2} = \frac{S_2}{S_1} = \frac{D_2^2}{D_1^2}$代入上式有

$$v_2 = \sqrt{\frac{2\rho g\Delta h}{\rho\left(1 - \frac{D_2^4}{D_1^4}\right)}} = \sqrt{\frac{2g\Delta h D_1^4}{D_1^4 - D_2^4}}$$

$$Q_m = \rho v_2 S_2 = \rho v_2 \pi\left(\frac{D_2}{2}\right)^2 = \rho\pi\frac{D_1^2 D_2^2}{4}\sqrt{\frac{2g\Delta h}{D_1^4 - D_2^4}}$$

$$= \frac{1}{4}\times 1.5\times 10^3\times 3.14\times 0.1^2\times 0.05^2\times\sqrt{\frac{2\times 9.8\times 0.59}{0.1^4 - 0.05^4}} = 10.34\text{kg/s}$$

12. **解**：由题意，体积流量$Q_V = \frac{V}{t} = \frac{V}{60}$，而$\Delta p = \rho gH$

又由泊肃叶公式 $$Q_V = \frac{\pi r^4\Delta p}{8\eta L}$$

解得黏滞系数 $$\eta = \frac{60\pi r^4\rho gH}{8LV}\ \text{Pa}\cdot\text{s}$$

13. **解**：查表得20°时，水的黏滞系数为$\eta = 1.00\times 10^{-3}\text{Pa}\cdot\text{s}$

由$v = \frac{\Delta p}{4\eta l}(R^2 - r^2)$知，管心处流速$v_{max} = \frac{\Delta p}{4\eta l}R^2$，所以压强差

$$\Delta p = \frac{4\eta\, l v_{max}}{R^2} = \frac{4\times 1.00\times 10^{-3}\times 1.0\times 10\times 10^{-2}}{(1.0\times 10^{-2})^2} = 4.0\ \text{Pa}$$

14. **解**：查表得20°时，水的黏滞系数为$\eta = 1.00\times 10^{-3}\text{Pa}\cdot\text{s}$，由雷诺数的定义

$$Re = \frac{dv\rho}{\eta} = \frac{15\times 10^{-2}\times 30\times 10^{-2}\times 1.0\times 10^3}{1.00\times 10^{-3}} = 4500 = 4.5\times 10^3 > 3000$$

得知管中的水做湍流。

这时的体积流量

$$Q_V = S\cdot v = \pi\left(\frac{d}{2}\right)^2\cdot v = 3.14\times\left(\frac{15\times 10^{-2}}{2}\right)^2\times 30\times 10^{-2} = 5.3\times 10^{-3}\text{m}^3/\text{s}$$

15. **解**:在忽略空气密度的情况下,气泡所受的重力为0。在其达到收尾速度时,浮力与黏滞阻力平衡,即

$$6\pi\eta R\upsilon = \frac{4}{3}\pi R^3\rho g$$

此时

$$\upsilon = \frac{\frac{4}{3}\pi R^3\rho g}{6\pi\eta R} = \frac{2R^2\rho g}{9\eta} = \frac{2\times(0.0005)^2\times9.0\times10^2\times9.8}{9\times0.3} = 1.63\times10^{-3}\text{m/s}$$

第四章　分子物理学基础

习　　题

一、单选题

1. 若用$\bar{v}$代表气体分子的平均速率，用v_p代表气体分子的最概然速率，用$\sqrt{v^2}$代表气体分子的方均根速率，则处于平衡状态下的气体，它们之间的大小关系为(　)

A. $\bar{v}=\sqrt{v^2}=v_p$　　B. $\bar{v}=\sqrt{v^2}<v_p$

C. $v_p>\bar{v}>\sqrt{v^2}$　　D. $v_p<\bar{v}<\sqrt{v^2}$

2. 两种理想气体，温度相等，则(　)

A. 内能必然相等　　B. 分子的平均平动动能必然相等

C. 分子的平均总动能必然相等　　D. 分子的平均能量必然相等

3. 若用p、ρ和T分别表示理想气体的压强、质量密度和热力学温度，k、R、N_0分别为玻尔兹曼常数、普适气体常数和阿伏伽德罗常数，则理想气体的摩尔质量M可表示为(　)

A. $M=N_0\dfrac{\rho}{p}$　　B. $M=N_0\dfrac{\rho}{p}RT$

C. $M=\dfrac{\rho}{p}kT$　　D. $M=N_0\dfrac{\rho}{p}kT$

4. 关于理想气体分子的最概然速率、平均速率和方均根速率，下列哪种说法是正确的？(　)

A. 与温度有关且成正比

B. 与分子质量有关且成正比

C. 与摩尔质量有关且成正比

D. 与热力学温度和分子质量之比的平方根有关且成正比

5. 在温度t℃时，单原子分子理想气体的内能为气体分子的(　)

A. 部分势能与部分动能之和　　B. 全部平动动能

C. 全部势能　　D. 全部振动能量

6. 两容器中分别贮有两种双原子理想气体，已知它们的压强相同，体积也相同，则

(　)

A. 它们的内能一定相等　　B. 它们中温度较高的内能较多

C. 它们中分子数较多的内能较多　　D. 它们中质量较大的内能较多

7. 1mol 氮气，在平衡态时，设其温度为 T，则氮气分子（视为刚性分子）的平均总动能 $\overline{e_k}$ 和氮气的内能 E 分别为（　）

A. $\overline{e_k}=\frac{3}{2}kT, E=\frac{3}{2}RT$　　B. $\overline{e_k}=\frac{5}{2}kT, E=\frac{3}{2}RT$

C. $\overline{e_k}=\frac{5}{2}kT, E=\frac{5}{2}RT$　　D. $\overline{e_k}=3kT, E=\frac{1}{2}RT$

8. 氢气和氧气的温度相同时，二者分子的方均根速率之比为（　）

A. 2∶1　　B. 4∶1

C. 8∶1　　D. 1∶2

9. 理想气体的温度为 T 时，气体分子的平均平动动能为（　）

A. $\frac{1}{2}kT$　　B. $\frac{3}{2}kT$

C. $\frac{i}{2}kT$　　D. $\frac{i}{2}RT$

10. 设 $f(\upsilon)$ 为麦克斯韦速率分布函数，则气体处于速率 $\upsilon_1\sim\upsilon_2$ 区间内的分子数为（　）

A. $\int_{\upsilon_1}^{\upsilon_2}Nf(\upsilon)\mathrm{d}\upsilon$　　B. $Nf(\upsilon)(\upsilon_2-\upsilon_1)$

C. $\int_{\upsilon_1}^{\upsilon_2}f(\upsilon)\mathrm{d}\upsilon$　　D. 1

11. 两瓶不同种类的理想气体，若分子的平均平动能相同，则（　）

A. 温度一定相同　　B. 温度一定不相同

C. 压强一定相同　　D. 分子数密度一定相同

12. 若 p、ρ、m 和 T 分别表示理想气体的压强、密度、分子质量和热力学温度，则下列式子中表示气体分子方均根速率的是（　）

A. $\sqrt{\frac{2kT}{m}}$　　B. $\sqrt{\frac{3RT}{m}}$

C. $\sqrt{\frac{3p}{\rho}}$　　D. $\sqrt{\frac{3T}{\rho}}$

13. 一容器内盛有两种气体，已知一种是氢气。在平衡状态下二者分子的方均根速率之比为 2∶1，则另一种气体的摩尔质量为（　）

A. 4g　　B. 8g

C. 16g　　D. 32g

14. 一定质量的理想气体，从状态Ⅰ（p_1、V_1、T_1）经过等容过程变到状态Ⅱ（$2p_1$、V_1、T_2），则气体分子在两态的最概然速率之比 $(\upsilon_p)_{\mathrm{II}}/(\upsilon_p)_{\mathrm{I}}$ 为（　）

A. $\sqrt{2}$　　B. $\sqrt{3}$

C. 1　　D. $\sqrt{\frac{2}{\pi}}$

二、判断题

1. 在相同体积的两个容器中，分别盛有温度相同的 1g 氢和 16g 氧，它们的压强应该相同。（　）

2. 一定质量的理想气体温度越高，则内能越大。（　）

3. 温度是气体分子平均平动动能的量度。（　）

4. 在平衡态的条件下，每个气体分子的平均动能为$\frac{3}{2}kT$。（　）

5. 对于一定质量的某种理想气体，只要温度变化相同，则它的内能的变化量一定相同。（　）

6. 一个分子的平均平动动能越大，则该分子的温度就越高。（　）

7. 气体的压强是大量分子对器壁不断碰撞的结果，具有统计意义。（　）

8. 气体的压强实质上是所有气体分子单位时间施于器壁单位面积上的平均冲量。（　）

9. 对于个别气体分子来说，压强也有意义。（　）

10. 两瓶不同的理想气体，它们的温度和压强相同，但体积不同，则单位体积内的分子数相同。（　）

11. 对于质量相同的理想气体，只要温度的变化相同，则它们的内能的变化量一定相同。（　）

12. 对应于理想气体的某一状态，其内能只具有一个数值。（　）

三、填空题

1. 已知速率分布函数 $f(v)=\frac{dN}{Ndv}$，则速率分布函数 $f(v)$ 的物理意义是________________。

2. 表面活性物质的主要特征是____________。

3. 容器内储有氧气，其压强为 $p=2.026\times10^5$ Pa，温度为 17℃，则单位体积内的分子数为____________ m^{-3}；每个分子的质量为____________ kg。

4. 理想气体的温度为 T，则它的分子的平均动能为__________，1mol 气体的内能为____________。（设气体分子是刚性的）

5. 容器内盛有氧气，其压强 $p=1$atm，温度 $t=27$℃，则氧分子的方均根速率为__________ m/s，分子的平均平动动能为__________ J。

6. 决定一个物体在空间的__________所需要的__________，称为该物体的自由度数。

7. 理想气体处于热平衡状态时,其分子沿任何方向运动的机会________________。

8. 设$f(v)$为麦克斯韦速率分布函数,则积分$\int_0^{\infty} f(v)\,dv$ = ________________。

9. 在温度为T的热平衡状态下,某气体非刚性分子有s个振动自由度,那么该气体分子的平均振动能量为________________。

10. 容器内盛有氧气,其压强$p=1\text{atm}$,温度$t=27℃$,则氧气的质量密度ρ为________________ kg/m^3。

11. 麦克斯韦速率分布函数$f(v)$的最大值所对应的速率称为分子的________________。

12. 设水面下有一半径为$4.0\times10^{-6}\text{m}$的气泡,水的表面张力系数为$7.3\times10^{-2}\text{N/m}$,水面处的压强$p_0=1\text{atm}$,则气泡内空气的压强为________________ Pa。

13. 在一毛细管中观察到密度为790kg/m^3的酒精(表面张力系数为$2.27\times10^{-2}\text{N/m}$)升高了2.5cm,假定接触角为30°,则此毛细管的半径为________________ m。

四、简答题

1. 对于一定质量的某种理想气体,当温度不变时,气体的压强随体积的减小而增大(玻-马定律);当体积不变时,压强随温度的升高而增大(查理定律)。从宏观来看,这两种变化同样使压强增大;从微观(分子运动)来看,它们有什么区别?

2. 两瓶不同的气体,设分子平均平动动能相同,但气体的分子数密度不同,问它们的温度是否相同?压强是否相同?为什么?

3. 有大小不同的两个肥皂泡,半径分别为R和r,它们之间用带有活门的玻璃管连通,当活门打开时,大小不同的两个肥皂泡将会如何变化?变到什么情况为止?

4. 将细管插入水中,在下列情形中,水在毛细管中上升的高度有何不同?

(1)将毛细管加长;

(2)减小毛细管直径;

(3)使水温升高。

5. 气体在平衡态时有何特征?气体的平衡态与力学中的平衡态有何不同?

6. 何谓微观量?何谓宏观量?它们之间有什么联系?

7. 最概然速率的物理意义是什么?

8. 容器中盛有温度为T的理想气体,试问该气体分子的平均速度是多少?为什么?

9. 温度概念的适用条件是什么?温度的微观本质是什么?

五、计算题

1. 假设开有小口的容器的容积为V,其中充满着双原子分子气体,气体的温度为T_1,压强为p_0,在将气体加热到较高温度T_2的过程中,容器开口使气压恒定,试证明在T_1和T_2时,容器内气体的内能相等。

2. 将理想气体压缩,使其压强增加$1.01\times10^4\text{Pa}$,且温度保持为27℃。问单位体积的分子数增加多少?

3. 温度为 T 时，试求：

(1)1.0 mol 刚性单原子分子、双原子分子理想气体热运动的平动能、转动能、总的动能以及它们的内能；

(2)1.0mol 非刚性单原子分子、双原子分子理想气体热运动的平动能、转动能、总的动能以及它们的内能。

4. 容器中储有压强为1.33Pa、温度为27℃的气体。试求：

(1)气体分子的平均平动能；

(2)1.0cm^3 中分子具有的总平动能。

5. 某气体在273K时，压强为 $1.01\times10^3\text{Pa}$，密度为 $1.24\times10^{-2}\text{kg/m}^3$。试求：

(1)这种气体分子的方均根速率；

(2)这种气体的摩尔质量。

6. 一个能量为 $1.0\times10^{12}\text{eV}$ 的宇宙射线粒子射入一氖管中，氖管中含有 0.10 mol 的氖气，如果射线粒子的能量全部被氖分子所吸收，试求氖气的温度升高多少度？

7. 储有氧气的容器以 $u=50\text{m/s}$ 的速度运动着。当容器突然停止，并假设氧气随容器的定向运动能量全部转变为无规则热运动能量，试求氧气的温度升高了多少？

8. 设处于平衡温度 T_2 时的气体分子的最概然速率与处于平衡温度 T_1 时的该气体分子的方均根速率相等，试求 $T_2: T_1$。

9. 有大量质量为 $6.2\times10^{-14}\text{g}$ 的粒子悬浮于温度为27℃的液体中，试求粒子的最概然速率、平均速率和方均根速率。

10. 飞机起飞前机舱中气压计指示为1.00atm，温度为27℃，飞到一定高度时，气压计指示为0.80atm，温度仍为27℃。试计算此时飞机距地面的高度。

11. 水和油边界的表面张力系数 $\gamma=1.8\times10^{-2}\text{N/m}$，为了使 $1.0\times10^{-3}\text{kg}$ 质量的油在水内散布成半径为 $r=1.0\times10^{-6}\text{m}$ 的小油滴，需要作多少功？（散布过程可视为是等温的，油的密度 $\rho=900\text{kg/m}^3$）

12. 水沸腾时，形成半径为 $1.00\times10^{-3}\text{m}$ 的蒸汽泡，已知泡外压强为 p_0，水在100℃时的表面张力系数为 $5.89\times10^{-2}\text{N/m}$。求气泡内的压强（设气泡在水面下）。

13. 将U形管竖直放置，并灌入一部分水。设U形管两边的内直径分别为 $1.0\times10^{-3}\text{m}$ 和 $3.0\times10^{-3}\text{m}$，水面的接触角为零，水的表面张力系数为 $7.3\times10^{-2}\text{N/m}$。求两管水面的高度差。

14. 有一圆柱形铜棒，长1.2m，横截面积为 $4.8\times10^{-4}\text{m}^2$，使它侧面绝热，棒的一端置于冰水混合物中，另一端置于沸水中以维持100℃的温度差，已知冰的熔解热为 $3.35\times10^5\text{J/kg}$。求沿铜棒传递的热流量（单位时间通过某面积的热量定义为通过该面积的热流量）和在一端点处冰融化的速率。

15. (1)如果窗外温度为-10℃，而室内温度为20℃，试求通过3.0mm厚的窗玻璃单位面积上所散失的热流量。

(2)如果再安装一块同样厚的外层窗玻璃，两层玻璃之间留有7.5cm厚的空气层，再求单位面积上所散失的热流量。

参考答案

一、单选题

1. D

2. B

3. D

分析：因为 $pV=\frac{m}{M}RT$，所以 $M=\frac{m}{V}\frac{RT}{p}=\rho\frac{N_0kT}{p}$。

4. D

分析：因为 $v_p=\sqrt{\frac{2kT}{m}}$，$\bar{v}=\sqrt{\frac{8kT}{\pi m}}$，$\sqrt{v^2}=\sqrt{\frac{3kT}{m}}$。

5. B

6. A

分析：因为 $pV=\frac{m}{M}RT$，而 $p_1=p_2$，$V_1=V_2$，故 $\frac{m_1}{M_1}RT_1=\frac{m_2}{M_2}RT_2$；

又，理想气体的内能 $E=\frac{m}{M}\frac{i}{2}RT$，所以 $E_1=E_2$。

7. C

8. B

分析：因为 $\sqrt{v^2}=\sqrt{\frac{3RT}{M}}$，所以 $(\sqrt{v^2})_1/(\sqrt{v^2})_2=\sqrt{\frac{M_2}{M_1}}$。

9. B

10. A

11. A

12. C

分析：因为 $p=nkT$，$\rho=nm$，所以 $\sqrt{v^2}=\sqrt{\frac{3kT}{m}}=\sqrt{\frac{3p}{nm}}=\sqrt{\frac{3p}{\rho}}$。

13. B

分析：因为 $(\sqrt{v^2})_1/(\sqrt{v^2})_2=\sqrt{\frac{M_2}{M_1}}=2$，所以 $M_2=2^2\times M_1=4\times 2\text{g}=8\text{g}$。

14. A

分析：因为 $p_1V_1=\frac{m}{M}RT_1$，$2p_1V_1=\frac{m}{M}RT_2$，故 $T_2=2T_1$；

所以 $(v_p)_{\text{II}}/(v_p)_{\text{I}}=\sqrt{\frac{2kT_2}{m}}\Big/\sqrt{\frac{2kT_1}{m}}=\sqrt{\frac{T_2}{T_1}}=\sqrt{2}$。

二、判断题

1. √

分析：由于1g氢和16g氧都是0.5mol气体，分子数相同；又它们有相同的体积，故单位体积的分子数相同。又因为温度相同，由 $p = nkT$ 可知，压强 p 必然相同。

2. ×

分析：理想气体的内能 $E = \frac{m}{M}\frac{i}{2}RT$，不仅与质量 m 和温度 T 有关，而且与摩尔质量 M 和分子的自由度 i 有关。

3. √

4. ×

分析：气体分子的平均动能为 $\overline{e_k} = \frac{1}{2}(t + r + s)kT$ 。

5. √

分析：一定质量的某种理想气体的内能的变化量 $\Delta E = \frac{m}{M}\frac{i}{2}R\Delta T$，只与温度的变化量 ΔT 有关。

6. ×

分析：温度是大量分子热运动的集体表现，它是一个统计量，对个别分子来说温度是没有意义的。

7. √

8. √

9. ×

10. √

分析：因为 $p = nkT$。

11. ×

分析：理想气体的内能变化量 $\Delta E = \frac{m}{M}\frac{i}{2}R\Delta T$，不仅与质量 m 和温度的变化量 ΔT 有关，还与摩尔质量 M 和分子的自由度 i 有关。

12. √

分析：理想气体处于某一状态，其温度为一定值，故其内能 $E = \frac{m}{M}\frac{i}{2}RT$ 只具有一个数值。

三、填空题

1. 分布于 v 附近单位速率区间的分子数与总分子数的比率

2. 有降低吸附剂表面能和表面张力系数的作用

3. 5.06×10^{25}；5.32×10^{-26}

分析：由 $p=nkT$，得：$n=\frac{p}{kT}=\frac{2.026\times10^{5}}{1.38\times10^{-23}\times290}\approx5.06\times10^{-25}\mathrm{m}^{-3}$；每个分子的质量 $m=\frac{M}{N_0}=\frac{32\times10^{-3}}{6.02\times10^{23}}\approx5.32\times10^{-26}\mathrm{kg}$

4. $\frac{i}{2}kT$；$\frac{i}{2}RT$

5. 483；6.21×10^{-21}

6. 位置；独立坐标数

7. 均等

8. 1

9. skT

10. 1.3

分析：因为 $pV=\frac{m}{M}RT$，

所以 $\rho=\frac{m}{V}=\frac{pM}{RT}=\frac{1.013\times10^{5}\times32\times10^{-3}}{8.31\times(27+273)}\approx1.3\mathrm{kg/m^3}$

11. 最概然速率

12. 1.4×10^{5}

分析：因为球形液面的附加压强 $p_S=\frac{2\gamma}{R}=\frac{2\times7.3\times10^{-2}}{4.0\times10^{-6}}\approx3.7\times10^{4}\mathrm{Pa}$，所以气泡内空气的压强 $p=p_0+p_S\approx1.013\times10^{5}+0.37\times10^{5}\approx1.4\times10^{5}\mathrm{Pa}$

13. 2.0×10^{-4}

分析：由 $h=\frac{2\gamma\cos\theta}{\rho gr}$ 得到 $r=\frac{2\gamma\cos\theta}{\rho gh}=2.0\times10^{-4}\mathrm{m}$

四、简答题

1. **答：**对于一定量的某种理想气体，当温度不变时，体积减小是使单位体积内的分子数增加，单位时间内分子碰撞器壁的次数增加，器壁所受的平均冲量增大，导致压强增大。而当体积不变时，温度的升高使得分子的平均平动动能增加，分子速率增大，一方面每个分子在单位时间内碰撞器壁的次数增加，另一方面每次碰撞的平均冲力也增加，由于这双重原因导致压强增大。

2. **答：**分子的平均平动动能 $\frac{1}{2}m\overline{v^2}=\frac{3}{2}kT$，而压强 $p=\frac{2}{3}n(\frac{1}{2}m\overline{v^2})$，由此可知，分子的平均平动动能相同时，温度一定相同；分子的平均平动动能相同，而分子数密度不同时，则压强不同。（另外，第二问也可以应用公式 $p=nkT$ 解释）

3. **答：**由于球形液面的附加压强 $p_S=\frac{2\gamma}{R}$，与球面半径 R 成反比，所以当连通两肥皂泡的玻璃管上的活门打开时，因小泡内压强较大，结果小泡不断收缩，而大泡不断膨胀，直到大泡的曲率半径和小泡剩余部分的曲率半径相同时，肥皂泡大小的变化停止。

4. **答**:由 $h=\dfrac{2\gamma\cos\theta}{\rho gr}$,可知,水沿毛细管上升的最大高度 h 与毛细管的半径 r 和水的密度 ρ 成反比,与水的表面张力系数 γ 成正比。所以:

(1)在原毛细管的长度大于 h 的条件下,再将毛细管加长,水在毛细管中上升的高度不会变;

(2)减小毛细管的直径,水在毛细管中上升的高度增大;

(3)使水温升高,会使 γ 和 ρ 都减小,但 γ 减小的幅度较大,故水在毛细管中上升的高度减小。

5. **答**:气体在平衡态时,系统与外界在宏观上无能量和物质的交换,系统内部也没有任何形式的能量转换(如没有发生化学变化或原子核反应等),系统的宏观性质均匀且不随时间变化。

气体的平衡态与力学中的平衡态不同,当气体处于平衡态时,气体的大量分子仍在不停地、无规则地运动着,只是大量分子运动的平均效果不变,这是一种动态平衡,称之为热动平衡态,并且个别分子所受合外力可以不为零。而在力学的平衡态中,物体保持静止或匀速直线运动,所受合外力为零。

6. **答**:用来描述个别微观粒子特征的物理量称为微观量,如微观粒子(原子、分子等)的大小、质量、速度、能量等。描述大量微观粒子集体性质的物理量称为宏观量,如实验中观测到的气体体积、压强、温度、热容量等。宏观量是微观量统计平均的结果。

7. **答**:气体分子速率分布曲线有个极大值,与这个极大值对应的速率称为气体分子的最概然速率。其物理意义是:对所有的相等速率区间而言,在含有 v_p 的那个速率区间内的分子数占总分子数的百分比最大。

8. **答**:该气体分子的平均速度为0。在平衡态,由于分子不停地与其他分子及容器壁发生碰撞,其速度不断地发生变化,分子具有各种可能的速度,而每个分子向各个方向运动的概率是相等的,沿各个方向运动的分子数也相同,所以从统计结果来看,气体分子的平均速度是0。

9. **答**:温度是大量分子无规则热运动的集体表现,是一个统计概念,对个别分子无意义。温度的微观本质是分子平均平动动能的量度。

五、计算题

1. **解**:依题意 $p_0V=\dfrac{m_1}{M}RT_1=\dfrac{m_2}{M}RT_2 \Rightarrow m_1T_1=m_2T_2$,在 T_1 和 T_2 时,气体的内能分别为

$$E_1=\frac{m_1}{M}\frac{i}{2}RT_1,E_2=\frac{m_2}{M}\frac{i}{2}RT_2,\text{所以},E_1=E_2$$

2. **解**:由 $p=nkT$ 得:

$$\Delta n=\frac{\Delta p}{kT}=\frac{1.01\times10^{4}}{1.38\times10^{-23}\times300}=2.44\times10^{24}\text{m}^{-3}$$

3. **解**:结果列表如下:

能 量 类 型	刚 性 分 子		非 刚 性 分 子	
	单原子分子	双原子分子	单原子分子	双原子分子
平动能	$\frac{3}{2}RT$	$\frac{3}{2}RT$	$\frac{3}{2}RT$	$\frac{3}{2}RT$
转动能	0	$\frac{2}{2}RT$	0	$\frac{2}{2}RT$
总动能	$\frac{3}{2}RT$	$\frac{5}{2}RT$	$\frac{3}{2}RT$	$\frac{6}{2}RT$
内能	$\frac{3}{2}RT$	$\frac{5}{2}RT$	$\frac{3}{2}RT$	$\frac{7}{2}RT$

4. **解**:

(1) $\frac{1}{2}m\overline{v^2}=\frac{3}{2}kT=\frac{3}{2}\times 1.38\times 10^{-23}\times 300=6.21\times 10^{-21}\text{J}$

(2) $n=\frac{p}{kT}$,

$$\sum\left(\frac{1}{2}m\overline{v^2}\right)=nV\cdot\left(\frac{1}{2}m\overline{v^2}\right)=\frac{pV}{kT}\cdot\frac{1}{2}m\overline{v^2}$$

$$=\frac{1.33\times 1.0\times 10^{-6}}{1.38\times 10^{-23}\times 300}\times 6.21\times 10^{-21}\approx 2.0\times 10^{-6}\text{J}$$

5. **解**:

(1) $\sqrt{v^2}=\sqrt{\frac{3kT}{m}}=\sqrt{\frac{3p}{nm}}=\sqrt{\frac{3p}{\rho}}=\sqrt{\frac{3\times 1.01\times 10^3}{1.24\times 10^{-2}}}\approx 494\text{m/s}$

(2)因为 $\sqrt{v^2}=\sqrt{\frac{3RT}{M}}$

所以 $\text{M}=\frac{3RT}{(\sqrt{v^2})^2}=\frac{3\times 8.31\times 273}{(494)^2}\approx 28\text{g}$

6. **解**:设宇宙射线粒子的能量全部被氖气分子吸收而变为热运动能量后,氖气内能增加了 ΔE,则

$$\Delta E=\frac{m}{M}\frac{i}{2}R\Delta T=\frac{3}{2}\frac{m}{M}\cdot R\Delta T=E_1$$

所以氖气温度升高

$$\Delta T=\frac{2E_1}{3\frac{m}{M}R}=\frac{2\times 1.0\times 10^{12}\times 1.6\times 10^{-19}}{3\times 0.10\times 8.31}\approx 1.3\times 10^{-7}\text{K}$$

7. **解**:设容器内的氧气的质量为 m,氧气的摩尔质量为 M,视氧分子为刚性分子,则氧气随容器定向运动的动能

$$E_k = \frac{1}{2}mu^2$$

氧气的内能(即氧气分子的热运动动能)

$$E = \frac{m}{M} \cdot \frac{5}{2}RT$$

当定向运动动能全部转化为热运动能量(动能)时,有

$$\Delta E = \frac{5}{2} \cdot \frac{m}{M}R\Delta T = \frac{1}{2}mu^2$$

所以氧气温度将会上升

$$\Delta T = \frac{Mu^2}{5R} = \frac{32 \times 10^{-3} \times 50^2}{5 \times 8.31} \approx 1.9\text{K}$$

8. **解**:依题意,有 $\sqrt{\frac{2RT_2}{M}} = \sqrt{\frac{3RT_1}{M}}$

所以 $T_2 : T_1 = 3 : 2$

9. **解**: $\sqrt{\frac{kT}{m}} = \sqrt{\frac{1.38 \times 10^{-23} \times 300}{6.2 \times 10^{-14}}} \approx 2.58 \times 10^{-4}$,

则 $\upsilon_p = 1.2 \times 10^{-2}\text{m/s}$; $\bar{\upsilon} = 1.3 \times 10^{-2}\text{m/s}$; $\sqrt{\overline{\upsilon^2}} = 1.4 \times 10^{-2}\text{m/s}$

10. **解**: $p_0 = 1\text{atm}$, $p = 0.8\text{atm}$, $T = 300\text{K}$,空气的成分视为 O_2 占 21%, N_2 占 79%

因为 $p = p_0 e^{-\frac{mgz}{kT}} = p_0 e^{-\frac{Mgz}{RT}}$

所以

$$Z = \frac{RT}{Mg}\ln\frac{p_0}{p} = \frac{8.31 \times 300}{(32 \times 0.21 + 28 \times 0.79) \times 10^{-3} \times 9.8}\ln\frac{1}{0.8} \approx 1.97 \times 10^3\text{m}$$

11. **解**:设 $m = 1.0 \times 10^{-3}\text{kg}$ 的球形油滴的半径为 R,其在水内散布成了 n 个半径为 $r = 1.0 \times 10^{-6}\text{m}$ 的小油滴,则有

$$\frac{4}{3}\pi R^3 \cdot \rho = m, \quad R = \sqrt[3]{\frac{3m}{4\pi\rho}}$$

又

$$\rho \cdot \frac{4}{3}\pi r^3 \cdot n = m, \quad n = \frac{3m}{4\pi r^3 \rho}$$

所以,大油滴在水内散布成小油滴的过程中需作的功

$$A = \Delta E = \gamma(n \cdot 4\pi r^2 - 4\pi R^2) = \gamma\left[\frac{3m}{r\rho} - 4\pi\left(\frac{3m}{4\pi\rho}\right)^{\frac{2}{3}}\right]$$

$$= 1.8 \times 10^{-2} \times \left[\frac{3 \times 1.0 \times 10^{-3}}{1.0 \times 10^{-6} \times 900} - 4\pi\left(\frac{3 \times 1.0 \times 10^{-3}}{4\pi \times 900}\right)^{\frac{2}{3}}\right]$$

$$\approx 6.0 \times 10^{-2}\text{J}$$

12. **解**:蒸汽泡内的附加压强为

$$p_S = \frac{2\gamma}{R} = \frac{2 \times 5.89 \times 10^{-2}}{1.00 \times 10^{-3}} \approx 1.18 \times 10^2\text{Pa}$$

所以气泡内的压强

$$p = p_0 + p_S \approx 1.013 \times 10^5 + 1.18 \times 10^2 \approx 1.014 \times 10^5\text{Pa}$$

13. **解**:已知 $r_1 = 5.0 \times 10^{-4}\text{m}, r_2 = 1.5 \times 10^{-3}\text{m}, \theta = 0, \gamma = 7.3 \times 10^{-2}\text{N/m}$

由 $h = \frac{2\gamma\cos\theta}{\rho g r}$ 可得

$$h_1 = \frac{2\gamma}{\rho g r_1}, h_2 = \frac{2\gamma}{\rho g r_2}$$

$$\Delta h = h_1 - h_2 = \frac{2\gamma}{\rho g}\left(\frac{1}{r_1} - \frac{1}{r_2}\right) = \frac{2 \times 7.3 \times 10^{-2}}{1 \times 10^3 \times 9.8} \times \left(\frac{1}{5.0 \times 10^{-4}} - \frac{1}{1.5 \times 10^{-3}}\right)$$

$$\approx 2.0 \times 10^{-2}\text{m}$$

14. **解**:(1)设 Y 方向为温度降低的方向,则根据傅立叶定律知,单位时间通过铜棒横截面的热量(即沿铜棒传递的热流量)为:

$$\Phi = \frac{\text{d}Q}{\text{d}t} = -\lambda\frac{\text{d}T}{\text{d}Y}\text{d}S$$

由题设条件知

铜的导热系数 $\lambda = 388\text{W/(m}\cdot\text{K)}, \frac{\text{d}T}{\text{d}Y} = \frac{273 - 373}{1.2} = -\frac{100}{1.2}\text{K/m}, \text{d}S = 4.8 \times 10^{-4}\text{m}^2$。

所以

$$\Phi = \frac{\text{d}Q}{\text{d}t} = -388 \times \left(-\frac{100}{1.2}\right) \times 4.8 \times 10^{-4} \approx 16\text{W}$$

(2)已知冰的熔解热 $\lambda' = 3.35 \times 10^5\text{J/kg}$,融化质量为 m 的冰需要热量 $Q = \lambda' m$,故吸收热量 Q 后,融化的冰为 $m = \frac{Q}{\lambda'}$,所以冰的融化速率为

$$\frac{\text{d}m}{\text{d}t} = \frac{\frac{\text{d}Q}{\text{d}t}}{\lambda'} = \frac{16}{3.35 \times 10^5} \approx 4.8 \times 10^{-5}\text{kg/s}$$

15. **解**:(1)设 Y 方向为温度降低的方向,则根据傅立叶定律,得

$$\Phi = \frac{\text{d}Q}{\text{d}t} = -\lambda\frac{\text{d}T}{\text{d}Y}\text{d}S$$

玻璃的导热系数 $\lambda=8.35\mathrm{W/(m\cdot K)}$，$\frac{\mathrm{d}T}{\mathrm{d}Y}=\frac{263-293}{3\times10^{-3}}=-10^{4}\mathrm{K/m}$。

所以，窗玻璃单位面积上所散失的热流量为

$$\frac{\mathrm{d}Q}{\mathrm{d}t\cdot\mathrm{d}S}=-\lambda\frac{\mathrm{d}T}{\mathrm{d}Y}=-8.35\times(-10^{4})=8.35\times10^{4}\mathrm{W/m^2}$$

（2）装上双层玻璃后，热量传递的路径分成了三段：内层玻璃、两层玻璃之间的空气层和外层玻璃。设空气层内、外两侧的温度分别为 T_1、T_2，则在上述三段路径上分别应用傅立叶定律，有

内层玻璃 $$\frac{\mathrm{d}Q_1}{\mathrm{d}t\cdot\mathrm{d}S}=-\lambda_1\left(\frac{\mathrm{d}T}{\mathrm{d}Y}\right)_1=-8.35\times\frac{T_1-293}{3\times10^{-3}}$$

空气层 $$\frac{\mathrm{d}Q_2}{\mathrm{d}t\cdot\mathrm{d}S}=-\lambda_2\left(\frac{\mathrm{d}T}{\mathrm{d}Y}\right)_2=-0.0255\times\frac{T_2-T_1}{7.5\times10^{-2}}$$

外层玻璃 $$\frac{\mathrm{d}Q_3}{\mathrm{d}t\cdot\mathrm{d}S}=-\lambda_1\left(\frac{\mathrm{d}T}{\mathrm{d}Y}\right)_3=-8.35\times\frac{263-T_2}{3\times10^{-3}}$$

当热传导达到稳定后，$\frac{\mathrm{d}Q_1}{\mathrm{d}t\cdot\mathrm{d}S}=\frac{\mathrm{d}Q_2}{\mathrm{d}t\cdot\mathrm{d}S}=\frac{\mathrm{d}Q_3}{\mathrm{d}t\cdot\mathrm{d}S}$

最后解得 $\frac{\mathrm{d}Q_1}{\mathrm{d}t\cdot\mathrm{d}S}=\frac{\mathrm{d}Q_2}{\mathrm{d}t\cdot\mathrm{d}S}=\frac{\mathrm{d}Q_3}{\mathrm{d}t\cdot\mathrm{d}S}\approx10.2\mathrm{W/m^2}$

第五章　热力学基础

习　　题

一、单选题

1. 一定量的理想气体，从同一初态分别经历等温可逆膨胀、绝热可逆膨胀到具有相同体积的终态，在绝热过程中的压强 Δp_0 与等温过程中的压强 Δp_T 的关系为（　）

A. $\Delta p_0 < \Delta p_T$　　B. $\Delta p_0 > \Delta p_T$

C. $\Delta p_0 = \Delta p_T$　　D. 无法确定

2. 系统的状态改变了，其内能值则（　）

A. 必定改变　　B. 必定不变

C. 不一定改变　　D. 状态与内能无关

3. 将20g的氦气（理想气体，且 $C_V = \frac{3}{2}R$）在不与外界交换热量情况下，从17℃升至27℃，则气体系统内能的变化与外界对系统作的功为（　）

A. $\Delta E = 6.23 \times 10^2 \text{J}, A = 6.23 \times 10^2 \text{J}$　　B. $\Delta E = 6.23 \times 10^2 \text{J}, A = 6.23 \times 10^3 \text{J}$

C. $\Delta E = 6.23 \times 10^2 \text{J}, A = 0$　　D. 无法确定

4. 将温度为300K，压强为 10^5Pa 的氮气分别进行绝热压缩与等温压缩，使其容积变为原来的1/5。则绝热压缩与等温压缩后的压强和温度的关系分别为（　）

A. $P_{绝热} > P_{等温}, T_{绝热} > T_{等温}$　　B. $P_{绝热} < P_{等温}, T_{绝热} > T_{等温}$

C. $P_{绝热} < P_{等温}, T_{绝热} < T_{等温}$　　D. $P_{绝热} > P_{等温}, T_{绝热} < T_{等温}$

5. 质量为 m 的物体在温度为 T 时发生相变过程（设该物质的相变潜热为 λ），则熵变为（　）

A. $\Delta S = \frac{m\lambda}{T}$　　B. $\Delta S > \frac{m\lambda}{T}$

C. $\Delta S < \frac{m\lambda}{T}$　　D. $\Delta S = 0$

6. 质量一定的理想气体，从相同状态出发，分别经历不同的过程，使其体积增加1倍，然后又回到初态，则（　）

A. 内能最大　　B. 内能最小

C. 内能不变　　D. 无法确定

7. 一定量的理想气体,经历某一过程后,温度升高了。则根据热力学定律可以断定为:(1)该理想气体系统在此过程中吸热;(2)在此过程中外界对该理想气体系统作正功;(3)该理想气体系统的内能增加了;(4)在此过程中理想气体系统从外界吸热,又对外作正功。以上正确的断言是( )

A. (1)、(3)　　B. (2)、(3)

C. (3)　　D. (3)、(4)

8. 系统分别经过等压过程和等容过程,如果两过程中的温度增加值相等,那么( )

A. 等压过程吸收的热量大于等容过程吸收的热量

B. 等压过程吸收的热量小于等容过程吸收的热量

C. 等压过程吸收的热量等于等容过程吸收的热量

D. 无法计算

9. 计算卡诺热机效率最简单的公式为( )

A. $\eta = 1 - \frac{T_2}{T_1}$　　B. $\eta = 1 - \frac{|Q_{放}|}{Q_{吸}}$

C. 答案 A 与 B 都正确　　D. 以上答案都不正确

10. 某一热力学系统经历一个过程后,吸收了 400J 的热量,并对环境作功 300J,则系统的内能( )

A. 减少了 100J　　B. 增加了 100J

C. 减少了 700J　　D. 增加了 700J

11. 某一理想气体的热力学系统经历等温过程后,在下列的选项中,为零的物理量是( )

A. 吸收的热量　　B. 对外作功

C. 内能变化量　　D. 熵变

12. 某一热力学系统经历一个过程后,吸收 400J 的热量,则此系统( )

A. 内能一定增加了 400J　　B. 系统一定放出 400J 热量

C. 内能不变,作功 400J　　D. 无法确定

13. 对一个绝热热力学系统,其熵的变化必定为( )

A. $\Delta S \geqslant 0$　　B. $\Delta S \leqslant 0$　　C. $\Delta S = 0$　　D. 无法确定

二、判断题

1. 在等温膨胀过程中,理想气体吸收的热量全部用于对外作功。( )

2. 不可能将热量从低温物体传到高温物体。( )

3. 系统状态变化所引起的内能变化 ΔE,只与系统的初始状态和末状态有关,与系统所经历的中间过程无关。( )

4. 在等压过程和等容过程中,当系统温度的增加量相等时,等压过程吸收的热量要比等容过程吸收的热量多。( )

5. 在绝热膨胀过程中降低的压强 Δp_0 比等温膨胀过程中降低的压强 Δp_T 多。( )

6. 在相同的高温热源和低温热源之间的一切不可逆热机的效率都不可能大于并实际上小于可逆热机的效率。(　)

7. 对于一个孤立系统或绝热系统的熵永远不会减小;对于可逆过程,熵保持不变;对于不可逆过程,熵总是增加的。(　)

8. 系统经历从初态 a 到末态 b 的过程,其熵的变化完全由 a、b 两个状态所决定,而与从初态到末态经历怎样的过程无关。(　)

三、填空题

1. 系统从外界所获取的热量,一部分用来________,另一部分用来对外界作功。

2. 理想气体的摩尔热容比 γ 仅与分子的自由度有关。对单原子分子气体 $\gamma=$________,对刚性双原子分子 $\gamma=$________,对刚性多原子分子 $\gamma=$________。

3. 质量为 m 的物体在温度为 T 时发生相变过程,则熵变为______。(设该物质的相变潜热为 λ)

4. 内能是状态的______,要改变系统的内能,就必须改变系统所处的状态,可以而且只能通过如下途径:或者对系统作功,或者对系统传热,或者既对系统作功又对系统传热。

5. 理想气体的摩尔热容比 γ 仅与________________有关。

6. 在相同的高温热源和低温热源之间的一切不可逆热机的效率都________可逆热机的效率。

7. 不可能从单一热源吸取热量并将它________________而不产生其他影响。

8. 内能是由系统状态决定的量,是状态函数;而热量和功不仅决定于__________,而且与过程有关,即反映了过程的特征,是过程量。

9. 热机以理想气体为工作物质,它只与两个不同温度的恒温热源交换能量,即没有散热、漏气等因素存在,这种热机称为______________。

10. 经过可逆过程,系统的熵变 $\mathrm{d}S$ 与对应温度 T 和系统在该过程中吸收的热量 δQ 的关系为______________。

11. 一个孤立系统或绝热系统的熵永远不会减小;对于可逆过程,熵______________;对于不可逆过程,熵总是______________。

四、简答题

1. 作功和传热是改变系统内能的两种不同方式,它们在本质上的区别是什么?

2. 简述为什么在绝热膨胀过程中降低的压强比等温膨胀过程中降低的压强多。

3. 简述卡诺热机的效率为什么只由两个热源的温度决定。

4. 简述绝热过程的绝热线为什么要比等温过程的等温线陡峭一些。

5. 系统的状态改变了,其内能值如何变化?

6. 热机效率是如何定义的?

7. 理想气体可逆等温膨胀,则该过程的 $\mathrm{d}E$、$\mathrm{d}S$ 如何变化?

8. 理想气体向真空膨胀,体积由 V_1 变到 V_2,其 $\mathrm{d}E$、$\mathrm{d}S$ 如何变化?

9. 1mol 理想气体经恒温可逆膨胀、恒容加热、恒压压缩后回到始态，其 dE、A 如何变化？

五、计算题

1. 把标准状态下的 14g 氮气压缩至原来体积的一半，试分别求出在下列过程中气体内能的变化、传递的热量和外界对系统作的功：(1) 等温过程；(2) 绝热过程。

2. 今有 80g 氧气初始的温度为 27℃，体积为 0.41dm^3，若经过绝热膨胀，体积增至 4.1dm^3。试计算气体在该绝热膨胀过程中对外界所作的功。

3. 证明一条绝热线与一条等温线不能有两个交点。

4. 压强为 1.013×10^5Pa，体积为 $8.2\times10^{-3}m^3$ 的氮气，从 27℃加热到 127℃，如果加热时体积不变或压强不变，那么各需热量多少？哪一过程需要的热量大？为什么？

5. 质量为 100g 的理想气体氧气，温度从 10℃升到 60℃，如果变化过程是：(1) 体积不变；(2) 压强不变；(3) 绝热压缩。那么，系统的内能变化如何？三个过程的终态是否是同一状态？

6. 当气体的体积从 V_1 膨胀到 V_2，该气体的压强与体积之间的关系为

$$\left(p+\frac{a}{V^2}\right)(V-b)=K$$

其中 a、b 和 K 均为常数，计算气体所作的功。

7. 一定量的氮气，温度为 300K，压强为 1.013×10^5Pa，将它绝热压缩，使其体积为原来体积的$\frac{1}{5}$，求绝热压缩后的压强和温度各为多少？

8. 一卡诺热机当热源温度为 100℃，冷却器温度为 0℃时，所作净功为 800J。现要维持冷却器的温度不变，并提高热源的温度使净功增为 1.60×10^3J，试求：

(1) 热源的温度是多少？

(2) 效率增大到多少？（设两个循环均工作于相同的两绝热线之间，假定系统放出热量不变）

9. 现有 1.20kg 温度为 0℃的冰，吸热后融化并变为 10℃的水。求熵变，并对结果作简要讨论。已知冰的熔解热为 3.35×10^5J/kg。

10. 现有 10.6mol 理想气体在等温过程中，体积膨胀到原来的两倍，求熵变。

11. 一压强为 1.0×10^5Pa，体积为 $1.0\times10^{-3}m^3$ 的氧气自 0℃加热到 100℃。试求：

(1) 当压强不变时，需要多少热量？当体积不变时，需要多少热量？

(2) 在等压或等体积过程中各作了多少功？

12. 空气由压强为 1.52×10^5Pa，体积为 $5.0\times10^3m^3$，等温膨胀到压强为 1.01×10^5Pa，然后再经等压压缩到原来的体积。试计算空气所作的功。

13. 一卡诺热机的低温热源温度为 7℃，效率为 40%，若要将其效率提高到 50%，问高温热源的温度需提高多少？

14. 孤立系统中，$m_1=0.5$kg，$T_1=276$K 的水和 $m_2=0.01$kg，$T_2=273$K 的冰混合后冰

全部融化,试求:

(1)达到平衡时的温度?

(2)系统的熵变?[$L=3.34\times10^3$ J/kg,水的定压比热容 $c=4.18\times10^3$ J/(kg·K)]

参考答案

一、单选题

1. B

分析:绝热线在某点的斜率为

$$\left(\frac{dp}{dV}\right)_Q=-\gamma\frac{p_A}{V_A}$$

而等温线在某点的斜率为

$$\left(\frac{dp}{dV}\right)_T=-\frac{p_A}{V_A}$$

由于 $\gamma>1$,表明处于某一状态的气体,经过等温过程或绝热过程膨胀相同的体积时,在绝热过程中降低的压强 Δp_0 比等温过程中降低的压强 Δp_T 多,这是因为在等温过程中压强的降低仅由气体密度的减小而引起;而在绝热过程中压强的降低,是由于气体密度减小和温度降低这两个因素导致的。

2. C

分析:理想气体当温度由 T_1 变为 T_2 时,气体内能的增量为

$$E_2-E_1=\frac{m}{M}C_V(T_2-T_1)$$

3. A

分析:不与外界交换热量,即绝热过程系统吸收的热量为 $Q=0$

系统内能的变化

$$\Delta E=\frac{m}{M}C_V\Delta T=6.23\times10^2\text{ J}$$

外界对系统作功

由 $Q=\Delta E+A=0$,得系统对外界作功为

$$A=-\Delta E=-6.23\times10^2\text{ J}$$

所以外界对系统作功为 6.23×10^2 J。

在绝热条件下,系统与外界无热量交换,外界对系统所作的功全部用于内能的增加。

4. A

分析:由绝热过程方程及 $\gamma=\frac{C_p}{C_V}=1.4$ 得

$$p_2=p_1\left(\frac{V_1}{V_2}\right)^{\gamma}=10^5\times(5)^{1.4}=9.5\times10^5\text{Pa}$$

$$T_2=T_1\left(\frac{V_1}{V_2}\right)^{\gamma-1}=300\times(5)^{0.4}=571\text{K}$$

等温压缩

$$p_2=p_1\frac{V_1}{V_2}=10^5\times5=5\times10^5\text{Pa}$$

$$T_2=300\text{K}$$

由上可知,绝热压缩后,温度显著升高,压强超过等温压缩时压强接近一倍。

5. A

分析:设质量为 m 的物体在温度为 T 时发生相变过程,则熵变为

$$\Delta S=\frac{m\lambda}{T}$$

6. C

分析:因为内能是状态的单值函数,初态和终态是同一状态,所以内能不变。

7. C

分析:因为内能是状态的单值函数,理想气体内能只与温度有关,即

$$\Delta E=\frac{m}{M}C_V(T_2-T_1)$$

8. A

分析:因为在等压过程中,理想气体在内能改变的同时,还要对环境作功。

9. A

分析:因为卡诺热机的效率的公式为 $\eta=1-\frac{T_2}{T_1}$,即卡诺热机的效率只决定于两个热源的温度,高温热源的温度越高,低温热源的温度越低,卡诺热机的效率越高。

10. B

分析:因为 $Q=\Delta E+A$,所以 $\Delta E=Q-A=300-200=100\text{J}$

11. C

分析:理想气体当温度由 T_1 变为 T_2 时,气体内能的增量为

$$E_2-E_1=\frac{m}{M}C_V(T_2-T_1)$$

则理想气体的热力学系统经历等温过程后 $\Delta E=0$。

12. D

分析:因为 $Q=\Delta E+A$,题目所给条件不充分,无法确定。

13. A

分析:对于一个孤立系统或绝热系统,因为它与外界不进行热量交换,所以无论发生什么过程,则必定有 $\Delta S \geqslant 0$。

二、判断题

1. √

分析:等温过程的特点是在状态变化时系统的温度不变,因而内能也不变,即 $\mathrm{d}E=0$。由热力学第一定律知

$$\mathrm{d}Q = \mathrm{d}A$$

所以,在等温膨胀过程中,理想气体吸收的热量全部用于对外作功。

2. ×

分析:在外力作用下,可以将热量从低温物体传到高温物体。

3. √

分析:热力学系统所具有的、并由系统内部状态所决定的能量,称为系统的内能。热力学系统的内能与系统的状态相联系,是系统状态的单值函数。

4. √

分析:因为在等压过程中,理想气体在内能增加的同时,还要对环境作功。

5. √

分析:因为在等温膨胀过程中压强的降低仅由气体密度的减小而引起;而在绝热膨胀过程中压强的降低,是由于气体密度减小和温度降低这两个因素导致的。

6. √

分析:这是由卡诺循环所得到的结论之一。

7. √

分析:对于一个孤立系统或绝热系统,因为它与外界不进行热量交换,所以无论经历什么过程,总有 $Q=0$,根据式 $\Delta S \geqslant \int_a^b \frac{\mathrm{d}Q}{T}$,必定有 $\Delta S \geqslant 0$。

8. √

分析:因为熵是状态函数,完全由状态所决定。

三、填空题

1. 增加系统的内能

2. 1.67;1.40;1.33

3. $\Delta S=\frac{m\lambda}{T}$

4. 单值函数

5. 分子的自由度

6. 不可能大于并实际上小于

7. 完全转变为功

8. 始、末状态

9. 卡诺热机

10. $dS = \frac{dQ}{T}$

11. 保持不变;增加的

四、简答题

1. **答:**作功是通过系统在力的作用下产生宏观位移来改变系统内能的,而传热则是通过分子之间的相互作用来实现系统内能的改变。

2. **答:**因为在等温膨胀过程中压强的降低仅由气体密度的减小而引起;而在绝热膨胀过程中压强的降低,是由于气体密度减小和温度降低这两个因素导致的。

3. **答:**卡诺热机是一种理想热机,它所经历的循环是卡诺循环,该循环只在两个热源(温度分别为 T_1 和 T_2)之间进行。卡诺热机的效率 $\eta = 1 - \frac{T_2}{T_1}$,只决定于两个热源的温度。由该式可知,高温热源的温度越高,低温热源的温度越低,卡诺热机的效率越高。

4. **答:**因为 $\gamma = \frac{C_p}{C_V} = \frac{i+2}{i}$,由于 $\gamma > 1$,即绝热线在 A 点斜率为 $\frac{dp}{dV} = -\gamma\frac{p_A}{V_A}$ 的绝对值大于等温线在 A 点斜率 $\frac{dp}{dV} = -\frac{p_A}{V_A}$ 的绝对值,所以绝热线要比等温线陡一些。

5. **答:**系统状态变化必定引起内能的改变,因为内能只与系统的初始状态和末状态有关,与系统所经历的中间过程无关。即系统从同一初始状态沿不同过程到达相同的末状态,系统内能的增量相同。系统的状态变化时,系统的内能变化。

6. **答:**热机的工作物质从环境吸收的热量有多少转换为有用功来衡量热机的工作性能,并把循环过程中工作物质对环境所作的净功,与它从环境中所吸收的热量之比称为热机效率,以 η 表示。用数学公式表示为

$$\eta = \frac{A}{Q_1} = 1 - \frac{Q_2}{Q_1}$$

不同的热机其循环过程不同,因而有不同的热机效率。

7. **答:**因理想气体等温膨胀,则该过程的 $dE = 0$

由 $dQ = dE + pdV$ 得

$$dQ = pdV$$

则

$$dS = \frac{dQ}{T} = \frac{pdV}{T}$$

因

$$pV = \frac{m}{M}RT$$

所以

$$dS = \frac{M}{m}R\frac{dV}{V}$$

$$S_2 - S_1 = \int_{V_1}^{V_2}\frac{M}{m}R\frac{dV}{V}$$

$$= \frac{M}{m}R\ln\frac{V_2}{V_1}$$

由于 $V_2 > V_1$，所以气体的熵增加。

8. **答：**理想气体向真空膨胀，最后气体均匀分布，温度与原温度相同，则

$$dE = 0$$

由 $dQ = dE + pdV$ 得

$$dQ = pdV$$

则

$$dS = \frac{dQ}{T} = \frac{pdV}{T}$$

因

$$pV = \frac{m}{M}RT$$

所以

$$dS = \frac{M}{m}R\frac{dV}{V}$$

$$S_2 - S_1 = \int_{V_1}^{V_2}\frac{M}{m}R\frac{dV}{V}$$

$$= \frac{M}{m}R\ln\frac{V_2}{V_1}$$

由于 $V_2 > V_1$，所以气体的熵增加。

9. **答：**设 1mol 理想气体初态温度为 T_1、体积为 V_1、压强为 p_1，等温膨胀到 V_2 则

$$dE = 0$$

$$A = RT_1\ln\frac{V_2}{V_1} + p(V_2 - V_1)$$

五、计算题

1. **解：**

(1)等温过程

$$\Delta E = 0$$

$$Q = A = \frac{m}{M}RT\ln\frac{V_2}{V_1}$$

$$= \frac{1.4 \times 10^{-2}}{2.8 \times 10^{-2}} \times 8.31 \times 273 \times \ln \frac{1}{2}$$

$$= -786.25\text{J}$$

外界对系统作功 $A' = 786.25\text{J}$

系统放热 $Q' = 786.25\text{J}$

(2)绝热过程

$$A = -\Delta E = \frac{m}{M} C_V (T_1 - T_2) = \frac{m}{M} C_V T_1 \left(1 - \frac{T_2}{T_1}\right)$$

由绝热过程方程得

$$T_1 V_1^{\gamma - 1} = T_2 V_2^{\gamma - 1}$$

则

$$A = \frac{m}{M} C_V T_1 \left[1 - \left(\frac{V_1}{V_2}\right)^{\gamma - 1}\right]$$

$$= \frac{1.4 \times 10^{-2}}{2.8 \times 10^{-2}} \times \frac{5}{2} \times 8.31 \times 273 \times (1 - 2^{1.4-1})$$

$$= -906\text{J}$$

外界对系统作功 $A' = 906\text{J}$

系统内能变化 $\Delta E = 906\text{J}$

2. **解:**绝热膨胀时,外界对气体作功为

$$A' = -A = \int_{V_1}^{V_2} p\text{d}V = -C\int_{V_1}^{V_2} \frac{\text{d}V}{V^\gamma}$$

$$= -\frac{C}{1-\gamma}(V_2^{1-\gamma} - V_1^{1-\gamma})$$

$$= \frac{p_1 V_1^\gamma (V_1^{1-\gamma} - V_2^{1-\gamma})}{1-\gamma}$$

$$= \frac{p_1 V_1}{1-\gamma}\left[1 - \left(\frac{V_1}{V_2}\right)^{\gamma - 1}\right]$$

式中 $p_1 = \frac{m}{M}\frac{RT_1}{V_1}$,代入上式,则得外界对气体作功为

$$A' = \frac{m}{M}\frac{RT_1}{1-\gamma}\left[1 - \left(\frac{V_1}{V_2}\right)^{\gamma - 1}\right]$$

$$= \frac{\left(\frac{80}{32}\right) \times 8.31 \times 300}{1 - 1.14}\left[1 - \left(\frac{0.41}{4.1}\right)^{1.4-1}\right]$$

$$\approx -9.36 \times 10^3\text{J}$$

3. **证明:**

采用反证法,如果一条绝热线与一条等温线有两个交点,那么一定可以利用这两个交点之间的封闭区域作循环而连续对外界作功。在此循环中只有一个热源,即从单一热源吸热而对外界作功。每经过一个循环,系统的内能不变,根据热力学第一定律,有

$$Q = A$$

这表示,每经过一个循环,系统都会把从外界吸引的热量全部用于对外作功。这是违背热力学第二定律的,因而是不可能实现的。所以,一条绝热线与一条等温线不能有两个交点。

4. **解:** 由理想气体状态方程得

$$\frac{m}{M} = \frac{pV}{RT_1} = \frac{1.013 \times 10^5 \times 8.2 \times 10^{-3}}{8.31 \times 300} = \frac{1}{3}\text{mol}$$

因为 $V =$ 恒量, $A = 0$, 所以

(1)等容过程

$$Q_V = \frac{m}{V}C_V(T_2 - T_1)$$

$$= \frac{1}{3} \times \frac{5}{2}R(T_2 - T_1)$$

$$= \frac{1}{3} \times \frac{5}{2} \times 8.31 \times (400 - 300)$$

$$= 692.5\text{J}$$

(2)等压过程

$$Q_p = \frac{m}{M}C_p(T_2 - T_1)$$

$$= \frac{1}{3} \times \frac{7}{2}R(T_2 - T_1)$$

$$= \frac{1}{3} \times \frac{7}{2} \times 8.31 \times (400 - 300)$$

$$= 969.5\text{J}$$

等压过程需要的热量大,因为在等压过程中,理想气体在内能改变的同时,还要对环境作功。

5. **解:** 因为内能是状态函数,所以三个过程系统的内能变化相同

$$\Delta E = \frac{m}{M}C_V\Delta T$$

$$= \frac{100}{32} \times \frac{5}{2} \times 8.31 \times [(273+60)-(273+10)]$$

$$= 3.25 \times 10^3 \text{J}$$

但三个过程的终态不是同一状态。

6. **解**:由气体的压强与体积之间的关系 $\left(p+\frac{a}{V^2}\right)(V-b)=K$ 得

$$p = \frac{K}{V-b} - \frac{a}{V^2}$$

则气体对外所作的功为

$$A = \int_{V_1}^{V_2} p\mathrm{d}V = \int_{V_1}^{V_2}\left(\frac{K}{V-b}-\frac{a}{V^2}\right)\mathrm{d}V$$

$$= K\ln\frac{V_2-b}{V_1-b} + a\left(\frac{1}{V_2}-\frac{1}{V_1}\right)$$

7. **解**:由绝热方程可得氮气经绝热压缩后的压强与温度分别为

$$p_2 = \left(\frac{V_1}{V_2}\right)^{\gamma} p_1 = 9.61 \times 10^5 \text{Pa}$$

$$T_2 = \left(\frac{V_1}{V_2}\right)^{\gamma-1} T_1 = 5.71 \times 10^2 \text{K}$$

以上计算结果表明,气体经绝热压缩,外界对气体作正功,气体升温升压。

8. **解**:(1) $$\eta = 1 - \frac{T_2}{T_1} = \frac{A_{有用功}}{Q_{吸}}$$

有 $1-\frac{273}{373}=\frac{800}{Q_{吸}}$,则 $Q_{吸}=2984\text{J}$。

由,$A_{有用功} = Q_{吸} - |Q_{放}|$,得 $|Q_{放}| = Q_{吸} - A_{有用功} = 2984 - 800 = 2184\text{J}$

因低温热源冷却器的温度不变,则 $\eta' = 1 - \frac{T_2}{T_1'} = \frac{A'_{有用功}}{Q'_{吸}}$

$$Q_{吸}' = |Q_{放}| - A'_{有用功} = 2184 + 1600 = 3784\text{J}$$

所以 $1-\frac{273}{T_1'}=\frac{1600}{3784}$,求得 $T_1' = 473\text{K}$

(2) $\eta' = 1 - \frac{T_2}{T_1'} = 1 - \frac{273}{473} = 42.3\%$

9. **解**:0℃的冰吸热后融化成0℃的水时,温度保持不变,即 $T=273\text{K}$,因此

$$\Delta S_1 = \frac{\Delta Q_1}{T} = \frac{1.2 \times 3.35 \times 10^5 \text{J}}{273\text{K}} = 1.47 \times 10^3 \text{J/K}$$

ΔQ_1 是0℃的冰融化成0℃的水时吸收的热量。

0℃的水变为10℃的水时的熵变为

$$\Delta S_2 = \int_{273}^{283} mc \frac{dT}{T} = mc\ln\frac{283}{273}$$

$$= 1.2 \times 4.1868 \times 10^3 \times 0.036$$

$$= 0.18 \times 10^3 J/K$$

总的熵变为

$$\Delta S = \Delta S_1 + \Delta S_2$$

$$= 1.47 \times 10^3 + 0.18 \times 10^3$$

$$= 1.65 \times 10^3 J/K$$

从上可知,冰融化成水和水的温度上升都是熵增加的过程。

10. **解:**理想气体在等温过程中的熵变

$$\Delta S = \frac{m}{M} R\ln\frac{V}{V_0}$$

$$\Delta S = 10.6 \times 8.31 \times \ln\frac{2V_0}{V_0}$$

$$= 61.05 J/K$$

11. **解:**根据题目所给条件得

$$n = \frac{m}{M} = \frac{p_1 V_1}{RT_1}$$

$$= \frac{1.0 \times 10^5 \times 1.0 \times 10^{-3}}{8.31 \times 273}$$

$$= 4.41 \times 10^{-2} mol$$

查表知氧气的定压摩尔热容 $C_p = 29.44 J/(mol \cdot K)$,定体积摩尔热容 $C_V = 21.12 J/(mol \cdot K)$

(1)求 Q_p、Q_V

$$Q_p = \frac{m}{M} C_p (T_2 - T_1) = 4.41 \times 10^{-2} \times 29.44 \times 100 = 1.3 \times 10^2 J$$

所以,该等压过程氧气(系统)吸热。

$$Q_V = \frac{m}{M} C_V (T_2 - T_1) = 4.41 \times 10^{-2} \times 21.12 \times 100 \approx 93 \ J$$

所以,该等容过程氧气(系统)吸热。

(2)求 A_p、A_V

由 $Q = \Delta E + A_p$ 得

$$A_p = Q - \Delta E = Q_p$$

$$= \frac{m}{M}C_p(T_2 - T_1) - Q_V$$

$$= \frac{m}{M}C_V(T_2 - T_1)$$

$$= 1.3 \times 10^2 - 93 = 37\text{J}$$

$$A_V = 0$$

12. **解**:空气在等温膨胀过程中所作的功为

$$A_T = \frac{m}{M}RT_1\ln\left(\frac{V_2}{V_1}\right) = p_1V_1\ln\left(\frac{p_1}{p_2}\right)$$

空气在等压压缩过程中所作的功为

$$A_p = \int pdV = p_2(V_1 - V_2)$$

利用等温过程关系 $p_1V_1 = p_2V_2$,则空气在整个过程中所作的功为

$$A = A_T + A_p = p_1V_1\ln\left(\frac{p_1}{p_2}\right) + p_2V_1 - p_2V_2$$

$$= p_1V_1\ln\left(\frac{p_1}{p_2}\right) + p_2V_1 - p_1V_1$$

$$= 1.52 \times 10^5 \times 5.0 \times 10^{-3}\ln\frac{1.52 \times 10^5}{1.01 \times 10^5}$$

$$+ 5.0 \times 10^{-3} \times (1.01 - 1.52) \times 10^5$$

$$= 55.7\text{J}$$

13. **解**:设高温热源的温度分别为 T_1'、T_1'',则有

$$\eta' = 1 - \frac{T_2}{T_1'}$$

$$\eta'' = 1 - \frac{T_2}{T_1''}$$

其中 T_2 为低温热源温度。由上述两式可得高温热源需提高的温度为

$$\Delta T = T_1'' - T_1' = \left(\frac{1}{1 - \eta''} - \frac{1}{1 - \eta'}\right)T_2 = 93.3\text{K}$$

14. **解**:平衡时温度为 T

$$m_1c_1(T_1 - T) = m_2L + m_2c_2(T - T_2)$$

解得 $$T = 274.37\text{K}$$

0℃的冰变成0℃水的熵变

$$\Delta S_1 = \int \frac{\mathrm{d}Q}{T} = \frac{1}{T}\int \mathrm{d}Q$$

$$= \frac{1}{T}m_2L = 12.23\text{J/K}$$

0℃的水到274.37K的水的熵变

$$\Delta S_2 = \int \frac{\mathrm{d}Q}{T} = \int \frac{m_2c_2\mathrm{d}T}{T}$$

$$= m_2c_2\ln\frac{T}{T_1} = 0.01 \times 4.18 \times 10^3 \times \ln\frac{274.37}{273}$$

$$= 0.21\text{J/K}$$

276K的水到274.37K的水的熵变

$$\Delta S_3 = \int \frac{\mathrm{d}Q}{T} = \int_{T_2}^{T_1} \frac{m_1c_1\mathrm{d}T}{T} = m_1c_1\ln\frac{T}{T_2}$$

$$= 0.5 \times 4.18 \times 10^3 \times \ln\frac{274.37}{276} = -12.38\text{J/K}$$

所以,系统的总熵变

$$\Delta S = \Delta S_1 + \Delta S_2 + \Delta S_3 = 0.06\text{J/K} > 0$$

第六章 静 电 场

习 题

一、单选题

1. 在任一电场中,将点电荷 q 由静止状态释放,则一定有(　)

A. 点电荷 q 一定沿着电场线运动　　B. 点电荷 q 一定逆着电场线运动

C. 点电荷 q 静止不动　　D. 以上答案都不正确

2. 在点电荷形成的电场中,某一点距场源电荷为 r,当 $r \to 0$ 时,根据点电荷场强公式 $E=\frac{1}{4\pi\varepsilon_0}\frac{q}{r^2}$ 可以判断出(　)

A. $E \to \infty$　　B. $E \to 0$

C. 点电荷场强公式不适用　　D. 以上答案都不正确

3. 如图 6-1 所示,在电场中作一球形高斯面,球心位于 O 点,A 点为球内一点,P 点和 Q 点在球面外。点电荷 q 分别放在(　),通过球面的电通量相同。

A. O 点和 A 点　　B. O 点和 Q 点

C. A 点和 Q 点　　D. O 点和 P 点

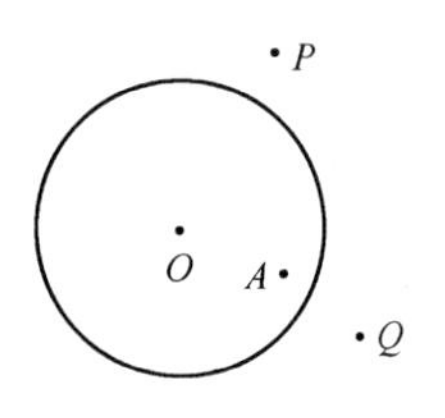

图 6-1

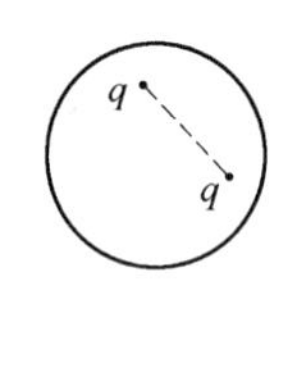

(a)

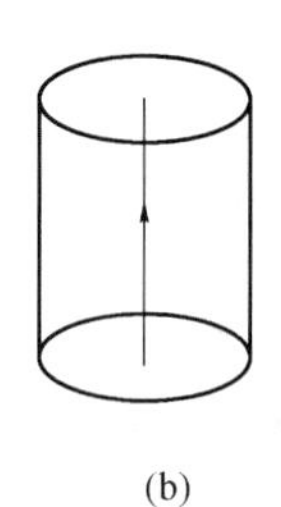

(b)

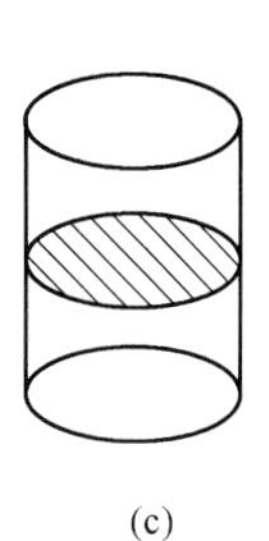

(c)

图 6-2

4. 如图 6-2 所示的三种情况下,分别在电场中作闭合曲面。其中图(a)为两个等量同号的点电荷 q 对称地分布在闭合球面内的一条直线上;图(b)中有一有限长的均匀带电直线位于闭合圆柱面的轴线上;图(c)中一均匀带电圆盘位于闭合圆柱面中部且与轴线垂直。可以利用高斯定理求场强的是(　)

A. 图(a) B. 图(b)

C. 图(c) D. 以上答案都不正确

5. 在点电荷 q 和 $9q$ 连线之间放一电荷 Q,若使三个电荷受力平衡,该电荷一定是(　)

A. $Q=\frac{9}{16}q$,极性与 q 相同 B. $Q=\frac{16}{9}q$,极性与 q 相同

C. $Q=\frac{9}{16}q$,极性与 q 相反 D. $Q=\frac{16}{9}q$,极性与 q 相反

6. 关于高斯定理 $\boldsymbol{\Phi}=\oiint_S \boldsymbol{E}\cdot \mathrm{d}\boldsymbol{S}=\frac{1}{\varepsilon_0}\sum_{i=1}^{n}q_i$ 下面说法正确的是(　)

A. 当在高斯面外的电荷移动时,通过高斯面的电通量将发生变化

B. $\boldsymbol{E}$ 是 $\sum_{i=1}^{n}q_i$ 所激发的电场

C. $\sum_{i=1}^{n}q_i$ 是空间所有电荷的代数和

D. 当高斯面外的电荷位置发生变化时,一般来说,高斯面上的场强 $\boldsymbol{E}$ 也发生变化

7. 如图 6-3 所示,半径为 R 的均匀带电球壳的电场的 E-r 曲线是(　)

A. 图(a) B. 图(b) C. 图(c) D. 图(d)

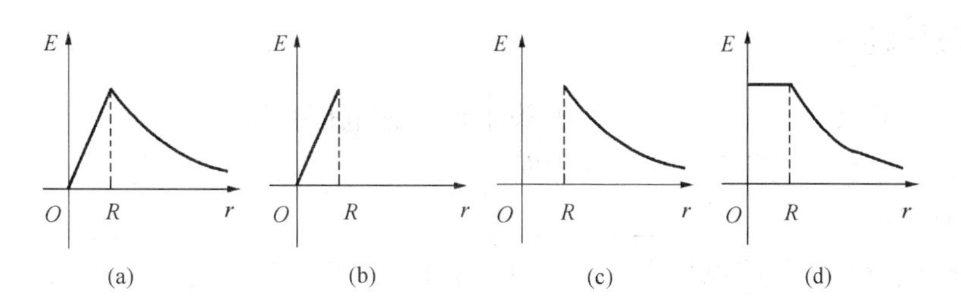

图 6-3

8. 将两极板相距为 d 的空气平行板电容器充电后与电源断开,此时若将两板间距增大到 $2d$,电容器内电场的边缘效应忽略不计,则有(　)

A. 电容器所带电量增大一倍

B. 电容器的电容增大一倍

C. 储存在电容器中的电场能量增大一倍

D. 两极板间的电场强度增大一倍

9. 如果将半径和所带电量相同的均匀带电球面和均匀带电球体置于真空中,比较这两种情况的静电能,下面说法正确的是(　)

A. 球体的大于球面的 B. 球体的等于球面的

C. 球体的小于球面的 D. 球体外的静电能大于球面外的静电能

10. 一空气平行板电容器在充电后充入石蜡,石蜡注入时电容器仍与电源相接,那么

注入石蜡后，场强 E、电容 C 和场能密度 w 的变化为（　）

A. E 不变，C 减小，w 增大　　B. E 不变，C 增大，w 增大

C. E 增大，C 减小，w 增大　　D. E 减小，C 减小，w 减小

二、判断题

1. 两个电量相等符号相反的点电荷距离一定，在它们连线的中点处场强为零。（　）

2. 在匀强电场中各处的场能量密度都相等。（　）

3. 静电场中场强的环流等于零说明静电力是保守力。（　）

4. 若通过闭合曲面的电通量为零，则闭合曲面上各点的场强一定为零。（　）

5. 以一点电荷为中心，R 为半径做的球面上各处的场强一定相同。（　）

6. 始终和电源相连接的平行板电容器的极板间距保持不变，那么电容器所带电量在有电介质时的情况下一定比无电介质的情况大。（　）

7. 空气平行板电容器在充电后注入石蜡，石蜡注入前电容器与电源已断开，注入石蜡后，电容 C 增大，场强 E 减小，电场能量 W 减小。（　）

8. 一平行板电容器的极板面积为 S，间距为 d，两板间为真空。保持两极板间电压为 U，将极板的距离增加一倍，静电能的改变量为 $-\frac{\varepsilon_0 S}{4d}U^2$。（　）

三、填空题

1. 电场中某点的电场强度在数值上等于单位正电荷在该点所受______的大小，场强的方向为______在该点所受电场力的方向。

2. 高斯定理的内容为：______________________________。

3. 试验电荷在任何静电场中移动时，电场力所作的功仅与试验电荷的电量的大小以及所移动路径的起点和终点位置有关，而与试验电荷所经历的______无关。这说明静电场力是______，静电场是________。

4. 在静电场中，电场线是从________出发，终止于________；沿着电场线的方向电势是________的。

5. 电场中任意给定点的场强等于该点________的负值，负号表示________________。

6. 处于静电平衡状态的金属导体内部场强处处为______。导体是______，导体表面是________。

7. 孤立导体表面的电荷分布与导体的______有关，表面曲率大的地方，电荷面密度______；曲率小的地方，电荷面密度______；曲率相同的地方，电荷分布是均匀的。

8. 各向同性均匀电介质极化时，垂直于外电场的两端表面上所产生的极化电荷面密度，在数值上等于该处________的大小。

9. 在无外电场作用时，每个分子的正、负电荷“重心”重合，分子的电矩等于零，对外不产生电场，这种电介质的分子称为________；另一类电介质在无外电场作用时，每个分子的正、负电荷“重心”不重合，分子的电矩不等于零，这类分子称为________。

10. 在各向同性均匀电介质充满整个电场的情况下，电介质中的场强减弱为在真空中产生的场强的______倍。该结果是__________后对原电场产生影响所造成的。

11. 一平行板电容器，充电后仍与电源连接。如果再将两板间充满相对介电常数为 ε_r 的各向同性的均匀电介质，此时两极板上的电量是原来的______倍；电场强度是原来的________倍；电场能量是原来的________倍。

12. 将充电后的空气平行板电容器切断电源，此时电容器储能 W。现将相对介电常数为 ε_r 煤油充入其中，电容器储能变为原来的______倍；若充煤油时电容器一直和电源连接，电容器储能则是原来的______倍。

四、简答题

1. 请根据场强与电势梯度的关系，回答问题：(1)在电势不变的空间内，电场强度是否为零？(2)在电势为零处，场强是否一定为零？(3)场强为零处，电势是否一定为零？

2. 在匀强电场中，各点的电势梯度是否相等？各点的电势是否相等？

3. 如果在闭合曲面上的场强 E 处处为零，能否肯定此封闭面内一定没有净电荷？

4. 处于静电平衡状态的金属导体必须满足什么条件？

5. 在金属空腔内放入一带电物体后，用什么方法可以实现金属腔的全屏蔽作用？

6. 什么是压电效应？以石英晶体为例说明压电效应是如何产生的？

五、计算题

1. 如图 6-4 所示，在直角三角形 ABC 的 A 点上有电荷 $q'=1.8\times10^{-9}$C，B 点上有电荷 $q''=-4.8\times10^{-9}$C，且 $BC=0.040$m，$AC=0.030$m，试求 C 点场强的大小和方向。

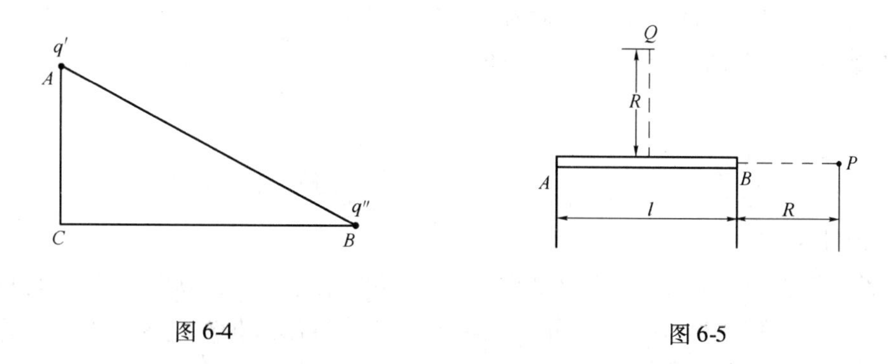

图 6-4　　　　图 6-5

2. 有一均匀分布线密度为 $\lambda=5.0\times10^{-9}$C/m 的正电荷的直导线 AB，其长度为 $l=$ 15cm，如图 6-5 所示。试求：

(1)导线的延长线上与导线一端 B 相距 $R=5.0$cm 处 P 点的场强；

(2)在导线的垂直平分线上与导线中点相距 $R=5.0$cm 处 Q 点的场强。

3. 电量 $q=1.0\times10^{-11}$C，质量 $m=1.0\times10^{-6}$kg 的小球，悬于一细线下端，如图 6-6 所示。细线与一块很大的带电平面板成 30°角，求带电平板的电荷面密度 σ。

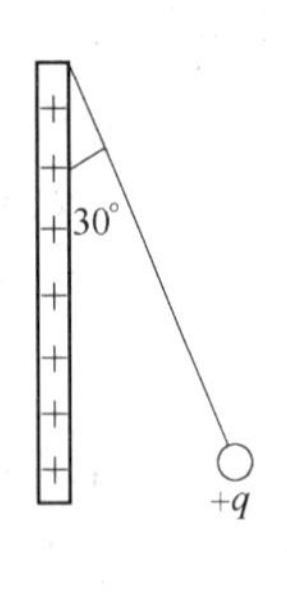

图 6-6

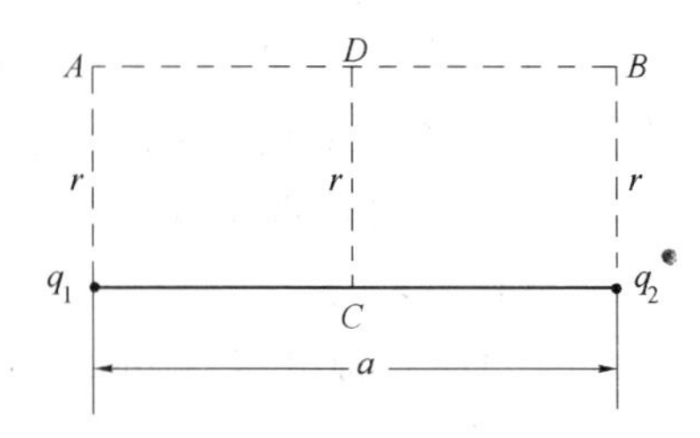

图 6-7

4. 已知 $r=8.0\text{cm}, a=12\text{cm}, q_1=q_2=\frac{1}{3}\times10^{-8}\text{C}$,电荷 $q_0=1.0\times10^{-9}\text{C}$,如图 6-7 所示。试求:

(1) q_0 从 A 移到 B 时电场力所作的功;

(2) q_0 从 C 移到 D 时电场力所作的功。

5. 无限长直的薄壁金属圆管半径为 R,表面上均匀带电,且单位长度带有电荷为 λ,求离管轴为 r 处的场强,并画出 E-r 曲线。

6. 电荷面密度为 σ,半径为 R 的均匀带电球面,其球面内、外电场强度为多大,电势的分布规律如何?

7. 电荷体密度为 ρ,半径为 R 的"无限长"直圆柱,若取圆柱轴为电势零点时,试求场强与电势分布,并画出 E-r、V-r 曲线。

8. 将平行板电容器两极板接上电源,以维持其两端电压不变。用相对电容率为 ε_r 的均匀电介质填满极板空间,问极板上的电量变为原来的几倍? 场强为原来的几倍? 如果充电后切断电源,然后再填满该电介质时,情况又如何?

9. 电容为 100pF 的平行板电容器,极板间充满相对电容率为 6.4 的电介质云母,极板的面积为 100cm^2,当极板上的电势差为 50V 时,试求:

(1) 云母中的场强 E;

(2) 电容器极板上的自由电荷;

(3) 云母电介质面上的极化电荷。

10. 给两个相同的空气电容器分别充电,使两端电压均为 $U=900\text{V}$,然后将其与电源断开。若空气电容器的电容 $C=8.0\mu\text{F}$,将其中一个电容浸入相对电容率为 2.0 的火油中,然后将它与另一个电容器并联起来,求在该过程中电场减少的能量。

参 考 答 案

一、单选题

1. D

分析:电场线上的各点的切线是表示各点电场的方向,即受电场力方向,也是加速度方向，不能决定它的运动方向。只有匀强电场中，由静止开始运动的点电荷才是沿电场线运动的。

2. C

分析：点电荷是一种理想模型。当 $r \to 0$ 时，带电体不能看成是点电荷，所以点电荷的场强公式不适用。

3. A

分析：根据高斯定理有

$$\Phi = \frac{1}{\varepsilon_0}\sum_{i=1}^{n} q_i$$

公式中 $\sum_{i=1}^{n} q_i$ 是对高斯面内的电荷电量求代数和，高斯面外的电荷与通过高斯面的电通量无关。O 点和 A 点均在球形高斯面内，将点电荷 q 分别放在 O 点和 A 点，通过球形高斯面的电通量必然相同。其余各答案中，均有一点在球形高斯面外，一点在球形高斯面内，将点电荷 q 分别放在这两点，通过球面的电通量一定不相同。

4. D

分析：图(a)中的两个点电荷的电场不具有球对称性，球面上各点的场强不是常量，方向也不一定沿球半径的方向，无法从积分 $\Phi = \oiint_S E\cos\theta \mathrm{d}S$ 中将 E 和 $\cos\theta$ 提取，因此不能用高斯定理求场强。图(b)、图(c)分别是有限长的均匀带电直线和有限大的均匀带电圆盘，不具有严格的对称性，柱面上各点的场强 E 和它与法线间的夹角 θ 均不是常量，所以不能用高斯定理求场强。

5. C

分析：对于电荷 Q 应有

$$\frac{1}{4\pi\varepsilon_0}\frac{qQ}{x^2} = \frac{1}{4\pi\varepsilon_0}\frac{9qQ}{(l-x)^2}$$

对于电荷 q 应有

$$\frac{1}{4\pi\varepsilon_0}\frac{qQ}{x^2} = \frac{1}{4\pi\varepsilon_0}\frac{9q^2}{l^2}$$

联立方程得 $Q = \frac{9}{16}q$，极性与 q 相反。

6. D

分析：公式中的 $\boldsymbol{E}$ 是高斯面内、外所有电荷产生的总场强，$\sum_{i=1}^{n} q_i$ 是对高斯面内的电荷电量求代数和，高斯面外的电荷与通过高斯面的电通量无关，但还是场源电荷的一部分。

7. C

分析:半径为 R 的均匀带电球壳的电场,壳内场强 $E=0$,壳外场强 $E=\dfrac{1}{4\pi\varepsilon_0}\dfrac{q}{r^2}$

8. C

分析:与电源断开 Q 不变,由公式 $C=\dfrac{\varepsilon_0\varepsilon_r S}{d}$ 知两板间距增大到 $2d$ 时 C' 变为原来 C 的一半。

$$U'=\frac{Q}{\frac{1}{2}C}=\frac{2Q}{C}=2U$$

$$E'=\frac{U'}{2d}=\frac{2U}{2d}=\frac{U}{d}=E$$

$$W'=\frac{1}{2}\frac{Q^2}{C'}=\frac{1}{2}\frac{Q^2}{\frac{1}{2}C}$$

$$=2\times\frac{1}{2}\frac{Q^2}{C}=2W$$

9. A

分析:球体和球面外的场强均为 $E=\dfrac{1}{4\pi\varepsilon_0}\dfrac{Q}{r^2}$,球面内的场强 $E=0$,球体内的场强 $E\neq0$,由场能密度公式 $w=\dfrac{1}{2}\varepsilon_0E^2$ 和公式 $W=\iiint\limits_V w\mathrm{d}V$ 可知,球体的静电能大于球面的静电能。

10. B

分析:石蜡注入时电容器仍与电源相接,则极板间电压 U 不变,$U=Ed$,E 不变;$C=\dfrac{\varepsilon_0\varepsilon_r S}{d}$,则 C 增大;$w=\dfrac{1}{2}\varepsilon_0\varepsilon_r E^2$,则 w 增大。

二、判断题

1. ×

分析:在距离一定、电量相同、符号相反的两个点电荷连线的中点上,两点电荷产生的场强方向相同,根据场强叠加原理,该点场强一定不为零。

2. √

分析:因为匀强电场中各点的场强都相等,场能密度 $w=\dfrac{1}{2}\varepsilon E^2$,所以场能密度处处相等。

3. √

分析:试验电荷 q_0 经一个闭合回路回到初始位置时,电场力所作的功 $A=q_0\oint_L \boldsymbol{E}\cdot\mathrm{d}\boldsymbol{l}$,

根据静电场的场强环流定理得，$\oint_L \boldsymbol{E} \cdot d\boldsymbol{l} = 0$，因而 $A = 0$，即试验电荷在静电场中移动时，电场力所作的功仅与试验电荷的电量的大小以及所移动路径的起点和终点位置有关，而与试验电荷所经历的路径无关。这说明静电场力是保守力。

4. ×

分析：通过闭合曲面的电通量为零，说明闭合曲面内的电量的代数和为零，无法确定曲面上各点的场强。

5. ×

分析：以一点电荷为中心，R 为半径做的球面上各处的场强的大小相同，方向不同。

6. √

分析：$Q = CU$，U 不变的情况下有电介质的 C 大。

7. √

分析：石蜡注入前电容器与电源已断开，电容器所带电量 Q 不变。$C = \frac{\varepsilon_0 \varepsilon_r S}{d}$，则 C 增大；$W = \frac{1}{2}\frac{Q^2}{C}$，$E = \frac{U}{d} = \frac{Q}{Cd}$，所以 E 和 W 都减小。

8. √

分析：极板拉开前、后的静电能分别为

$$W_1 = \frac{1}{2}C_1 U^2 = \frac{\varepsilon_0 S}{2d}U^2$$

$$W_2 = \frac{1}{2}C_2 U^2 = \frac{\varepsilon_0 S}{4d}U^2$$

静电能的改变为

$$\Delta W = W_2 - W_1 = -\frac{\varepsilon_0 S}{4d}U^2$$

三、填空题

1. 电场力；正电荷
2. 通过电场内任意闭合曲面的电通量，等于该闭合曲面内包围的所有电荷电量的代数和除以 ε_0，与闭合面外的电荷无关。
3. 路径；保守力；保守力场
4. 正电荷；负电荷；降低
5. 电势梯度；场强指向电势降落的方向
6. 零；等势体；等势面
7. 形状；大；小
8. 电极化强度

9. 无极分子;有极分子

10. $\frac{1}{\varepsilon_r}$;电介质极化

11. ε_r;1 倍(保持不变);ε_r

分析:空气电容器的电容为 $C = \frac{\varepsilon_0 S}{d}$,充电后仍与电源连接,当充入相对介电常数为 ε_r 的各向同性的均匀电介质后,电容为 $C' = \frac{\varepsilon_0 \varepsilon_r S}{d} = \varepsilon_r C$,电容器两极板间电势差 U 不变,电量为 $Q' = C'U = \varepsilon_r CU = \varepsilon_r Q$。极板间距离 d 不变,电场强度 $E' = Ud = E$,保持不变;静电场的能量 $W' = \frac{1}{2}C'U^2 = \frac{1}{2}\varepsilon_r CU^2 = \varepsilon_r W$。

12. $\frac{1}{\varepsilon_r}$;ε_r

分析:空气电容器的电容为 $C = \frac{\varepsilon_0 S}{d}$,充入煤油后电容为 $C' = \frac{\varepsilon_0 \varepsilon_r S}{d} = \varepsilon_r C$。

切断电源充煤油,电容器两极板所带电量不变,电容器储能为

$$W' = \frac{1}{2}\frac{Q^2}{C'} = \frac{1}{2}\frac{Q^2}{\varepsilon_r C} = \frac{W}{\varepsilon_r}$$

连接电源充煤油,电容器两极板间电势差不变,电容器储能为

$$W' = \frac{1}{2}C'U^2 = \frac{1}{2}\varepsilon_r CU^2 = \varepsilon_r W$$

四、简答题

1. **答:**(1)在电势不变的空间内,电势梯度为零,所以场强为零。(2)在电势为零处,电势梯度不一定为零,所以场强不一定为零。(3)场强为零处,电势梯度为零,电势不一定为零。

2. **答:**在匀强电场中,场强处处相等,因而各点的电势梯度相等。由于电势梯度的存在,除垂直于电场的平面上的各点以外,其他各点的电势不相等。

3. **答:**没有净电荷。因为在闭合曲面上的场强 E 处处为零,通过闭合曲面的电通量 $\boldsymbol{\Phi} = \oint_S \boldsymbol{E} \cdot \mathrm{d}\boldsymbol{S} = 0$,根据高斯定理,$\boldsymbol{\Phi} = \frac{\sum_{i=1}^{n} q}{\varepsilon_0} = 0$,即 $\sum_{i=1}^{n} q = 0$。

4. **答:**(1)导体内部的场强处处为零;(2)导体表面任意一点的场强方向与该点的表面垂直。

5. **答:**空腔导体放在静电场中,静电平衡时导体内和空腔中的场强处处为零,空腔内部放入带电物体不会受到外部电场的影响。将一带正电体放在金属空腔内,由于静电感应,在空腔内、外表面上分别出现等量异号电荷,外表面的电荷所产生电场会对外界产生影响。要防止腔内带电体对腔外物体有影响,可将外表面接地,从大地引来的电荷与外表

面上的感应电荷等量异号，引来的电荷正好同外表面上的原感应电荷中和，这样腔外的电场消失，从而实现空腔内部不受外电场影响，腔内带电体也不影响到腔外，即全屏蔽作用。

6. **答：**一些离子型非对称晶体的电介质（如石英、电气石、酒石酸钾钠、钛酸钡等）在机械力（拉力或者压力）作用下发生形变，产生极化的现象称为压电效应。压电效应产生的原因是当石英晶体放入电场中时，其分子会在外加电场作用下产生和外加电场方向相同取向的电偶极子，或者使原有的电偶极子按照外加电场方向发生转向，这样使得电介质中的原子核和核外电子之间发生相对位移，进而改变了它们处于原有平衡时所在位置，因此使电介质整体形变。

五、计算题

1. **解：**如图 6-8 所示，场强 E 是 q' 和 q'' 在 C 点产生的场强 E_1 和 E_2 的合场强

$$E_1 = \frac{1}{4\pi\varepsilon_0}\frac{q'}{AC^2} = 9.00\times 10^9 \times \frac{1.8\times 10^{-9}}{0.030^2} = 1.8\times 10^4\text{N/C}$$

$$E_2 = \frac{1}{4\pi\varepsilon_0}\frac{q''}{BC^2} = 9.00\times 10^9 \times \frac{-4.8\times 10^{-9}}{0.040^2} = -2.7\times 10^4\text{N/C}$$

$$E = \sqrt{E_1^2 + E_2^2} = \sqrt{(1.8\times 10^4)^2 + (-2.7\times 10^4)^2} = 3.2\times 10^4\text{N/C}$$

$$\text{tg}\theta = \frac{E_1}{E_2} = \frac{1.8\times 10^4}{2.7\times 10^4} = \frac{2}{3},\theta = 33.7°$$

2. **解：**(1) 如图 6-9 所示，取 P 点为坐标原点，x 轴水平向右为正方向。在 AB 上取长为 $\mathrm{d}x$，距 P 为 x 处的电荷元 $\mathrm{d}q$，$\mathrm{d}q=\lambda\mathrm{d}x$，它在 P 点产生的场强 $\mathrm{d}E_P = \frac{1}{4\pi\varepsilon_0}\frac{\lambda\mathrm{d}x}{x^2}$，则

$$E_P = \int \mathrm{d}E_P = \frac{\lambda}{4\pi\varepsilon_0}\int_{-(R+l)}^{-R}\frac{\mathrm{d}x}{x^2} = \frac{\lambda}{4\pi\varepsilon_0}\left(\frac{1}{R} - \frac{1}{R+l}\right)$$

$$E_P = 9.00\times 10^9 \times 5.0\times 10^{-9}\left(\frac{1}{5.0} - \frac{1}{5+15}\right)\times 10^2$$

$$E_P = 6.75\times 10^2\text{N/C}$$

方向沿 x 轴正方向。

(2) 如图 6-10 所示，取 AB 的中点 O 为原点建立直角坐标系，由于直导线的对称性，场强沿 x 轴的分量互相抵消，长为 $\mathrm{d}x$、距 O 为 x 的电荷元 $\mathrm{d}q$ 在 Q 点沿 y 轴方向的场强分量为

$$\mathrm{d}E_{Qy} = \frac{1}{4\pi\varepsilon_0}\frac{\lambda\mathrm{d}x}{r^2}\cos\theta = \frac{1}{4\pi\varepsilon_0}\frac{\lambda\mathrm{d}x}{r^2}\frac{R}{r}$$

$$\mathrm{d}E_{Qy} = \frac{1}{4\pi\varepsilon_0}\frac{\lambda R\mathrm{d}x}{(x^2+R^2)^{\frac{3}{2}}}$$

$$E_Q = \int \mathrm{d}E_{Qy} = \frac{\lambda R}{4\pi\varepsilon_0}\int_{-\frac{l}{2}}^{\frac{l}{2}} \frac{\mathrm{d}x}{(x^2+R^2)^{\frac{3}{2}}}$$

$$= \frac{2\lambda R}{4\pi\varepsilon_0}\int_0^{\frac{l}{2}} \frac{\mathrm{d}x}{(x^2+R^2)^{\frac{3}{2}}}$$

$$E_Q = \frac{\lambda R}{2\pi\varepsilon_0}\left[\frac{x}{R^2(x^2+R^2)^{\frac{1}{2}}}\right]_0^{\frac{l}{2}}$$

$$E_Q = \frac{\lambda l}{4\pi\varepsilon_0 R}\frac{1}{\left[\left(\frac{l}{2}\right)^2+R^2\right]^{\frac{1}{2}}}$$

$$= \frac{9.00\times10^9\times5.0\times10^{-9}\times15\times10^{-2}}{5.0\times10^{-2}\left[\left(\frac{15\times10^{-2}}{2}\right)^2+(5.0\times10^{-2})^2\right]^{\frac{1}{2}}}$$

$$E_Q = 1.5\times10^3\,\mathrm{N/C}$$

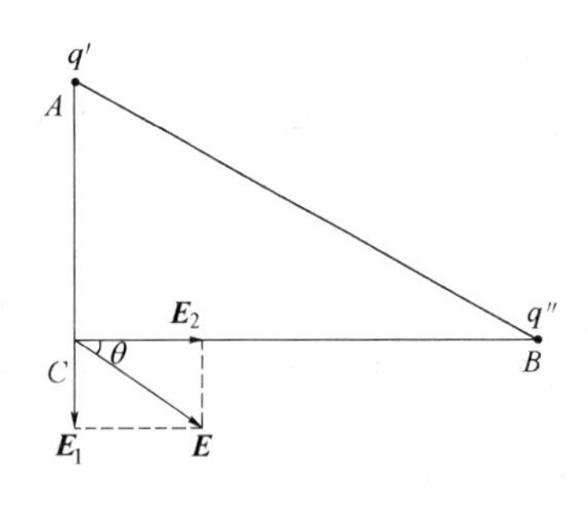

图 6-8

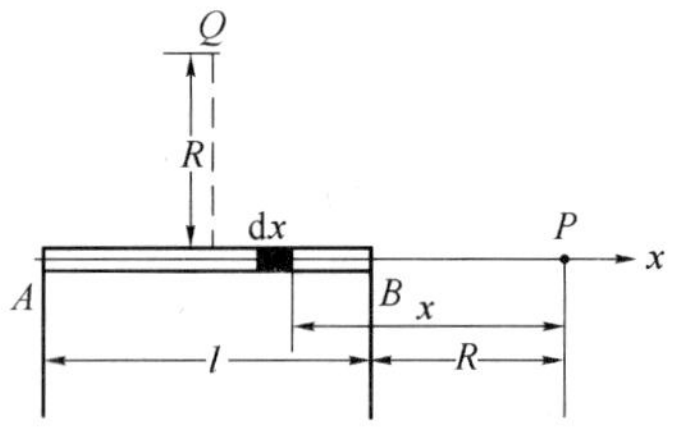

图 6-9

3. **解**:很大的带电平面板附近的场强为 $E=\dfrac{\sigma}{2\varepsilon_0}$,方向与带电平面垂直。小球受到水平方向的电场力 $F=Eq$,竖直向下的重力 mg 和细线的拉力 T 的作用而处于平衡状态。

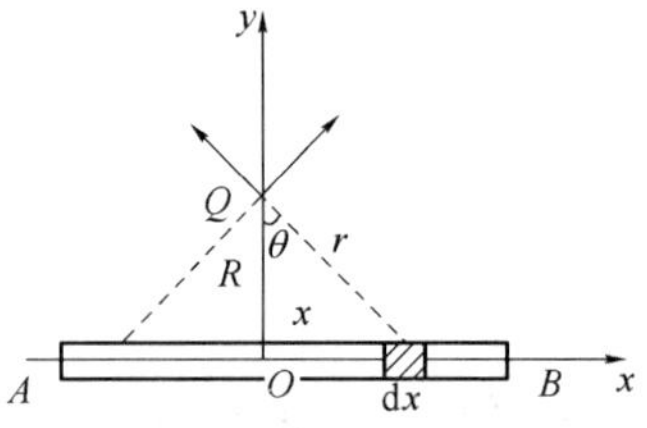

图 6-10

在竖直方向 $T\cos\theta = mg$ (1)

水平方向 $T\sin\theta = Eq$ (2)

$= \dfrac{\sigma}{2\varepsilon_0}$ E (3)

解方程组得 $\sigma = \dfrac{2\varepsilon_0 mg\mathrm{tg}30^\circ}{q}$

$$\sigma = \frac{2\times8.85\times10^{-12}\times1.0\times10^{-6}\times9.8\times\frac{\sqrt{3}}{3}}{1.0\times10^{-11}} = 1.0\times10^{-5}\,\mathrm{C/m^2}$$

4. **解**:(1)因为 $q_1 = q_2 = \frac{1}{3} \times 10^{-8}$C 和 A、B 两点的对称性位置,可知

$$V_A = V_B$$

所以

$$A = q_0 V_{AB} = q(V_A - V_B) = 0$$

(2)

$$A = q_0 V_{CD} = q(V_C - V_D)$$

$$A = q_0 \left(2 \times \frac{q_1}{4\pi\varepsilon_0 \frac{a}{2}} - 2 \times \frac{q_1}{4\pi\varepsilon_0 \sqrt{r^2 + \left(\frac{a}{2}\right)^2}} \right)$$

$$A = 4.0 \times 10^{-7}\text{J}$$

5. **解**:设 $\lambda > 0$,无限长直的薄壁金属圆管场强 E 的方向由管轴向外辐射,在离轴等距离处,E 的大小相等。如图 6-11 所示,做圆柱体为高斯面,由于该面的上、下底和场强方向平行,所以没有电通量。设圆柱体的总面积为 S,侧面积为 S'。

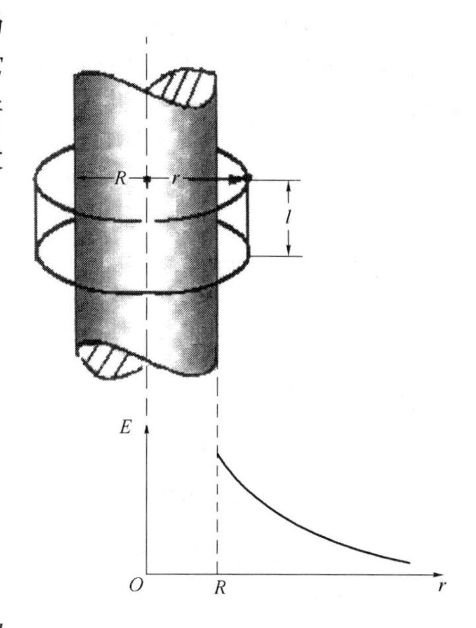

图 6-11

(1)$r < R$ 时,即圆管内的情况

由高斯定理

$$\Phi = \oint\!\!\!\oint_S \boldsymbol{E}_1 \cdot \text{d}\boldsymbol{S} = \iint_{S'} \boldsymbol{E}_1 \cdot \text{d}\boldsymbol{S} = E_1 2\pi r l$$

$$\Phi = \oint\!\!\!\oint_S \boldsymbol{E}_1 \cdot \text{d}\boldsymbol{S} = \frac{\sum q_i}{\varepsilon_0} = 0$$

$$E_1 = 0$$

(2)$r > R$ 时,即圆管外的情况

$$\Phi = \oint\!\!\!\oint_S \boldsymbol{E}_2 \cdot \text{d}\boldsymbol{S} = \iint_{S'} \boldsymbol{E}_2 \cdot \text{d}\boldsymbol{S} = E_2 2\pi r l$$

$$\Phi = \frac{\sum q_i}{\varepsilon_0} = \frac{\lambda l}{\varepsilon_0}$$

$$E_2 = \frac{\lambda}{2\pi\varepsilon_0 r}$$

E_2 与 r 成反比,E-r 曲线如图 6-11 所示。

6. **解**:由于均匀带电球面的电荷分布具有球对称性,所以场强分布是球对称的,即和带电球面同心的同一球面上各点的场强大小相等,场强的方向总是沿着球的半径方向。可利用高斯定理计算场强,设 $\sigma > 0$。

(1)球面外的场强($r > R$):如图 6-12 所示,在球面外任取一点 A,以球心 O 到 A 的距离 r_2 为半径,做球体的同心球面为高斯面,该高斯面内所包围的电荷电量为 $q = 4\pi R^2 \sigma$。通过高斯面的电通量为

$$\Phi = \oiint_S \boldsymbol{E}_A \cdot \mathrm{d}\boldsymbol{S} = E_A \oiint_S \mathrm{d}S = E_A 4\pi r_2^2$$

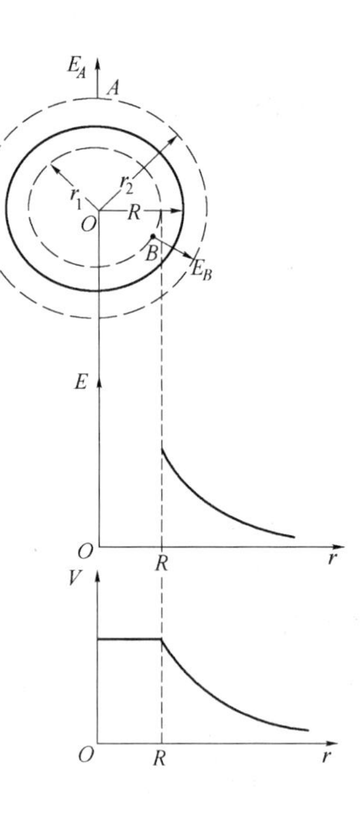

图 6-12

根据高斯定理,可得

$$E_A 4\pi r_2^2 = \frac{\sum q}{\varepsilon_0} = \frac{4\pi R^2 \sigma}{\varepsilon_0}$$

$$E_A = \frac{\sigma R^2}{\varepsilon_0 r_2^2}$$

(2)球内场强分布($r<R$):如图 6-12 所示,在球内任取一点 B,以 B 到球心 O 的距离 r_1 为半径,做一与球面同心的球形高斯面。该高斯面所包围的电荷为 $q=0$,通过高斯面的电通量为

$$\Phi = \oiint_S \boldsymbol{E}_B \cdot \mathrm{d}\boldsymbol{S} = E_B \oiint_S \mathrm{d}S = E_B 4\pi r_1^2$$

根据高斯定理,可得

$$\Phi = E_B 4\pi r_1^2 = \frac{\sum q}{\varepsilon_0} = 0$$

所以

$$E_B = 0$$

球面外任意一点 A 的电势($r>R$):

由(1)可知球面外任意点的场强 $E = \dfrac{\sigma R^2}{\varepsilon_0 r^2}$,所以有

$$V_A = \int_A^\infty E\mathrm{d}r = \int_r^\infty \frac{\sigma R^2}{\varepsilon_0^2 r}\mathrm{d}r = \frac{\sigma R^2}{\varepsilon_0 r}$$

球面内任意一点 B 的电势($r<R$):

$$V_B = \int_B^\infty E\mathrm{d}r = \int_r^R 0\mathrm{d}r + \int_R^\infty \frac{\sigma R^2}{\varepsilon_0 r^2}\mathrm{d}r = \frac{\sigma R}{\varepsilon_0}$$

均匀带电球体的场强、电势分布情况如图 6-12 所示的 E-r 和 V-r 曲线所示。

7. **解**:设 $\rho>0$。由于对称性,“无限长”直圆柱场强 $\boldsymbol{E}$ 的方向由圆柱体的轴向外辐射,在离轴等距离处,$\boldsymbol{E}$ 的大小相等。如图 6-13 所示,做圆柱体为高斯面,由于该面的上、下底和场强方向平行,所以没有电通量。设圆柱体的总面积为 S,其侧面积为 S'。

(1)$r<R$ 时,即圆柱体内的情况

由高斯定理得

$$\Phi = \oiint_S \boldsymbol{E}_1 \cdot \mathrm{d}\boldsymbol{S} = \iint_{S'} \boldsymbol{E}_1 \cdot \mathrm{d}\boldsymbol{S} = E_1 2\pi r l$$

$$\Phi = \oiint_S \boldsymbol{E}_1 \cdot d\boldsymbol{S} = \frac{\sum q_i}{\varepsilon_0} = \frac{\rho \pi r^2 l}{\varepsilon_0}$$

$$E_1 = \frac{\rho r}{2\varepsilon_0}$$

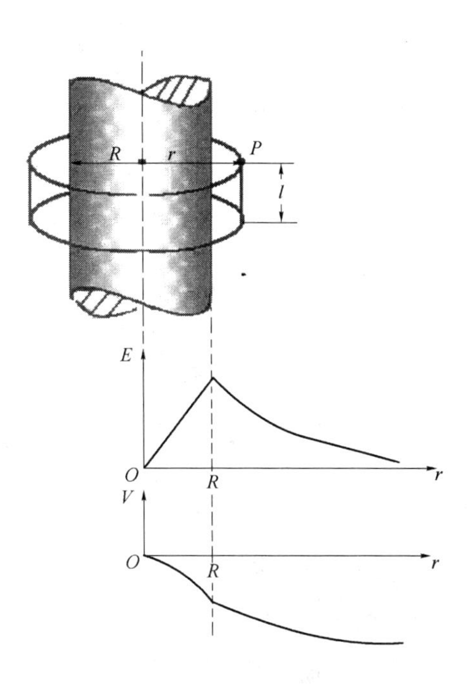

图 6-13

(2) $r > R$ 时，即圆柱体外的情况

$$\Phi = \oiint_S \boldsymbol{E}_2 \cdot d\boldsymbol{S} = \iint_{S'} \boldsymbol{E}_2 \cdot d\boldsymbol{S} = E_2 2\pi r l$$

$$\Phi = \frac{\sum q_i}{\varepsilon_0} = \frac{\rho \pi R^2 l}{\varepsilon_0}$$

$$E_2 = \frac{\rho R^2}{2\varepsilon_0 r}$$

圆柱体内任意一点 A 的电势 $(r < R)$：

$$V_A = \int_r^0 E dr = -\int_0^r E dr = -\int_0^r \frac{\rho r}{2\varepsilon_0} dr = -\frac{\rho r^2}{4\varepsilon_0}$$

圆柱体外任意一点 B 的电势 $(r > R)$：

$$V_B = -\int_0^r E dr = -\int_0^R E dr - \int_R^r E dr$$

$$= -\int_0^R \frac{\rho r}{2\varepsilon_0} dr - \int_R^r \frac{\rho R^2}{2\varepsilon_0 r} dr$$

$$V_B = -\frac{\rho R^2}{4\varepsilon_0}\left(2\ln \frac{r}{R} + 1\right)$$

场强、电势分布情况如图 6-13 所示的 E-r 和 V-r 曲线所示。

8. **解**：(1) 平行板电容器两极板接电源的情况：

充入电介质前的电量 $Q = CU$；场强 $E = \frac{U}{d}$

充入电介质后的电量 $Q' = C'U = \varepsilon_r CU = \varepsilon_r Q$；场强 $E' = \frac{U}{d}$

即 $$\frac{Q'}{Q} = \varepsilon_r; E' = E$$

(2) 充电后切断电源再填满该电介质的情况：

电容器所带电量不变，即 $Q'' = Q$

充入电介质前的场强 $E = \frac{U}{d}$，电压 $U = \frac{Q}{C}$。

充电后切断电源再填满该电介质时的场强：

$$E'' = \frac{U''}{d} = \frac{Q}{C'd} = \frac{Q}{\varepsilon_r Cd} = \frac{U}{\varepsilon_r d} = \frac{1}{\varepsilon_r}E$$

电压 $$U'' = \frac{Q}{C'} = \frac{Q}{\varepsilon_r C} = \frac{1}{\varepsilon_r}U$$

场强与电压均减少为原来的$\frac{1}{\varepsilon_r}$倍。

9. **解:**(1) $$Q = CU = 100 \times 10^{-12} \times 50 = 5.0 \times 10^{-9}\text{C}$$

$$E = \frac{E_0}{\varepsilon_r} = \frac{\frac{U}{d}}{\varepsilon_r} = \frac{UC}{\varepsilon_r \varepsilon_0 S} = \frac{Q}{\varepsilon_r \varepsilon_0 S}$$

$$= \frac{5.0 \times 10^{-9}}{6.4 \times 8.85 \times 10^{-12} \times 100 \times 10^{-4}}$$

$$E = 8.8 \times 10^3 \text{N/C}$$

(2) $Q = 5.0 \times 10^{-9}\text{C}$

(3)求极化电荷 Q'

云母中的场强 $E = \frac{E_0}{\varepsilon_r}$,所以有

$$E' = E_0 - E = E_0\left(1 - \frac{1}{\varepsilon_r}\right)$$

因为 $E_0 = \frac{\sigma}{\varepsilon_0}, E' = \frac{\sigma'}{\varepsilon_0}$, 代入上式得

$$\sigma' = \sigma\left(1 - \frac{1}{\varepsilon_r}\right)$$

$$Q' = S\sigma' = S\sigma\left(1 - \frac{1}{\varepsilon_r}\right) = Q\left(1 - \frac{1}{\varepsilon_r}\right)$$

$$Q' = 5.0 \times 10^{-9}\left(1 - \frac{1}{6.4}\right) = 4.2 \times 10^{-9}\text{C}$$

10. **解:**两空气电容器充电后的总能量为 $W = 2 \times \frac{1}{2}CU^2 = CU^2$,一个电容浸入相对电容率为2.0的火油后与另一个电容器并联起来,其总电容为 $C' = \varepsilon_r C + C = 3C$,总电量为 $Q = 2CU$。

所以总能量为

$$W' = \frac{1}{2}\frac{Q^2}{C'} = \frac{1}{2}\frac{(2CU)^2}{3C} = \frac{2}{3}CU^2$$

电场减少的能量为

$$\Delta W = W - W' = CU^2 - \frac{2}{3}CU^2 = \frac{1}{3}CU^2 = \frac{1}{3} \times 8.0 \times 10^{-6} \times 900^2 = 2.16\text{J}$$

第七章　恒定电流与电路

习　　题

一、单选题

1. 当伏特计连接到电动势为 1.5V 的电池两极上时，伏特计读数应为（　）

A. 大于 1.5V　　B. 等于 1.5V　　C. 小于 1.5V　　D. 0V

2. 一蓄电池的电动势为 12V，内阻为 0.1Ω，另一电池以 10A 的电流给它充电，在 10 秒内搬运到这个电池上的电荷是（　）

A. 1C　　B. 10 C　　C. 100 C　　D. 1000 C

3. 一蓄电池的电动势为 12V，内阻为 0.1Ω，另一电池以 10A 的电流给它充电，被充电池的端电压是（　）

A. 0V　　B. 11V　　C. 12V　　D. 13V

4. 如图 7-1 所示，a、b 两点的电势差为（　）

A. －6V　　B. 4V　　C. －4V　　D. －2V

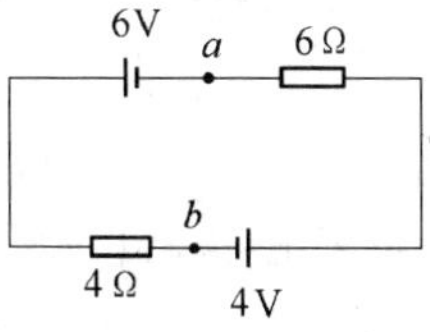

图 7-1 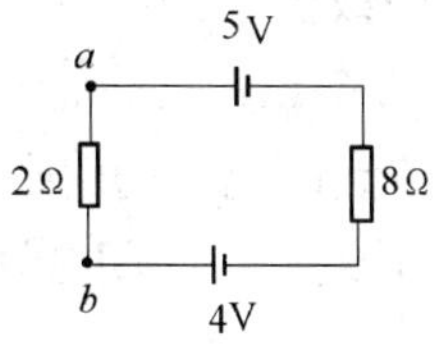　　图 7-2 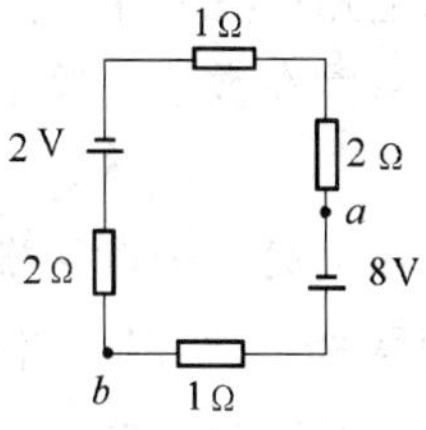　　图 7-3

5. 如图 7-2 所示，a、b 两点的电势差为（　）

A. －0.2V　　B. 0.25V　　C. 0.2V　　D. 3.6V

6. 如图 7-3 所示，a、b 两点的电势差为（　）

A. －8V　　B. 8V　　C. 7V　　D. －7V

7. 如图 7-4 所示，流过 R_3 的电流强度为（　）

A. 2mA　　B. 3mA　　C. 4mA　　D. 0mA

8. 如图 7-5 所示，流过 R_1 的电流强度为（　）

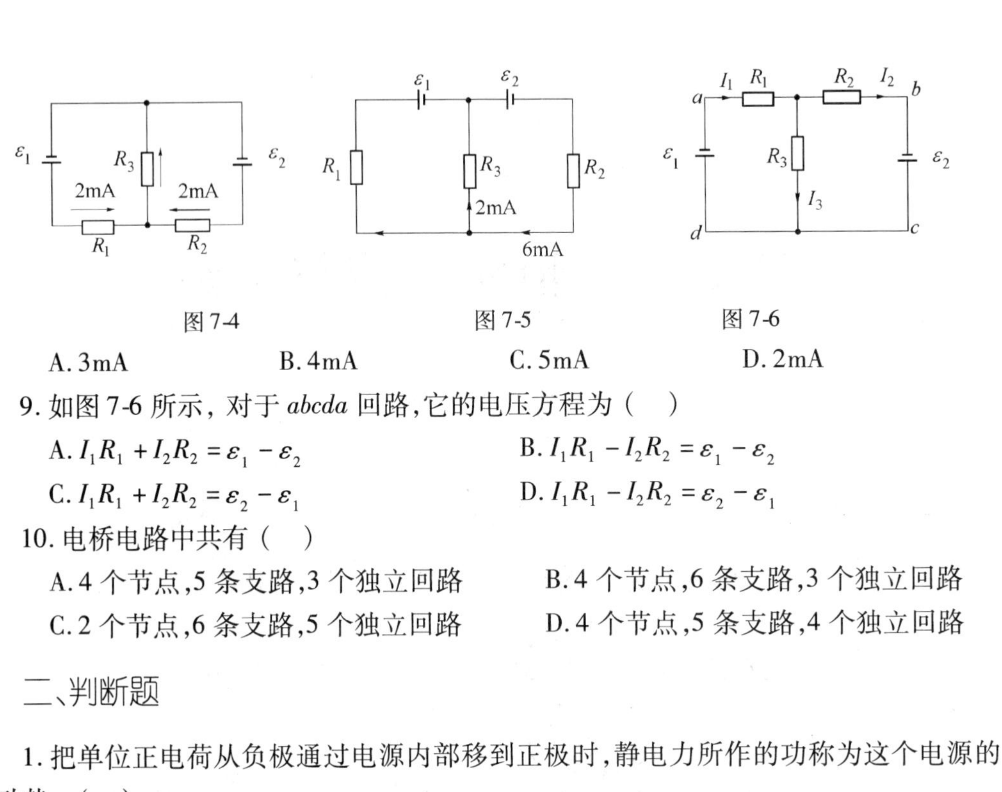

图 7-4　　图 7-5　　图 7-6

A. 3mA　　B. 4mA　　C. 5mA　　D. 2mA

9. 如图 7-6 所示，对于 *abcda* 回路,它的电压方程为（　）

A. $I_1R_1+I_2R_2=\varepsilon_1-\varepsilon_2$　　B. $I_1R_1-I_2R_2=\varepsilon_1-\varepsilon_2$

C. $I_1R_1+I_2R_2=\varepsilon_2-\varepsilon_1$　　D. $I_1R_1-I_2R_2=\varepsilon_2-\varepsilon_1$

10. 电桥电路中共有（　）

A. 4 个节点,5 条支路,3 个独立回路　　B. 4 个节点,6 条支路,3 个独立回路

C. 2 个节点,6 条支路,5 个独立回路　　D. 4 个节点,5 条支路,4 个独立回路

二、判断题

1. 把单位正电荷从负极通过电源内部移到正极时,静电力所作的功称为这个电源的电动势。（　）

2. 电流密度的数值等于通过导体某点任意截面的电流强度。（　）

3. 稳恒电流是指电流场不随时间发生改变,也就是说电荷的分布不随时间发生改变。（　）

4. 稳恒电流的条件表明,电流线连续地穿过闭合曲面所包围的体积。（　）

5. 如果电路中有 n 个节点,则可列出 $n+1$ 个独立的节点方程。（　）

6. 电流密度在数值上等于导体中载流子的数密度 n,所带电量 Ze 和平均漂移速度 $\bar{v}$ 三者之和。（　）

7. 基尔霍夫第一定律是指汇入节点的电流的代数和为零。（　）

8. 当把两种金属在同样的温度下组成一个闭合回路时,回路中接触电势差的代数和为零。所以没有电流产生。（　）

三、填空题

1. 电荷的________流动形成电流。

2. 产生电流的条件有两个:第一个是________,第二个是________。

3. 我们把单位时间内通过导体横截面的电量称为________。

4. 电流密度是一个矢量,这矢量在导体中各点的方向代表该点________的方向。

5. 稳恒电流的条件说明:从一闭合曲面一侧________的电量等于从另一侧________的电量。

6. 在复杂含源电路中任意两点的电势差等于这两点间所有电阻的电势降落的代数和

$\sum I_iR_i$，加上所有电源电势降落的代数和$\sum \varepsilon_i$，这就是________________。

7. 如果复杂电路中有 n 个节点，则可列出____________个独立的节点电流方程。这些独立的节点电流方程被称为基尔霍夫第一方程组，我们通常将基尔霍夫第一定律表示为________________。

8. 基尔霍夫第一定律的内容是：____________________。

9. 基尔霍夫第二定律的内容是：____________________。

10. 当两种不同的金属相互接触时，两种金属的接触面处出现了等量异号电荷，因而在接触的表面处产生了电势差，这种由于不同金属接触时形成的电势差称为____________。

四、简答题

1. 截面相同的钨丝和铝丝串联接在一电源上，问：

(1) 通过钨丝和铝丝内的电流强度是否相同？

(2) 通过钨丝和铝丝内的电流密度是否相同？

(3) 通过钨丝和铝丝内的电场强度是否相同？

2. 两根截面不同但材料相同的导线串联起来，两端加上一定的电势差，问：

(1) 通过细导线和粗导线内的电流强度是否相同？

(2) 通过细导线和粗导线内的电流密度是否相同？

(3) 通过细导线和粗导线内的电场强度是否相同？

3. 电流的恒定条件是什么？

4. 基尔霍夫第一定律和基尔霍夫第二定律的理论根据分别是什么？

5. 电势与电动势的单位都是伏特，但它们有何本质上的区别？

6. 电源的电动势和端电压有何区别？两者在什么情况下才相等？

7. 温差电动势是如何产生的？

五、计算题

1. 在一个横截面积为 $2.4\times10^{-6}\text{m}^2$ 的铜导线中，通有 4.5A 的电流，设铜导线中的自由电子数密度为 $8.5\times10^{28}\text{m}^{-3}$，求电子的平均漂移速度。

2. 给一蓄电池充电，当充电电流为 3A 时，路端电压为 2.06V，该蓄电池放电时，放电电流为 2A，路端电压为 1.96V，求这个蓄电池的电动势和内阻。

3. 在图 7-7 中，$\varepsilon_1=24\text{V}$，$r_1=2\Omega$，$\varepsilon_2=6\text{V}$，$r_2=1\Omega$，$R_1=2\Omega$，$R_2=1\Omega$，$R_3=3\Omega$，求：

(1) a、b、c、d 各点的电位；

(2) 两个电池的端电压。

4. 在图 7-8 中，$\varepsilon_1=12\text{V}$，$\varepsilon_2=\varepsilon_3=6\text{V}$，$R_1=R_2=R_3=3\Omega$，电源的内阻不计，求 U_{ab}、U_{ac}、U_{bc}、U_{ad}。

5. 如图 7-9 所示，$\varepsilon_1=12\text{V}$，$\varepsilon_1=10\text{V}$，$\varepsilon_3=8\text{V}$，$r_1=r_2=r_3=1\Omega$，$R_1=R_2=R_3=R_4=R_5=2\Omega$，求 U_{ab}、U_{ac}、U_{bc}

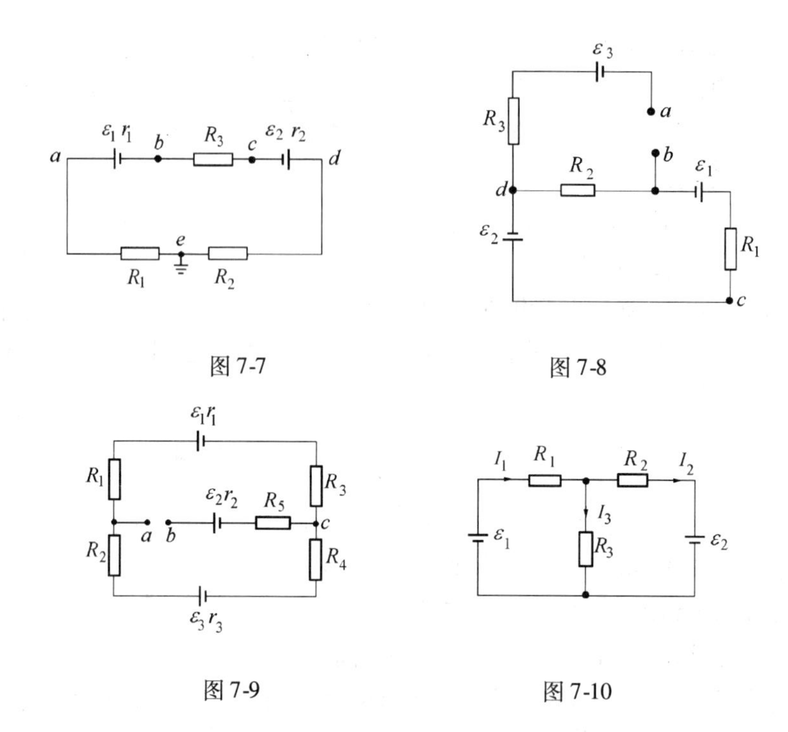

图 7-7

图 7-8

图 7-9

图 7-10

6. 如图 7-10 所示，$\varepsilon_1 = 1.5\mathrm{V}$，$\varepsilon_2 = 1\mathrm{V}$，$R_1 = 5\Omega$，$R_2 = 80\Omega$，$R_3 = 10\Omega$，电源内阻不计，求 R_3 上的电流大小。

7. 在图 7-11 中，已知 $\varepsilon_1 = 10\mathrm{V}$，$\varepsilon_2 = 8\mathrm{V}$，$\varepsilon_3 = 6\mathrm{V}$，$R_1 = R_2 = R_3 = 2\Omega$，求：

(1) 各支路电流；

(2) A、B 两点的电势差。

8. 在图 7-12 中，已知 $\varepsilon_1 = 2\mathrm{V}$，$\varepsilon_2 = \varepsilon_3 = 4\mathrm{V}$，$R_1 = R_3 = 1\Omega$，$R_2 = 2\Omega$，$R_4 = R_5 = 3\Omega$，求：

(1) 各支路电流；

(2) A、B 两点的电势差。

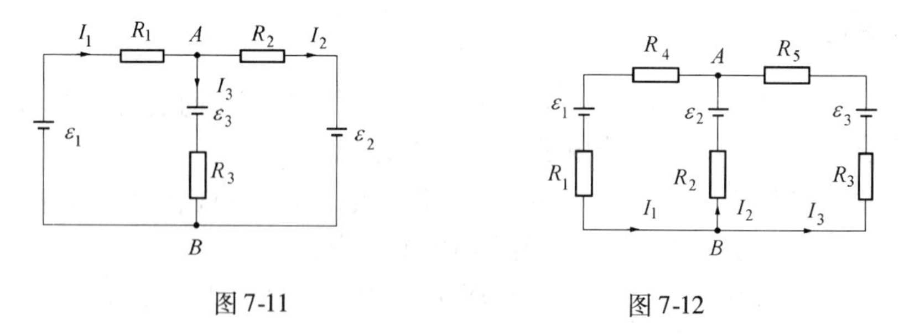

图 7-11

图 7-12

9. 如图 7-13 所示，$\varepsilon_1 = 12\mathrm{V}$，$\varepsilon_2 = 6\mathrm{V}$，$r_1 = r_2 = R_1 = R_2 = 1\Omega$，通过 R_3 的电流 $I_3 = 3\mathrm{A}$，方向如图所示。求：

(1) 通过 R_1、R_2 上的电流大小；

(2) R_3 的大小。

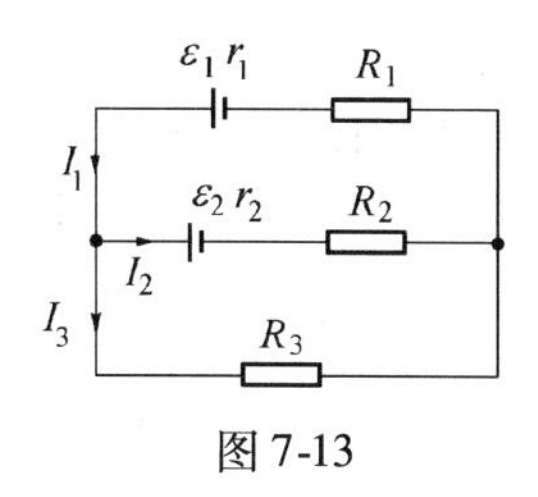

图 7-13

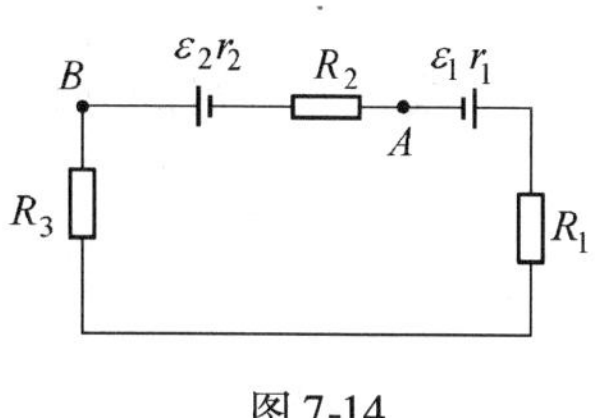

图 7-14

10. 如图 7-14 所示，$\varepsilon_1=6\text{V}$，$\varepsilon_2=4\text{V}$，$R_1=1\Omega$，$R_2=2\Omega$，$R_3=3\Omega$，$r_1=r_2=1\Omega$，求：

(1)电路中的电流；

(2)A、B 两点的电势差。

11. 如图 7-15 所示，已知 $\varepsilon_2=12\text{V}$，$\varepsilon_3=4\text{V}$，$R_1=2\Omega$，$R_2=4\Omega$，$R_3=6\Omega$，通过 R_1 上的电流 $I_1=0.5\text{A}$，求：

(1)I_2 及 I_3 各为多少；

(2)ε_1 为多少？

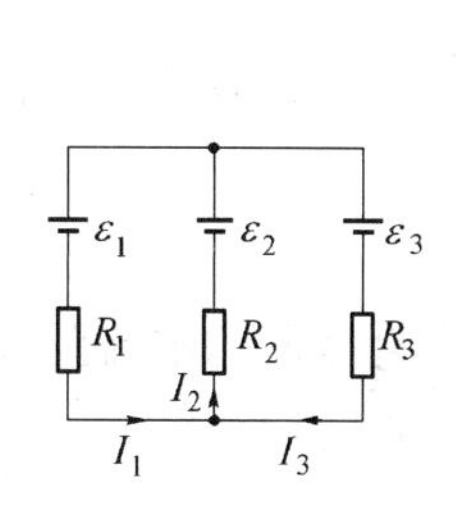

图 7-15

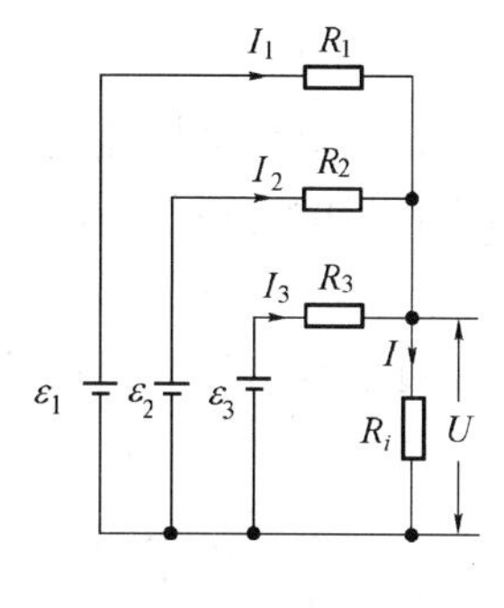

图 7-16

12. 如图 7-16 所示，试证明当 $R_1=R_2=R_3=R_i$ 时，R_i 两端的电势差 $U=\frac{1}{4}(\varepsilon_1+\varepsilon_2+\varepsilon_3)$。

13. 在一个 RC 充电电路中，直流电源的电动势 $\varepsilon=10\text{V}$，$R=1000\Omega$，$C=500\mu\text{F}$，求电路的时间常数 τ 和充电时间为 $t=4\tau$ 时，电容器极板间的电压。

14. 将电容量为 $C=300\mu\text{F}$，极板间电压为 20V 的电容器接到 $R=1000\Omega$ 的电路上放电，经过一段时间，当电容器上的电压为 0.3V 时，求放电时间。

参考答案

一、选择题

1. C

2. C

分析：$q=\int_0^{10} I\mathrm{d}t=10\times10=100\text{C}$

3. D

分析:根据一段含源电路的欧姆定律可知 $U = \varepsilon + IR = 12 + 1 = 13\text{V}$

4. D

5. C

6. D

7. C

分析:根据基尔霍夫第一定律,即流入节点的电流之和等于流出节点的电流之和。

8. B

9. C

分析:根据基尔霍夫第二定律即沿闭合回路绕行一周,电势降落的代数和为零。

10. B

二、判断题

1. ×

分析:把单位正电荷从负极通过电源内部移到正极时,非静电力所作的功称为这个电源的电动势,而不是静电力所作的功。

2. ×

分析:电流密度的数值等于通过导体某点单位垂直截面的电流强度。

3. √

4. √

5. ×

分析:如果电路中有 n 个节点,则可列出 $n-1$ 个独立的节点方程。

6. ×

分析:电流密度在数值上等于导体中的载流子的数密度 n,所带电量 Ze 和平均漂移速度 $\bar{v}$ 三者的乘积。

7. √

8. √

三、填空题

1. 定向
2. 存在可以自由移动的电荷;存在电场
3. 电流强度
4. 电场强度或电流
5. 流入;流出
6. 一段含源电路的欧姆定律
7. $n-1$;$\sum I_i = 0$
8. 流入节点的电流之和等于流出节点的电流之和

9. 沿闭合回路环绕一周，回路中电势降落的代数和等于零

10. 接触电势差

四、简答题

1. **答：**截面相同的钨丝和铝丝串联接在一电源上，则

(1)通过钨丝和铝丝内的电流强度相同。

(2)通过钨丝和铝丝内的电流密度相同。

(3)通过钨丝和铝丝内的电场强度相同。

2. **答：**两根截面不同但材料相同的导线串联起来，两端加上一定的电势差，则

(1)通过细导线和粗导线内的电流强度相同。

(2)通过细导线和粗导线内的电流密度不相同。

(3)通过细导线和粗导线内的电场强度不相同。

3. **答：**电流的恒定条件是导体中各点电流密度的大小和方向都不随时间发生变化，也就是电流连续地穿过任意一闭合曲面，即$\oint_S \boldsymbol{j} \cdot d\boldsymbol{S} = 0$

4. **答：**基尔霍夫第一定律和基尔霍夫第二定律的理论根据分别是电流的恒定条件和稳恒电场的环路定理。

5. **答：**电动势和电势的单位都是伏特，但它们是两个性质完全不同的物理量，电动势是和非静电力作功相联系，而电势是和静电力作功相联系。

6. **答：**电源电动势完全取决于电源本身的性质，它反映了电源内部非静电力作功的大小，而端电压是指电动势两端的电势差，所以电动势的数值一般大于端电压的数值。当电源内阻为零，或无电流流过电源时，端电压与电动势的值相等。

7. **答：**当把两种金属组成一个闭合回路时，如果使两种金属的两个接触面处具有不同的温度，则闭合回路中将有电流产生，也就是说回路中产生了电动势，这种电动势是由于两个接触面处的温度不一样而引起的，因此称它为温差电动势。

五、计算题

1. **解：**$\because j = ne\bar{v} = \dfrac{I}{S}$

$$\therefore \bar{v} = \frac{I}{Sne} = \frac{4.5}{2.4 \times 10^{-6} \times 1.6 \times 10^{-19} \times 8.5 \times 10^{28}} = 1.4 \times 10^{-4}\text{m/s}$$

即电子的平均漂移速度 $\bar{v} = 1.4 \times 10^{-4}\text{m/s}$

2. **解：**$\because U_1 = 2.06 = \varepsilon + I_1 r = \varepsilon + 3r \quad (1)$

$U_2 = 1.96 = \varepsilon - I_2 r = \varepsilon - 2r \quad (2)$

由式(1)和式(2)可解出

$\varepsilon = 2\text{V} \qquad r = 0.02\Omega$。

即这个蓄电池的电动势 2V；内阻为 0.02Ω。

3. **解：**设电流强度为 I，则

$$I=\frac{\varepsilon_1-\varepsilon_2}{r_1+r_2+R_1+R_2+R_3}=\frac{24-6}{2+1+2+1+3}=2\text{A}$$

a 点的电位 $U_a=IR_1=2\times2=4\text{V}$

b 点的电位 $U_b=-\varepsilon_1+I(r_1+R_1)=-16\text{V}$

c 点的电位 $U_c=-\varepsilon_1+I(R_3+r_1+R_1)=-10\text{V}$

d 点的电位 $U_d=-IR_2=-2\text{V}$

两个电池的端电压分别是

$U_{ab}=U_a-U_b=20\text{V}$

$U_{dc}=U_d-U_c=8\text{V}$

4. **解**:$\because$ $I=\frac{\varepsilon_1-\varepsilon_2}{R_1+R_2}=\frac{12-6}{3+3}=1\text{A}$ 　　所以可得

$U_{ab}=-\varepsilon_3+IR_2=-6+3=-3\text{V}$

$U_{ac}=-\varepsilon_3-\varepsilon_2=-6-6=-12\text{V}$

$U_{bc}=-\varepsilon_1+IR_1=-12+3=-9\text{V}$

$U_{ad}=-\varepsilon_3=-6\text{V}$

5. **解**:$\because$ $I=\frac{\varepsilon_1-\varepsilon_3}{R_1+R_2+R_3+R_4+r_1+r_3}=\frac{12-8}{2+2+2+2+1+1}=0.4\text{A}$

所以,$U_{ab}=IR_2+\varepsilon_3+Ir_3+IR_4-\varepsilon_2=0\text{V}$

$U_{ac}=IR_2+\varepsilon_3+Ir_3+IR_4=10\text{V}$

$U_{bc}=\varepsilon_2=10\text{V}$

6. **解**:如图所示,设通过 R_1 上的电流为 I_1,R_2 上的电流为 I_2,R_3 上的电流为 I_3,根据基尔霍夫定律则有

$$I_1=I_2+I_3 \qquad (1)$$

$$I_1R_1+I_3R_3-\varepsilon_1=0 \qquad (2)$$

$$I_2R_2+\varepsilon_2-I_3R_3=0 \qquad (3)$$

解方程组可得通过 R_3 上的电流为

$I_3=0.1\text{A}$

7. **解**:如图所示,设通过 R_1 上的电流为 I_1,R_2 上的电流为 I_2,R_3 上的电流为 I_3,根据基尔霍夫定律则有

$$I_1=I_2+I_3 \qquad (1)$$

$$I_1R_1+I_3R_3+\varepsilon_3-\varepsilon_1=0 \qquad (2)$$

$$I_2R_2+\varepsilon_2-I_3R_3-\varepsilon_3=0 \qquad (3)$$

解方程组可得

$I_1=1\text{A}$ 　　$I_2=0\text{A}$ 　　$I_3=1\text{A}$

A、B 两端的电势差为

$U_{AB}=\varepsilon_3+I_3R_3=8\text{V}$

8. **解**:如图所示,设通过 R_1 上的电流为 I_1,R_2 上的电流为 I_2,R_3 上的电流为 I_3,根据

基尔霍夫定律则有

$$I_1 = I_2 + I_3 \quad (1)$$

$$I_1R_1 + I_1R_4 + \varepsilon_1 + I_2R_2 - \varepsilon_2 = 0 \quad (2)$$

$$I_2R_2 - \varepsilon_2 - I_3R_5 + \varepsilon_3 - I_3R_3 = 0 \quad (3)$$

解方程组可得

$$I_1 = \frac{3}{8}\text{A} \qquad I_2 = \frac{1}{4}\text{A} \qquad I_3 = \frac{1}{8}\text{A}$$

A、B 两点的电势差为

$$U_{AB} = \varepsilon_2 - I_2R_2 = 3.5\text{V}$$

9. **解**:如图所示,设通过 R_1 上的电流为 I_1,R_2 上的电流为 I_2,R_3 上的电流为 I_3,根据基尔霍夫定律则有

$$I_1 = I_2 + I_3 \quad (1)$$

$$I_1(R_1 + r_1) - \varepsilon_1 + I_2(R_2 + r_2) + \varepsilon_2 = 0 \quad (2)$$

$$I_2(R_2 + r_2) + \varepsilon_2 - I_3R_3 = 0 \quad (3)$$

解方程组可得

$$I_1 = 3\text{A} \qquad I_2 = 0\text{A} \qquad R_3 = 2\Omega$$

10. **解**:电流强度为

$$\because I = \frac{\varepsilon_1 - \varepsilon_3}{R_1 + R_2 + R_3 + r_1 + r_2} = \frac{6-4}{1+2+3+1+1} = 0.25\text{A}$$

A、B 两点的电势差为

$$U_{AB} = -I(R_2 + r_2) - \varepsilon_2 = -4.75\text{V}$$

11. **解**:由基尔霍夫定律可得

$$I_1 + I_3 = I_2 \quad (1)$$

$$I_1R_1 + I_2R_2 - \varepsilon_2 + \varepsilon_1 = 0 \quad (2)$$

$$I_2R_2 - \varepsilon_2 + \varepsilon_3 + I_3R_3 = 0 \quad (3)$$

解方程组可得通过 R_3 上的电流为

$$I_2 = 1.1\text{A} \qquad I_3 = 0.6\text{A} \qquad \varepsilon_1 = 6.6\text{V}$$

12. **证明**:如图所示,设通过 R_1 上的电流为 I_1,R_2 上的电流为 I_2,R_3 上的电流为 I_3,根据基尔霍夫定律则有

$$I = I_1 + I_2 + I_3 \quad (1)$$

$$I_1R_1 - \varepsilon_1 + IR_i = 0 \quad (2)$$

$$I_2R_2 - \varepsilon_2 + IR_i = 0 \quad (3)$$

$$I_3R_3 - \varepsilon_3 + IR_i = 0 \quad (4)$$

将方程(2)、(3)、(4)相加得

$$I_1R_1 + I_2R_2 + I_3R_3 + 3IR_i = \varepsilon_1 + \varepsilon_2 + \varepsilon_3$$

考虑到方程(1)及 $R_1 = R_2 = R_3 = R_i$ 和 $U = IR_i$,则可得

$$U = \frac{1}{4}(\varepsilon_1 + \varepsilon_2 + \varepsilon_3)$$

13. **解:**由 $\tau = RC$ 得

$$\tau = 1000 \times 500 \times 10^{-6} = 0.5\text{s}$$

由 $u_c = \varepsilon(1 - e^{-\frac{t}{RC}})$得

$$u_s = 10 \times (1 - e^{-\frac{4 \times 5.0}{1000 \times 500 \times 10^{-6}}}) = 10 \times (1 - e^{-4}) \approx 9.8\text{V}$$

14. **解:**由 $u_c = \varepsilon e^{-\frac{t}{RC}}$得

$$0.3 = 20e^{-\frac{t}{1000 \times 300 \times 10^{-6}}}$$

$$0.015 = e^{-\frac{t}{0.3}}$$

$$t = \ln \frac{1}{0.015} \times 0.3 \approx 1.3\text{s}$$

第八章 恒定磁场

习 题

一、单选题

1. 空间某点磁感应强度 B 的方向,可以用下述哪一说法来定义( )

A. 在该点运动电荷不受力的方向

B. 在该点运动电荷受磁场力最大的方向

C. 在该点正电荷所受最大磁场力与电荷运动速度矢量积的方向

D. 在该点小磁针北极 S 所指的方向

2. 下列叙述不正确的是( )

A. 一根给定的磁感应线上各点 B 的大小一定相等

B. 一根给定的磁感应线上各点 B 的方向不一定相等

C. 匀强磁场内的磁感应线是一组平行直线

D. 载流长直导线周围的磁感应线是一组同心圆环

3. 一电荷放置在行驶的列车上,相对地面来说,产生电场和磁场的情况是( )

A. 只产生电场

B. 只产生磁场

C. 既产生电场,又产生磁场

D. 既不产生电场,又不产生磁场

4. 下列说法正确的是( )

A. 均匀磁场 B 的磁感应线是平行线族

B. 磁感应线与电流方向相互服从右手螺旋法则

C. 一根磁感应线上各点 B 的大小相等

D. 一根磁感应线上各点 B 的方向相同

5. 如图 8-1 所示,在无限长载流直导线附近作一球形闭合曲面 S,当面 S 向长直导线靠近时,穿过面 S 的磁通量 ϕ 和面上各点的磁感应强度 B 将如何变化( )

A. ϕ 增大,B 也增大　　　　B. ϕ 不变,B 也不变

C. ϕ 增大,B 不变　　　　D. ϕ 不变,B 增大

6. 如图 8-2 所示,图中标出的 M、N 两点的 B 的大小关系为( )

A. $B_M > B_N$　　　　B. $B_M = B_N$

C. $B_M \leqslant B_N$　　　　D. $B_M < B_N$

7. 一根无限长的载流导线中部弯成四分之一圆周,圆心为 O,半径为 R,与圆周两端点相连的直导线相互垂直,且在同一平面内,则 B_0 的大小为(　)

A. $\dfrac{\mu_0 I}{2\pi R}$　　　　B. $\dfrac{\mu_0 I}{2\pi R}\left(1+\dfrac{\pi}{4}\right)$

C. $\dfrac{\mu_0 I}{8\pi R}$　　　　D. $\dfrac{\mu_0 I}{8R}$

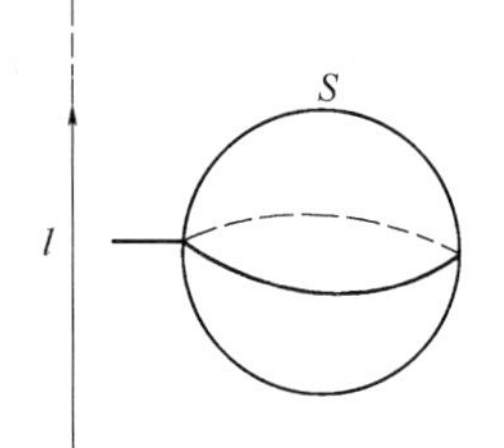

图 8-1

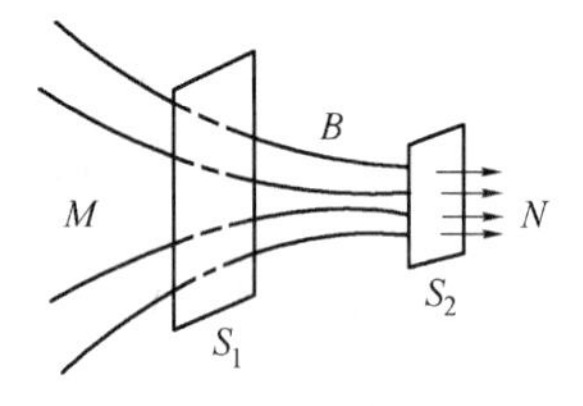

图 8-2

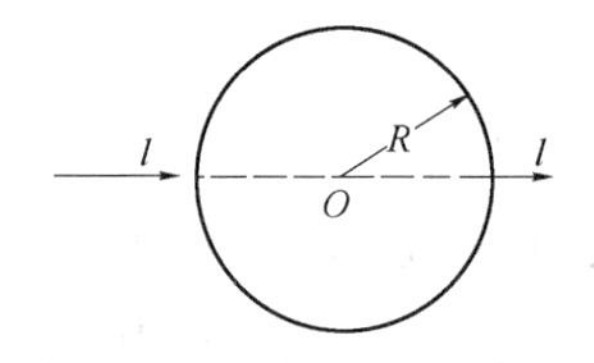

图 8-3

8. 如图 8-3 所示,载流导线(其两端延伸到无限远处)在圆心 O 处的磁感应强度大小为(　)

A. $\dfrac{\mu_0 I}{R}$　　　　B. $\dfrac{\sqrt{2}\mu_0 I}{2R}$

C. $\dfrac{\mu_0 I}{2R}$　　　　D. 0

9. 一电流元 $I\mathrm{d}\boldsymbol{l}$ 激发的磁场中,若在距离电流元为 r 处的磁感应强度为 $\mathrm{d}\boldsymbol{B}$。下列叙述哪个是正确的(　)

A. $\mathrm{d}\boldsymbol{B}$ 的方向与 r 方向相同

B. $\mathrm{d}\boldsymbol{B}$ 的方向与 $I\mathrm{d}\boldsymbol{l}$ 方向相同

C. $\mathrm{d}\boldsymbol{B}$ 的方向平行于 $I\mathrm{d}\boldsymbol{l}$ 与 r 组成的平面

D. $\mathrm{d}\boldsymbol{B}$ 的指向为 $I\mathrm{d}\boldsymbol{l}$ 叉乘 r 的方向

10. 下面哪个载流导线可用安培环路定理求 $\boldsymbol{B}$(　)

A. 有限长载流直导线　　　　B. 圆电流

C. 有限长载螺线管　　　　D. 无限长直载流导

线

11. 四条互相平行的无限长载流直导线中的电流均为 I,如图 8-4 所示放置。正方形的边长为 a,正方形中心 O 点处的磁感应强度大小为(　)

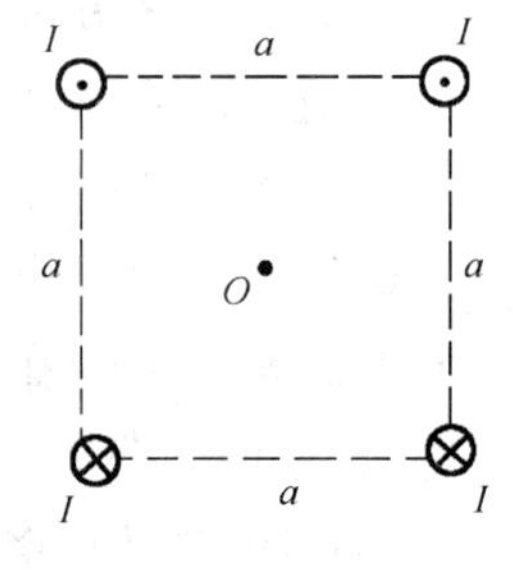

图 8-4

A. $\dfrac{2\sqrt{2}\mu_0 I}{\pi a}$　　　　B. $\dfrac{2\mu_0 I}{\pi a}$

C. $\dfrac{2\sqrt{2}\mu_0 I}{\pi a}$　　　　　　　　　　D. 0

12. 磁场 $\boldsymbol{B}$ 对电流元 $I\mathrm{d}\boldsymbol{l}$ 的作用力 $\mathrm{d}\boldsymbol{F}$ 称为安培力，以下哪一点不是安培力的特点（　）

A. 不可能用实验来验证 $\mathrm{d}\boldsymbol{F}$，因为孤立的 $I\mathrm{d}\boldsymbol{l}$ 不存在

B. $\mathrm{d}\boldsymbol{F}$ 的方向始终与 $I\mathrm{d}\boldsymbol{l}$ 或 $\boldsymbol{B}$ 垂直

C. $\mathrm{d}\boldsymbol{F}$ 的大小与 $I\mathrm{d}\boldsymbol{l}$ 和 $\boldsymbol{B}$ 间的夹角有关

D. 两电流元之间的安培力一定满足牛顿第三定律

二、判断题

1. 把试验线圈任意放置在某区域内的任意一处。若线圈都不动，那么该区域一定没有磁场存在。（　）

2. 一电子以速率 v 进入某区域。若该电子运动方向不改变，那么该区域一定无磁场存在。（　）

3. 磁铁和电流产生的磁场在本质上是不相同的。（　）

4. 磁铁是铁、钴、镍等合金制成的，电流是电荷的定向运动。（　）

5. 一个电流元能在它周围空间任一点激起磁场。（　）

6. 一个点电荷能在它周围空间任一点激起电场。（　）

7. 静止电荷不产生任何磁场。（　）

8. 运动电荷不产生任何电场。（　）

9. 毕奥-萨伐尔定律 $\boldsymbol{B} = \dfrac{\mu_0}{4\pi}\displaystyle\int \dfrac{I\mathrm{d}\boldsymbol{l} \times \hat{\boldsymbol{r}}_0}{r^2}$，是计算任意形状和分布的电流产生的磁感应强度的基础。（　）

三、填空题

1. 长直电流（⊙表示其从纸面流出，⊗表示其向纸面流入）周围的磁场的磁力线分布，如图 8-5 所示中的哪一个最合适__________。

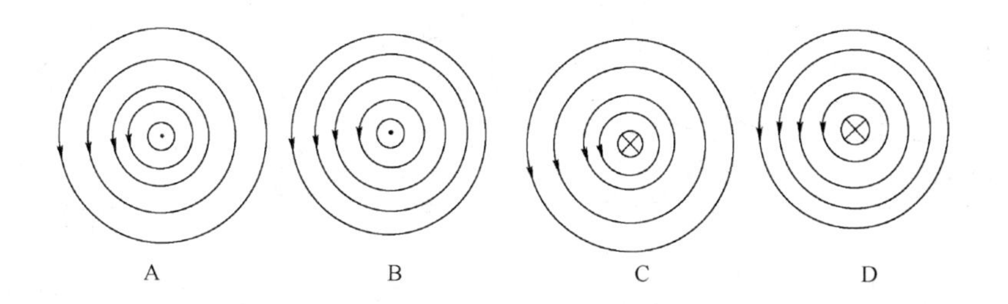

图 8-5

2. 如图 8-6 所示的电流分布中，$B_0 =$__________，方向为______________。

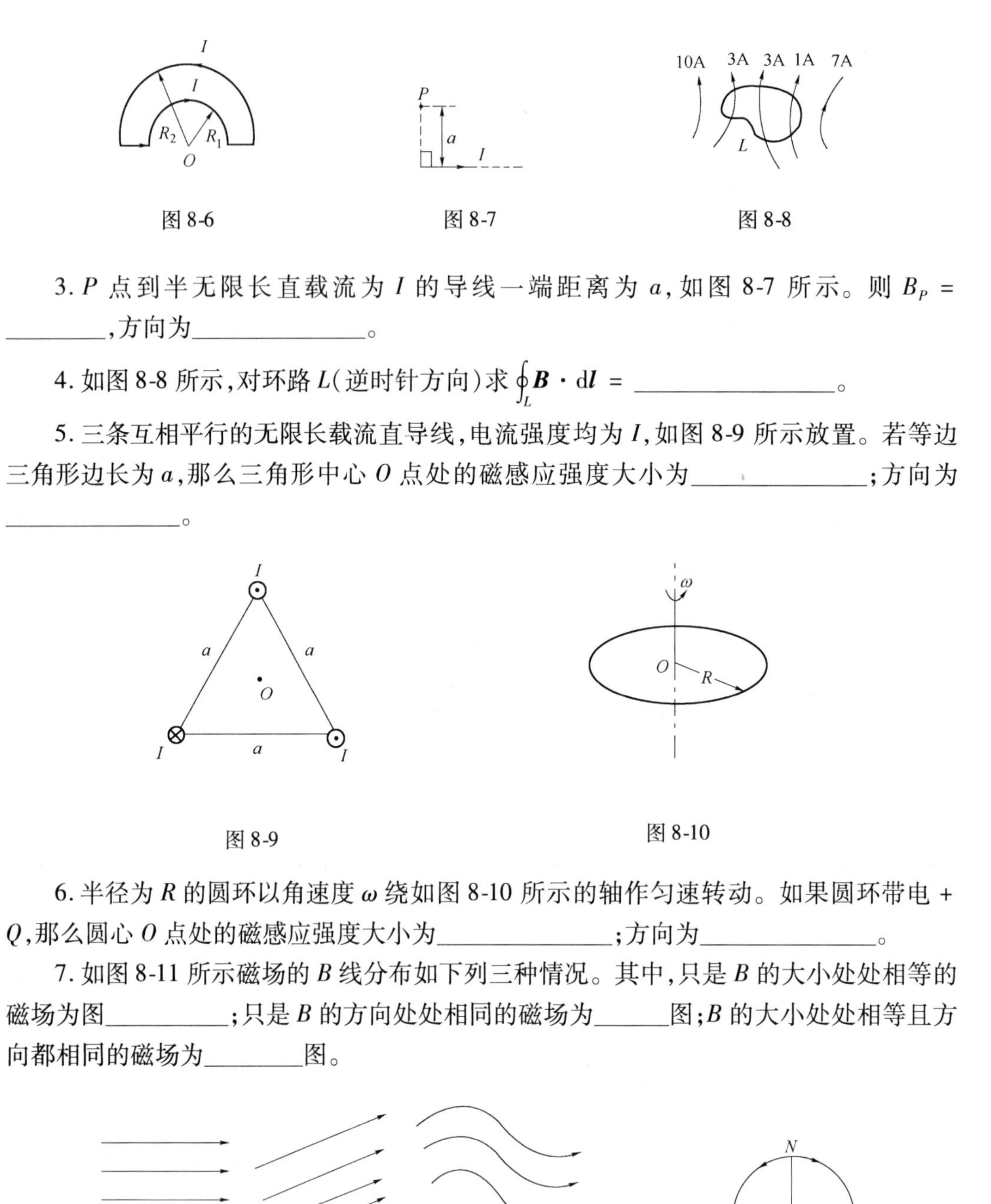

图 8-6　　图 8-7　　图 8-8

3. P 点到半无限长直载流为 I 的导线一端距离为 a，如图 8-7 所示。则 B_P = ________，方向为______________。

4. 如图 8-8 所示，对环路 L（逆时针方向）求 $\oint_L \boldsymbol{B}\cdot \mathrm{d}\boldsymbol{l}$ = ________________。

5. 三条互相平行的无限长载流直导线，电流强度均为 I，如图 8-9 所示放置。若等边三角形边长为 a，那么三角形中心 O 点处的磁感应强度大小为______________；方向为______________。

图 8-9　　图 8-10

6. 半径为 R 的圆环以角速度 ω 绕如图 8-10 所示的轴作匀速转动。如果圆环带电 $+Q$，那么圆心 O 点处的磁感应强度大小为______________；方向为______________。

7. 如图 8-11 所示磁场的 B 线分布如下列三种情况。其中，只是 B 的大小处处相等的磁场为图__________；只是 B 的方向处处相同的磁场为______图；B 的大小处处相等且方向都相同的磁场为________图。

图 8-11 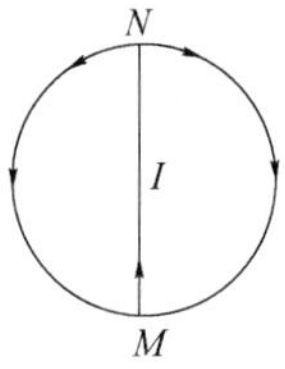　　图 8-12

8. 均匀导电球壳内部沿直径通过一导线，电流 I 从导线 M 端流到 N 端又沿球面回到 M 端，如图 8-12 所示。球面外离直导线为 r 处的磁感应强度大小为______________。

9. 有一半径为 R 的无限长圆柱形导体,沿其轴线方向均匀地通过稳恒电流。则距轴线为 r 处的磁感应强度的大小为,当 $r < R$ 时,应为____________;当 $r > R$ 时,应为____________。

10. 一个带电粒子垂直地射入某磁场 $\boldsymbol{B}$ 后,运动轨迹是半径为 R 的圆。若要使这轨道半径变为$\frac{R}{2}$。则磁感应强度大小应变为____________。

11. 如题图 8-13 所示,载有相同电流的长直导线和矩形线圈处于纸面。矩形线圈将向____________平动。

12. 如图 8-14 所示,载流线圈各边长为 a,通电流 I 处于磁感应强度为 $\boldsymbol{B}$ 的匀磁场中。当载流线圈的位置在 θ 为________时,所受的磁力矩最大,为________。当 θ 为________时,所受的磁力矩最小,为________。

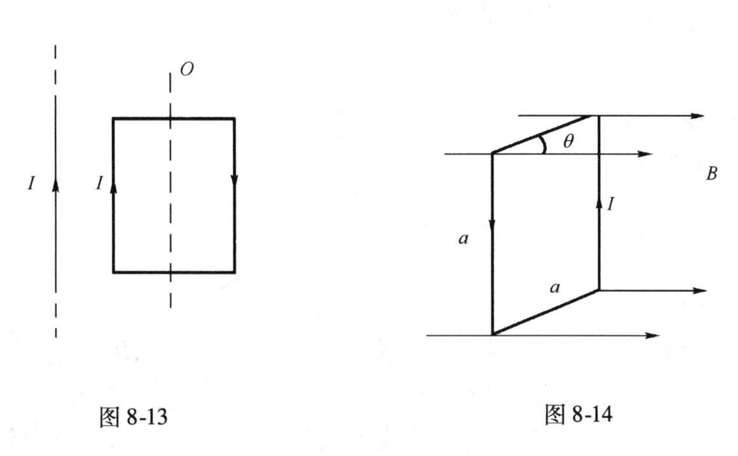

图 8-13　　　　图 8-14

四、简答题

1. 在垂直和水平的两个金属圆中通以相等的电流,如图 8-15 所示,问圆心 O 点处的磁场强度大小及方向如何?

2. 长直螺旋管中从管口进去的磁力线数目是否等于管中部磁力线的数目?为什么管中部的磁感应强度比管口处大?

3. 电荷在磁场中运动时,磁力是否对它作功?为什么?

4. 在均匀磁场中,怎样放置一个正方形的载流线圈才能使其各边所受到的磁力大小相等?

5. 一个电流元 $I\mathrm{d}\boldsymbol{l}$ 放在磁场中某点,当它沿 x 轴放置时不受力,如把它转向 y 轴正方向时,则受到的力沿 z 轴负方向,问该点磁感应强度的方向如何?

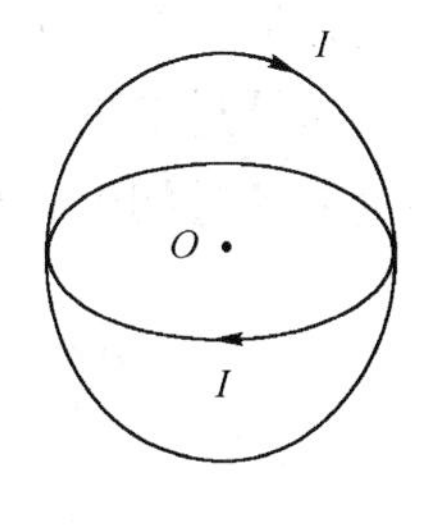

图 8-15

五、计算题

1. 求如图 8-16 所示的载流导线在 O 点的磁感应强度 $\boldsymbol{B}$。

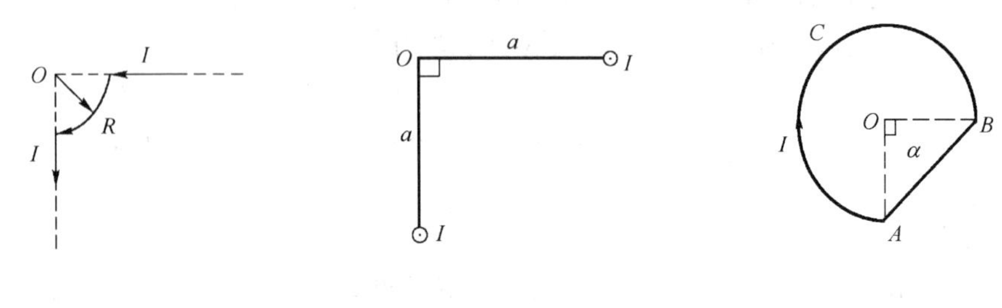

图 8-16　　图 8-17　　图 8-18

2. 如图 8-17 所示，I 为两个平行的无限长直电流，电流方向垂直纸面向外，求在 O 点的磁感应强度 $\boldsymbol{B}$。

3. 如图 8-18 所示，在由圆弧形导线 ACB 和直导线 BA 组成的回路中通电流 $I=5.0\text{A}$，$R=0.12\text{m}$，$\alpha=90°$。计算 O 点的磁感应强度 $\boldsymbol{B}$。

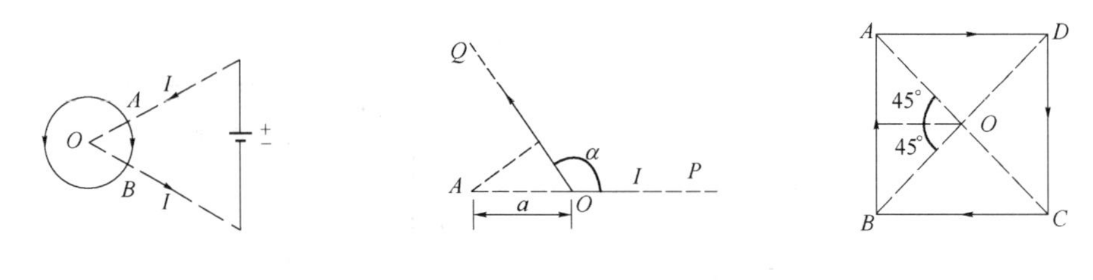

图 8-19　　图 8-20　　图 8-21

4. 如图 8-19 所示，两根导线沿半径方向引到圆形铁环上的 A、B 两点，并在很远处与电源相连。求铁环中心 O 点的磁感应强度 $\boldsymbol{B}$。

5. 如图 8-20 所示的被折成钝角的长导线中通有 20A 的电流，求 A 点的磁感应强度。设 $a=2\text{cm}$，$\alpha=120°$。

6. 如图 8-21 所示，一只正方形线圈 $ABCD$，边长为 a，通有电流 I。求正方形中心 O 处磁感应强度的大小。

7. 已知磁感应强度 $B=2.0\text{T}$ 的均匀磁场，方向沿 x 轴正方向，如图 8-22 所示。试求：

（1）通过图中 $abcd$ 面的磁通量；

（2）通过图中 $befc$ 面的磁通量；

（3）通过图中 $aefd$ 面的磁通量。

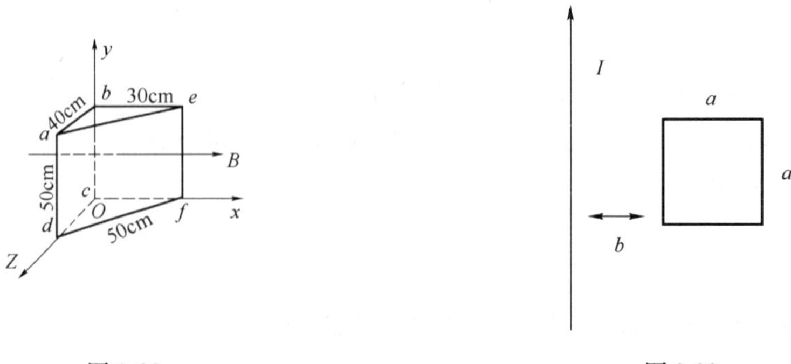

图 8-22　　图 8-23

8. 在一通有电流为 I 的长直载流导线旁有一边长为 a 的正方形,与导线相距为 b,如图 8-23 所示,求通过该正方形面的磁通量。

9. 电流 I 沿一长直金属薄管壁流动,求该管内、管外的磁场分布。

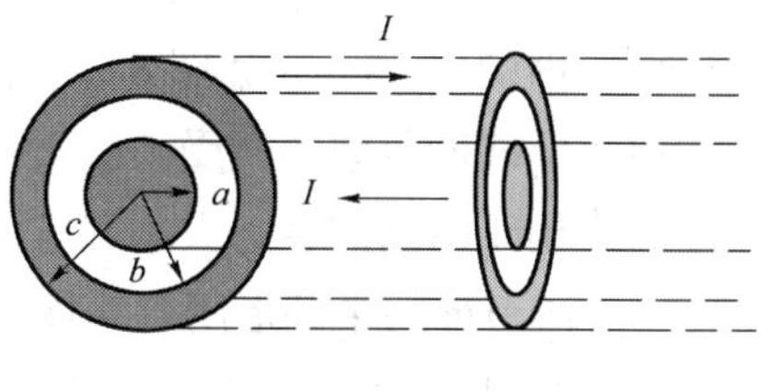

图 8-24

10. 有一根很长的同轴电缆,由两个同轴筒状导体组成,这两个导体的尺寸如图 8-24 所示。在这两个导体中,有大小相等而方向相反的电流 I 通过。试求:

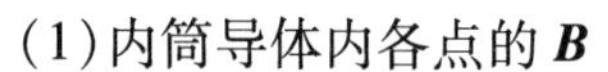

(1)内筒导体内各点的 $\boldsymbol{B}$　　$r<a$;

(2)两个导体间的 $\boldsymbol{B}$　　$a<r<b$;

(3)外圆筒导体内的 $\boldsymbol{B}$　　$b<r<c$;

(4)电缆外各点的 $\boldsymbol{B}$　　$r>c$。

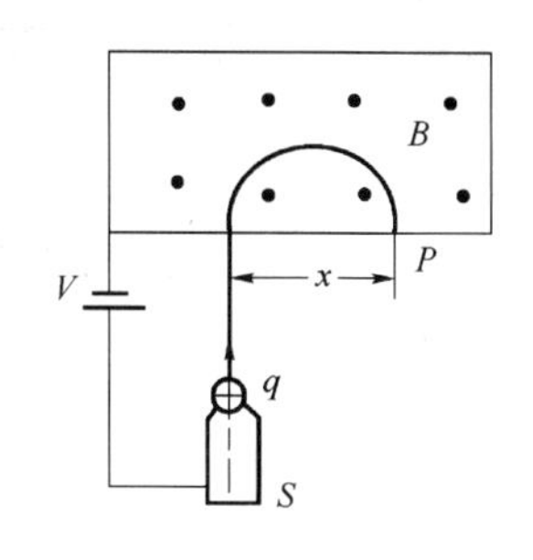

图 8-25

11. 一质谱仪的构造原理如图 8-25 所示,S 为离子源,所产生的离子质量为 m,电荷为 q。离子的初速度很小,可以看做是静止的,离子飞出 S 后经过电压 V 加速,进入磁感应强度为 B 的均匀磁场,沿着半圆周运动而到达照相底片上的 P 点,现测得 P 点的位置到入口处的距离为 x,试证明离子的质量为 $m=\dfrac{qB^2}{8V}x^2$。

12. 一直长载流 I 的导线,其半径为 R,流过的电流密度大小为 $j=\dfrac{k}{r}$,方向沿轴线方向,试求:

(1)常数 k;

(2)磁场 $\boldsymbol{B}$ 的分布。

13. 长 $a=0.1\text{m}$ 的均匀带电 $q=1.0\times10^{-10}\text{C}$ 的细杆,以 $v=1.0\text{m}\cdot\text{s}^{-1}$ 沿 x 轴正向平动,当杆与 y 轴重合时下端距原点 $l=0.1\text{m}$,如图 8-26 所示。求此时杆在原点 O 处的磁场强度 $\boldsymbol{B}$。

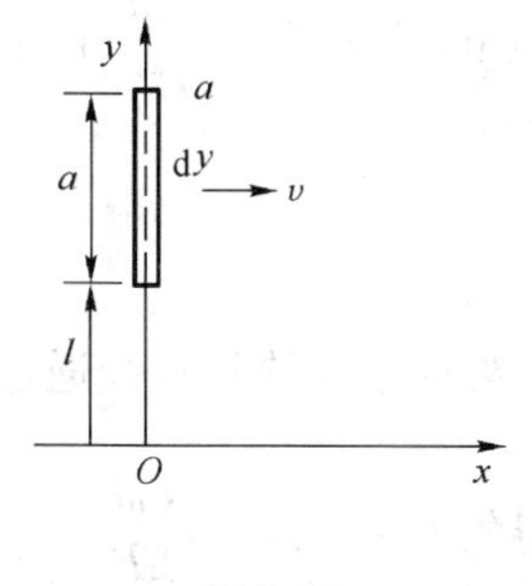

图 8-26

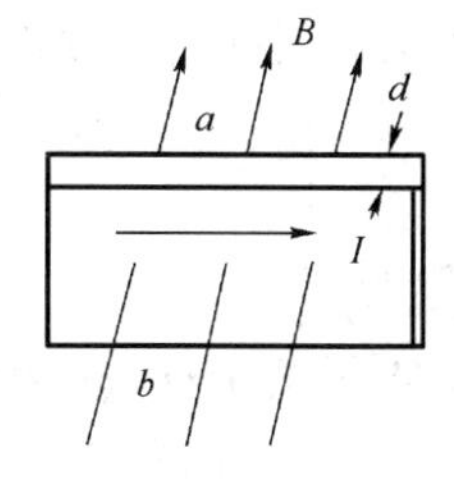

图 8-27

14. 一铜片厚为 $d=1.0\text{mm}$,放在 $B=1.5\text{T}$ 的磁场中,磁场方向与铜片表面垂直,如图 8-27 所示。已知铜片内每立方厘米有 8.4×10^{22} 个自由电子,每个电子的电荷 $q=-1.6\times10^{-19}\text{C}$,当铜片中通有 $I=200\text{A}$ 电流时,求铜片两侧的电势差 U_{ab}。

15. 在一通有电流为 $I_1=20\text{A}$ 的长直载流导线旁有一矩形线圈，载有电流 $I_2=10\text{A}$，ad 边与导线相距为 1.0cm。如图 8-28 所示。试求：

(1)矩形线圈每条边所受力的大小及方向；

(2)作用于线圈的合力大小和方向。

16. $R=0.1\text{m}$ 的半圆形闭合线圈，通 $I=10\text{A}$ 的电流，放在与线圈平面平行的匀强磁场 $\boldsymbol{B}$ 中，如图 8-29 所示。已知 $B=5.0\times10^{-1}\text{T}$，求线圈所受到的磁力矩 $\boldsymbol{M}$。

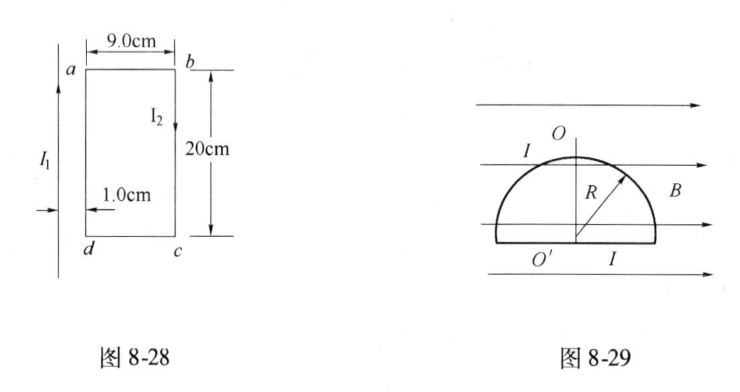

图 8-28　　图 8-29

参考答案

一、单选题

1. C

分析：由磁感应强度定义得。

2. A

3. C

4. B

5. D

分析：因为通过闭合曲面的磁通量为零，直导线产生的 $\boldsymbol{B}$ 为 $B=\dfrac{\mu_0 I}{2\pi r}$，$r$ 越小 B 越大。

6. D

7. D

分析：1/4 圆弧在 O 点产生 B 为 $\dfrac{1}{4}\times\dfrac{\mu_0 I}{2R}=\dfrac{\mu_0 I}{8R}$，而两直导线的延长线通过 O 点，故两直导线在 O 点产生的磁感应强度为零，根据叠加原理得到 O 点的 B 为 $\dfrac{\mu_0 I}{8R}$。

8. D

分析：两半圆导线在 O 点产生的 $\boldsymbol{B}$ 大小相等，方向相反。直导线在 O 点产生的磁感应强度为零。

9. D

10. D

11. B

分析：O 点的磁感应强度方向与 $I\mathrm{d}\boldsymbol{l}$ 成右手螺旋关系，由无限长直导线的磁场公式可得，两无限长直导线在 O 点的两个磁感应强度大小为$\frac{\mu_0 I}{\pi a}$，方向成 90°角，故矢量叠加后答案为 B。

12. D

二、判断题

1. √
2. ×
3. ×
4. √
5. ×
6. √
7. √
8. ×
9. √

三、填空题

1. A

分析：符合右手螺旋法则，且越远离导线磁感应强度越小。

2. $\frac{\mu_0 I}{4}\left(\frac{1}{R_1}-\frac{1}{R_2}\right)$；垂直纸面向内

分析：O 点的磁感应强度是由两个半圆电流和两段直导线产生的磁感应强度在 O 点的叠加。因两段直导线的延长线通过 O 点，故两段直导线产生的磁感应强度为零，所以，总的磁感应强度大小为$\frac{\mu_0 I}{4R_1}-\frac{\mu_0 I}{4R_2}=\frac{\mu_0 I}{4}\left(\frac{1}{R_1}-\frac{1}{R_2}\right)$，方向垂直纸面向内。

3. $\frac{\mu_0 I}{4\pi a}$；垂直纸面向外

分析：应用半无限长直载流导线磁场公式。

4. $7\mu_0$

5. $\frac{\sqrt{3}\mu_0 I}{\pi a}$；离水平线 60°斜右下

分析：O 点到每个导线的距离为$\frac{\sqrt{3}}{2}a$；应用无限长载流直导线磁场公式，每根导线产生的磁感应强度大小为$\frac{2\mu_0 I}{\sqrt{3}\pi a}$；方向由右手螺旋法则确定，然后应用磁场的叠加原理可得。

6. $\frac{\mu_0 Q\omega}{4\pi R}$；与角速度方向相同

分析:带电荷圆环旋转产生的电流 $I=\frac{\mathrm{d}q}{\mathrm{d}t}=\frac{Q\mathrm{d}l}{2\pi R\mathrm{d}t}=\frac{QR\mathrm{d}\theta}{2\pi R\mathrm{d}t}=\frac{Q\omega}{2\pi}$,再代入圆电流磁场公式即可得,方向由右手螺旋法则判定。

7. C;B;A

8. 0

分析:应用安培环路定律,取离直导线半径为 r 的环路,

$B\cdot 2\pi r=\mu_0\sum I_k=0$　　得:$B=0$

9. $\frac{\mu_0 I}{2\pi R^2}r$;$\frac{\mu_0 I}{2\pi r}$

分析:应用安培环路定律,取离轴线 $r<R$ 的环路,有

$B\cdot 2\pi r=\mu_0\sum I_k=\mu_0\frac{I\pi r^2}{\pi R^2}$　　得:$B=\frac{\mu_0 I}{2\pi R^2}r$

再取离轴线 $r>R$ 的环路,有

$B\cdot 2\pi r=\mu_0\sum I_k=\mu_0 I$　　得:$B=\frac{\mu_0 I}{2\pi r}$

10. $2B$

分析:因为 $R=\frac{mv}{qB}$;故磁感应强度为 $2B$

11. 左

分析:因为直导线的 $B=\frac{\mu_0 I}{2\pi r}$;线圈左边导线的磁场大于右边导线,根据安培力公式,左边导线受力大于右边,上边和下边受力大小相同,方向相反。故线圈向左平动。

12. 0;IBa^2;$\frac{\pi}{2}$;0

分析:根据线圈的磁力矩公式 $M=NBIS\sin\varphi=NBIS\cos\theta$,可得。

四、简答题

1. **答:**根据圆电流中心处磁感应强度公式,水平金属圆在 O 点的磁感应强度大小为 $\frac{\mu_0 I}{2R}$,方向垂直向下;竖直金属圆在 O 点的磁感应强度大小为$\frac{\mu_0 I}{2R}$,方向垂直指向纸面内。故 O 点叠加后的磁感应强度大小为$\frac{\sqrt{2}\mu_0 I}{2R}$,方向为斜下 45°指向纸面内。

2. **答:**因为磁力线是闭合曲线,故磁力线数目相等。根据载流长直螺旋管磁感应强度计算公式 $B=\frac{1}{2}\mu_0 nI(\cos\theta_2-\cos\theta_1)$ 可知,管口处 $\theta_1\to\pi/2$,$\cos\theta_1=0$,管口处磁感应强度为 $B=\frac{1}{2}\mu_0 nI\cos\theta_2$;中心处 $\cos\theta_2'-\cos\theta_1'=2\cos\theta_2'$,故中心处磁感应强度为 $B=$

$\mu_0 nI\cos\theta_2'$，因为 $\theta_2' > \theta_2$，所以中心处磁感应强度比管口处大。

3. **答**：不作功，因为磁力和电荷位移方向成直角。

4. **答**：磁力线垂直穿过正四方形线圈的位置。因为线圈每边受到的安培力为 $\boldsymbol{F} = I\boldsymbol{a} \times \boldsymbol{B}$，由于处在以上平面时，每边受到的磁力为 $F = IaB$。

5. **答**：由安培力公式 $\mathrm{d}\boldsymbol{F} = I\mathrm{d}\boldsymbol{l} \times \boldsymbol{B}$ 可知，当 $I\mathrm{d}\boldsymbol{l}$ 沿 x 轴放置时不受力，即 $\mathrm{d}\boldsymbol{F} = 0$，可知 $\boldsymbol{B}$ 与 $I\mathrm{d}\boldsymbol{l}$ 的方向一致或相反，即 $\boldsymbol{B}$ 的方向沿 x 轴线方向。又由当 $I\mathrm{d}\boldsymbol{l}$ 转向 y 轴正方向时，受到的力沿 z 轴负方向，由 $\mathrm{d}\boldsymbol{F} = I\mathrm{d}\boldsymbol{l} \times \boldsymbol{B}$ 进一步判断 $\boldsymbol{B}$ 沿 x 轴正方向。

五、计算题

1. **解**：因 O 点在两条半无限长通电直导线的延长线上，故两者在 O 点的 B 为零，在 O 点只有$\frac{1}{4}$圆弧电流产生的磁场，即 $B_0 = \frac{1}{4}\left(\frac{\mu_0 I}{2R}\right) = \frac{\mu_0 I}{8R}$，方向垂直纸面向内。

2. **解**：两根无限长直导线在 O 点的磁场大小均为 $B = \frac{\mu_0 I}{2\pi a}$，且二者方向相互垂直。

故合场强为

$$\boldsymbol{B}_O = \boldsymbol{B} + \boldsymbol{B}$$

合场强大小为

$$B_O = \sqrt{2}\,\frac{\mu_0 I}{2\pi a}$$

方向与水平成45°斜向左下方。

3. **解**：O 点磁场由圆弧 ACB 上电流和线段 BA 上的电流所产生，即

$$\boldsymbol{B}_O = \boldsymbol{B}_{ACB} + \boldsymbol{B}_{BA}$$

$$B_{ACB} = \frac{\mu_0 I}{2R} \times \frac{3}{4} \qquad \text{方向指向纸面内}$$

$$B_{BA} = \frac{1}{4\pi r}\mu_0 I(\sin\theta_2 - \sin\theta_1)$$

$$= \frac{\mu_0 I}{4\pi R}[\sin45° - \sin(-45°)]$$

$$= \frac{\mu_0 I}{4\pi R} \times \sqrt{2} \times \sqrt{2} = \frac{\mu_0 I}{2\pi R} \qquad \text{方向指向纸面内}$$

所以

$$B_O = \frac{\mu_0 I}{2R} \times \frac{3}{4} + \frac{\mu_0 I}{2\pi R}$$

$$= \frac{4\pi \times 10^{-7} \times 5 \times 3}{2 \times 0.12 \times 4} + \frac{4\pi \times 10^{-7} \times 5}{2\pi \times 0.12}$$

$$= 2.8 \times 10^{-5}\text{T} \qquad \text{方向指向纸面内}$$

4. **解：** O 位于两直导线的延长线上，电流的直导线部分在 O 点不产生磁场。

设铁环优弧（长弧）的弧长为 l_1，其中电流为 I_1，劣弧（短弧）的弧长为 l_2，其中电流为 I_2，因为两弧长构成并联回路，弧两端电压相等，可得

$$I_1 R_1 = I_2 R_2$$

又因铁环的截面积和电阻率一样，因此电阻与长度成正比，于是有

$$I_1 l_1 = I_2 l_2$$

铁环优弧上任一电流元在 O 点产生的磁感应强度为

$$\mathrm{d}B_1 = \frac{\mu_0 I_1}{4\pi R^2}\mathrm{d}l \qquad \text{方向为垂直纸面向外}$$

整段优弧在 O 点产生的磁感应强度为

$$B_1 = \int \mathrm{d}B_1 = \int_0^{l_1} \frac{\mu_0 I_1}{4\pi R^2}\mathrm{d}l = \frac{\mu_0 I_1 l_1}{4\pi R^2} \qquad \text{方向为垂直纸面向外}$$

同理劣弧在 O 点产生的磁感应强度为

$$B_2 = \frac{\mu_0 I_2 l_2}{4\pi R^2} \qquad \text{方向为垂直纸面向内}$$

O 点的合磁感应强度为

$$\boldsymbol{B} = \boldsymbol{B}_1 + \boldsymbol{B}_2$$

$$B = \frac{\mu_0 I_1 l_1}{4\pi R^2} - \frac{\mu_0 I_2 l_2}{4\pi R^2}$$

$$= \frac{\mu_0}{4\pi R^2}(I_1 l_1 - I_2 l_2) = 0$$

5. **解：** A 点的磁感应强度为 $\boldsymbol{B}_A = \boldsymbol{B}_{PO} + \boldsymbol{B}_{OQ}$

PO 段电流中任一电流元与矢径的夹角都为零，故 $\boldsymbol{B}_{PO} = 0$

所以

$$B_A = B_{PO} = \frac{\mu_0 I}{4\pi a\cos\frac{\pi}{6}}\left[\sin\frac{\pi}{2} - \sin\left(-\frac{\pi}{6}\right)\right]$$

$$= 1.73 \times 10^{-4}\text{T} \qquad \text{方向垂直纸面向外}$$

6. **解：** AB 段电流在 O 点产生的磁感应强度为

$$B_1 = \frac{\mu_0 I}{4\pi\frac{a}{2}}[\sin 45^\circ - \sin(-45^\circ)] = \frac{\sqrt{2}\mu_0 I}{2\pi a} \qquad \text{方向垂直纸面向内}$$

正方形各边电流在 O 点产生的磁感应强度大小相等,方向相同。

所以 $$B_O = 4B_1 = \frac{2\sqrt{2}\mu_0 I}{\pi a}$$ 方向垂直纸面向内

7. **解**:(1)磁场均匀,且 $abcd$ 面法线方向与 $\boldsymbol{B}$ 相反

所以 $$\Phi_{abcd} = BS\cos\pi = 2\times 0.4\times 0.3\times(-1) = -0.24\text{Wb}$$

(2)因为 $b\,efc$ 面法线方向垂直于 $\boldsymbol{B}$,所以

$$\Phi_{befc} = BS\cos\frac{\pi}{2} = 0$$

(3) $a\,efd$ 面在 YOZ 面上的投影等于 $abcd$ 面。所以

$$\Phi_{eafd} = -\Phi_{adcd} = 0.24\text{Wb}$$

8. **解**:导线产生的磁感应强度大小为 $B = \dfrac{\mu_0 I}{2\pi r}$;

取正方形上一小面元,宽度为 $\mathrm{d}r$,长为 a,则面元面积为 $\mathrm{d}s = a\mathrm{d}r$

通过面元的磁通量为

$$\mathrm{d}\Phi = B\mathrm{d}s = Ba\mathrm{d}r$$

通过正方形磁通量为

$$\Phi = \int \mathrm{d}\Phi = \int_a^{b+a} Ba\mathrm{d}r$$

$$= \int_a^{b+a} \frac{\mu_0 I}{2\pi r} a\mathrm{d}r$$

$$= \frac{\mu_0 I a}{2\pi}\ln\left(1 + \frac{b}{a}\right)$$

9. **解**:设金属薄管半径为 R,流过的电流为 I

取 $r<R$ 的同心圆回路,由安培环路定理有

$$B\cdot 2\pi r = \mu_0 \sum I_k = 0 \qquad \text{得}:B = 0$$

再取 $r>R$ 的同心圆回路,由安培环路定理有

$$B\cdot 2\pi r = \mu_0 \sum I_k = \mu_0 I \qquad \text{得}:B = \frac{\mu_0 I}{2\pi r}$$

10. **解**:设导线的 $\mu \approx \mu_0$

在电缆的横截面内,以截面的中心为圆心,用不同的半径画圆作为安培环路,同一圆周上的 B 值大小相等,方向沿切线方向。

(1)当 $r<a$ 时 $$\oint \boldsymbol{B}\cdot \mathrm{d}\boldsymbol{l} = \mu_0 I\frac{r^2}{a^2}$$

$$B\cdot 2\pi r = \mu_0 I\frac{r^2}{a^2} \qquad \text{得 } B = \frac{\mu_0 I r}{2\pi a^2}$$

(2)当 $a<r<b$ 时

$$B \cdot 2\pi r = \mu_0 I \qquad \text{得 } B = \frac{\mu_0 I}{2\pi r}$$

(3) 当 $b < r < c$ 时

$$B \cdot 2\pi r = \mu_0 \left[I - \frac{I}{\pi(c^2 - b^2)} \cdot \pi(r^2 - b^2) \right]$$

得

$$B = \frac{\mu_0 I}{2\pi r} \cdot \frac{c^2 - r^2}{c^2 - b^2}$$

(4) 当 $r > c$ 时

$$B \cdot 2\pi r = \mu_0 [I - I] = 0 \qquad \text{得 } B = 0$$

11. **证明:**离子进入磁场时的速度满足

$$\frac{1}{2} m v^2 = qV \qquad \text{所以 } v = \sqrt{\frac{2qV}{m}}$$

进入磁场后作匀速圆周运动,轨道半径为

$$\frac{x}{2} = \frac{mv}{qB} = \frac{m}{qB}\sqrt{\frac{2qV}{m}} = \sqrt{\frac{2mV}{qB^2}}$$

所以

$$m = \frac{qB^2}{8V} x^2$$

12. **解:**(1) 导线内取环元 $r \to r + \mathrm{d}r$、元电流 $\mathrm{d}I = j 2\pi r \mathrm{d}r = \frac{k}{r} 2\pi r \mathrm{d}r = 2\pi k \mathrm{d}r$,得:

$$I = \int \mathrm{d}I = 2k\pi \int_0^R \mathrm{d}r = 2k\pi R$$

$$k = \frac{I}{2\pi R}$$

(2) 取 $r < R$ 同心圆回路　该面元内电流为:

$$I' = 2k\pi \int_0^r \mathrm{d}r = 2k\pi r = \frac{I}{R} r$$

由安培环路定理得

$$B \cdot 2\pi r = \mu_0 I', I' = \frac{I}{R} r \qquad \text{得:} B = \frac{\mu_0 I}{2\pi R}$$

再取 $r > R$ 同心圆回路

由安培环路定理有

$$B \cdot 2\pi r = \mu_0 I \qquad \text{得:} B = \frac{\mu_0 I}{2\pi r}$$

13. **解:**在均匀带电细棒上,纵坐标为 y 处取一线元 $\mathrm{d}y$,该线元的带电量为

$$\mathrm{d}q = \lambda \mathrm{d}y = \frac{q}{a} \mathrm{d}y$$

$\mathrm{d}q$ 在 O 点产生的磁感应强度的大小为

$$dB = \frac{\mu_0}{4\pi}\frac{I dx \sin\theta}{y^2} = \frac{\mu_0}{4\pi}\frac{dq\, v \sin\theta}{y^2} = \frac{\mu_0}{4\pi}\frac{q\, v dy \sin\theta}{a y^2}$$

θ 为 x 方向（即 $I dx$ 电流元方向）与线元 dy 引向 O 点方向的夹角，显然 $\sin\theta = 1$，所以

$$dB = \frac{\mu_0}{4\pi}\frac{q\, dy\, v}{a y^2}$$

带电细棒在 O 点产生的磁感应强度的大小为

$$B = \int dB = \int_l^{l+a} \frac{\mu_0}{4\pi}\frac{q\, dy\, v}{a y^2}$$

$$= \frac{\mu_0 q v}{4\pi a}\left(\frac{1}{l} - \frac{1}{l + a}\right)$$

$$= 5.0 \times 10^{-16}\mathrm{T}$$

14. **解：**依题意，有

$$U_{ab} = \frac{IB}{nqd}$$

$$= \frac{200 \times 1.5}{8.4 \times 10^{22} \times (-1.6 \times 10^{-19}) \times 1.0 \times 10^{-3}}$$

$$= -22.3\mathrm{V}$$

15. **解：**（1）I_1 产生的 $B_1 = \frac{\mu_0 I_1}{2\pi x}$，$ab$ 边上取一电流元 $I_2 d\boldsymbol{l}$，作用力为

$$d\boldsymbol{F}_1 = I_2 d\boldsymbol{l} \times \boldsymbol{B}_1$$

$$dF_1 = I_2 dx B_1 \sin 90°$$

$$= I_2 \frac{\mu_0 I_1}{2\pi x} dx$$

ab 边受 B_1 的作用力为

$$F_1 = \int dF_1 = \int_b^{b+a} \frac{\mu_0 I_1 I_2}{2\pi x} dx = \frac{\mu_0 I_1 I_2}{2\pi} \ln \frac{b + a}{b} = 9.2 \times 10^{-5}\mathrm{N} \qquad \text{方向向上}$$

同理 cd 边受力 $F_2 = F_1$，方向向下。

bc 边受力为

$$d\boldsymbol{F}_2 = I_2 d\boldsymbol{l} \times \boldsymbol{B}_1$$

$$dF_2 = I_2 dl B_1 = I_2 dl \frac{\mu_0 I_1}{2\pi(b + a)}$$

$$F_2 = \int \mathrm{d}F_2 = \int_0^a \frac{\mu_0 I_1 I_2}{2\pi(b+a)} \mathrm{d}l$$

$$= \frac{\mu_0 I_1 I_2 a}{2\pi(b+a)} = 8.0 \times 10^{-5}\mathrm{N} \qquad \text{方向向右}$$

同理 ad 边受力 $\boldsymbol{F}_4$ 为

$$F_4 = \frac{\mu_0 I_1 I_2 a}{2\pi b} = 8.0 \times 10^{-4}\mathrm{N} \qquad \text{方向向左}$$

(2)线圈的合力为

$$\boldsymbol{F} = \boldsymbol{F}_1 + \boldsymbol{F}_2 + \boldsymbol{F}_3 + \boldsymbol{F}_4$$

$$F = F_4 - F_2 = 7.2 \times 10^{-4}\mathrm{N} \qquad \text{方向向左}$$

16. **解:** $\boldsymbol{M} = I\boldsymbol{S} \times \boldsymbol{B}, M = ISB\sin\phi$

式中 ϕ 为 $\boldsymbol{S}$ 的法线方向与 $\boldsymbol{B}$ 的夹角,线圈在图中位置时,$\sin\phi = 1, S = \frac{R^2}{2}$。

故 $M = IB\frac{R^2}{2} = 7.85 \times 10^{-2}\mathrm{N \cdot m}$

第九章　电 磁 感 应

习　　题

一、单选题

1. 在以下矢量场中，属保守力场的是(　　)

A. 静电场　　　　B. 涡旋电场

C. 稳恒磁场　　　　D. 变化磁场

2. 下列说法中正确的是(　　)

A. 闭合电路的导体做切割磁感应线的运动，电路中就一定有感应电流

B. 整个闭合回路从磁场中出来时，闭合电路中一定有感应电流

C. 穿过闭合回路的磁通量越大，越容易产生感应电流

D. 穿过闭合回路的磁感应线条数不变，但全部反向，在这个变化的瞬间闭合回路中有感应电流

3. 下列现象，属于电磁感应现象的是(　　)

A. 磁场对电流产生力的作用

B. 变化的磁场使闭合电路中产生电流

C. 电流周围产生磁场

D. 插在通电螺线管中的软铁棒被磁化

4. 有一种高速磁悬浮列车的设计方案是在每节车厢底部安装磁铁(磁场方向向下)，并在两条铁轨之间沿途平放一系列线圈，下列说法中不正确的是(　　)

A. 当列车运动时，通过线圈的磁通量会发生变化

B. 列车速度越快，通过线圈的磁通量变化越快

C. 列车运行时，线圈中会产生感应电流

D. 线圈中感应电流的大小与列车速度无关

5. A、B 为大小、形状均相同且内壁光滑，使用不同材料制成的圆管，竖直固定在相同高度，两个相同的磁性小球，同时从 A、B 管上端的管口无初速度释放，穿过 A 管的小球比穿过 B 管的小球先落到地面，下面对于两管的描述中可能正确的是(　　)

A. A 管是用铜制成的，B 管是用塑料制成的

B. A 管是用塑料制成的，B 管是用铜制成的

C. A 管是用胶木制成的，B 管是用塑料制成的

D. A 管是用塑料制成的，B 管是用胶木制成的

6. 关于电磁感应，下列叙述正确的是（　）

A. 通电导体在磁场中受力，这种现象叫做电磁感应

B. 闭合电路在磁场中做切割磁感应线运动，电路中一定会产生电流

C. 电磁感应现象说明利用磁场可以产生电流

D. 电磁感应现象中，电能转化成机械能

7. 下列说法中正确的是（　）

A. 感应电流的磁场，总是与引起感应电流的磁场方向相反

B. 感应电流的磁场，总是与引起感应电流的磁场方向相同

C. 楞次定律只能判断闭合回路中感应电流的方向

D. 楞次定律表明感应电流所产生的通过回路面积的磁通量，总是去补偿或者反抗引起感应电流的磁通量的变化

8. 如图 9-1 所示，有两条平行导轨，AB、CD 为跨在导轨上的两根横杆，导轨和横杆均为导体，有匀强磁场垂直于导轨所在平面，方向如图，用 I 表示回路中的电流，下列说法中正确的是（　）

A. 当 AB 不动而 CD 向右滑动，$I \neq 0$ 且沿顺时针方向

B. 当 AB 向左，CD 向右滑动且速度大小相等时，$I = 0$

C. 当 AB、CD 都向右滑动且速度大小相等时，$I = 0$

D. 当 AB、CD 都向右滑动，且 AB 速度大于 CD 时，$I \neq 0$ 且沿逆时针方向

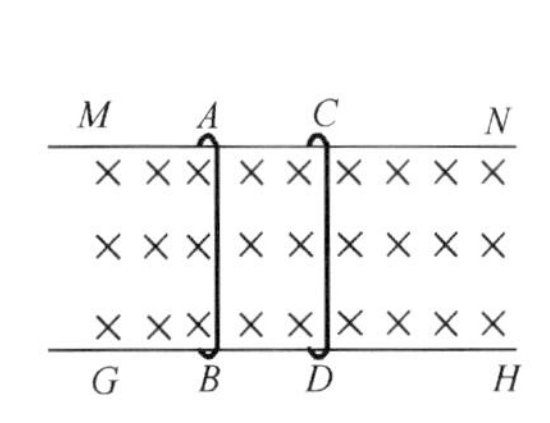

图 9-1

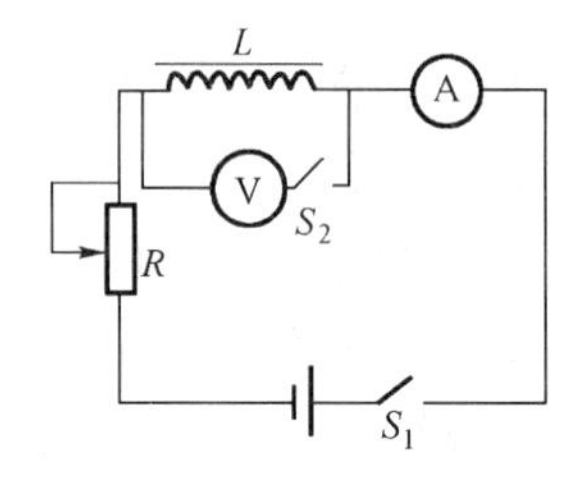

图 9-2

9. 如图 9-2 所示，是测定自感系数很大的线圈 L 的直流电阻的电路，L 两端并联一只电压表，用来测自感线圈的直流电压，在测定完毕后（　）

A. 先断开 S_1　　B. 先断开 S_2

C. 先拆除电流表　　D. 先拆电阻 R

10. 下列说法中正确的是（　）

A. 通过导体的电流越大，产生的自感电动势就越大

B. 自感电动势总是要阻碍产生自感电动势的电流的变化

C. 自感电动势的大小只取决于流过导体本身电流的变化快慢

D. 自感电动势的方向取决于导体中电流的方向

11. 下列说法中正确的是(   )

A. 按照线圈自感系数的定义式,I 越小,L 就越大

B. 自感是对线圈而言的,对一个无线圈的导线回路是不存在自感的

C. 位移电流只在平行板电容器中存在

D. 以上说法均不正确

12. 已知平行板电容器的电容为 C,两极板间的电势差 U 随时间变化,其间的位移电流为(   )

A. $C\dfrac{\mathrm{d}U}{\mathrm{d}t}$　　　B. $\dfrac{\mathrm{d}D}{\mathrm{d}t}$

C. CU　　　D. $\dfrac{\mathrm{d}U}{C\mathrm{d}t}$

二、判断题

1. 当一块磁体靠近闭合超导体时,超导体会产生强大电流,对磁体产生排斥作用,这种排斥力可使磁体悬浮在空中,磁悬浮列车采用了这种技术,磁体悬浮的基本原理是超导体使磁体处于失重状态。(   )

2. 闭合电路在磁场中做切割磁感线运动,电路中一定会产生感应电流。(   )

3. 楞次定律实质上是能量守恒定律的反映。(   )

4. 如图 9-3 所示,有一闭合的矩形导体框,框上 M、N 两点间连有一电压表,整个装置处于磁感应强度为 B 的匀强磁场中,且框面与磁场方向垂直。当整个装置以速度 v 向右匀速平动时,框内磁通量不发生变化,故没有感应电流,所以 M、N 之间也没有电势差,电压表的示数为零。(   )

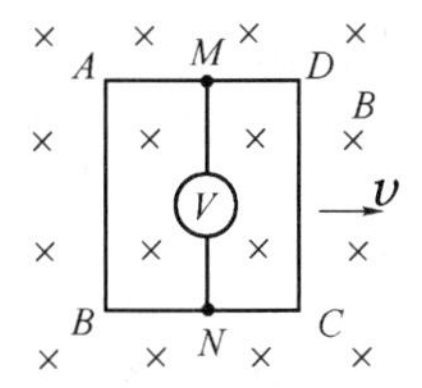

图 9-3

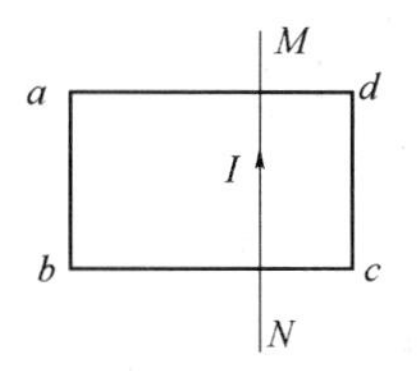

图 9-4

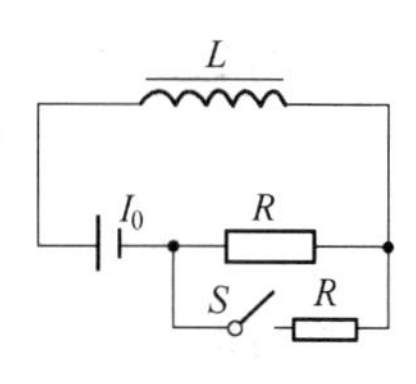

图 9-5

5. 如图 9-4 所示,MN 是一根固定的通电长直导线,电流方向向上,今将一金属线框 $abcd$ 放在导线上,让线框的位置偏向导线左边,两者彼此绝缘,当导线中的电流突然增大时,线框整体受力向右。(   )

6. 在图 9-5 中,多匝线圈 L 的电阻和电源内阻都忽略不计,两个电阻器的电阻均为 R,开始时开关 S 断开,此时通过线圈 L 的电流强度为 I_0,现将开关 S 闭合,线圈 L 中有自感电动势产生。由于自感电动势有阻碍电流的作用,通过线圈 L 的电流强度将保持 I_0 不 变。(   )

7. 将一磁铁插入一闭合电路线圈中，一次迅速插入，另一次缓慢插入，两次手推磁铁的力所作的功是不同的。(　)

8. 由法拉第电磁感应定律，感应电动势的大小 $\varepsilon = \left|\frac{d\phi}{dt}\right|$，则感应电动势 ε 与 $\frac{d\phi}{dt}$ 的物理意义相同。(　)

三、填空题

1. 感应电动势的正负总是与磁通量的变化率 $\frac{d\Phi_m}{dt}$ 的正负________。

2. 当导线棒作切割________运动时，才会有动生电动势。

3. 产生动生电动势的非静电力是________，其相应的非静电性电场强度 $\boldsymbol{E}_k$ = ________；产生感生电动势的非静电力是______，激发感生电场的场源是________。

4. 一个作匀速直线运动的点电荷，能在周围空间产生的场有：________。

5. 如图 9-6 所示，M、N 为在同一平面内的两个同心导线环，试判断在下列情况下，它们的磁通量变化情况(选填“不变”、“变大”或“变小”)。

(1)给 M 环通电，且电流逐渐增强，则 N 环磁通量将________；

(2)给 N 环通电，且电流逐渐减弱，则 M 环磁通量将________；

(3)给 M 环通以恒定电流，并将 N 环面积变大，则 N 环磁通量将______；

(4)给 N 环通以恒定电流，并将 M 环面积变大，则 M 环磁通量将______。

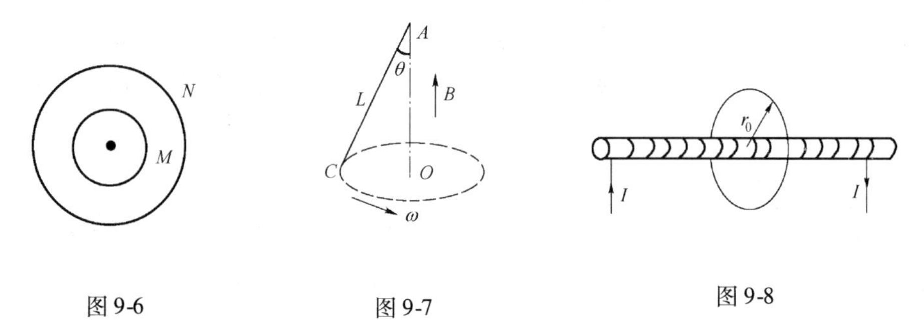

图 9-6　　图 9-7　　图 9-8

6. 有一闭合圆线圈放在变化的磁场中，线圈平面与磁感应线垂直，要使线圈有扩张趋势，应使磁场的磁感应强度________，方向________。

7. 在匀强磁场 $\boldsymbol{B}$ 中，有一长为 L 的导体杆 AC 绕竖直轴 AO 以匀速 ω 转动，如图 9-7 所示。已知 AC 与 AO 的夹角为 θ，则 AC 中的感应电动势为________；方向________。

8. 如图 9-8 所示，设一圆线圈处于载有变化电流的长直螺线管的中部，圆线圈的半径为 r_0、电阻为 R。螺线管的截面积为 S，若圆线圈回路中有一稳定的感应电流 i，则长直螺线管内磁场随时间的变化率为 $\left|\frac{dB}{dt}\right|$ = ________(忽略圆线圈感应电流 i 产生的磁场)。

9. 一个矩形线圈与通有相同大小电流的平行直导线在同一平面，而且处在两导线的中央，如图 9-9 所示。

(1)若两电流同向时,穿过线圈的磁通量是否为零________;若两电流同向且随时间均匀增大时,线圈中有无感应电流________。

(2)若两电流反向时,穿过线圈的磁通量是否为零________;若两电流反向且随时间均匀增大时,线圈中有无感应电流________。

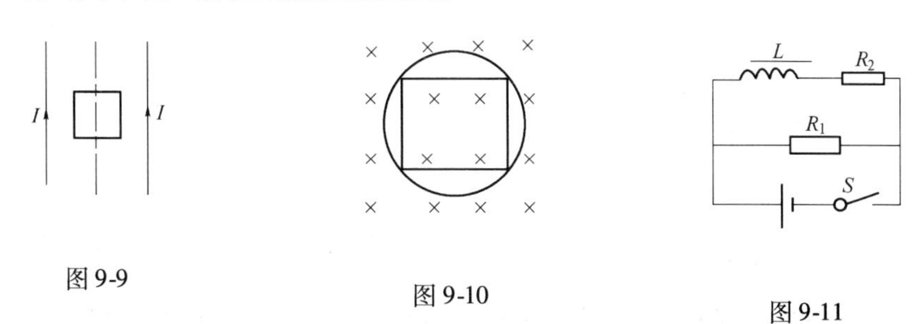

图 9-9　　图 9-10　　图 9-11

10. 用绝缘导线绕一圆环,环内有一用同样材料导线折成的内接正方形线框,如图 9-10 所示,把它们放在磁感应强度为 B 的匀强磁场中,磁场方向与线框平面垂直,当匀强磁场均匀减弱时,圆环中与正方形线框中感应电流大小之比为____________。

11. 如图 9-11 所示电路中,L 为自感系数较大的线圈,开关接通时,L 上电流为 1A,电阻 R_1 上的电流为0.5A。当开关 S 突然断开时,R_1 上的电流由____________A 开始减小,方向向________________(填"左" 或"右")。

12. 实验室中一般可获得的强磁场约为 2.0T,强电场约为 1×10^6V/m,则相应的磁场能量密度 w_m = ______________,电场能量密度 w_e ____________。由此可知____________场更有利于储存能量。

四、简答题

1. 在法拉第电磁感应定律中 $\varepsilon_i=-\dfrac{\mathrm{d}\phi}{\mathrm{d}t}$ 中,负号的意义是什么?你是如何根据负号来确定感应电动势方向的?

2. 当我们把条形磁铁沿铜质圆环的轴线插入铜环中时,铜环中有感应电流和感应电场吗?如用塑料圆环替代铜质圆环,环中仍有感应电流和感应电场吗?

3. 互感电动势与哪些因素有关?要在两个线圈间获得较大的互感,应该用什么办法?

4. 两个相距不太远的平面圆线圈,怎样放置可使其互感系数近似为零(设其中一线圈的轴线恰通过另一线圈的圆心)。

5. 什么是位移电流?什么是全电流?位移电流与传导电流有什么异同?

6. 变化电场所产生的磁场,是否也一定随时间发生变化?变化磁场所产生的电场,是否也一定随时间发生变化?

五、计算题

1. 一铁芯上绕有线圈 100 匝,已知铁芯中磁通量与时间的关系为 $\phi=8.0\times10^{-5}\sin100\pi t$(Wb),求在 $t=1.0\times10^{-2}$秒时,线圈中的感应电动势。

2. 如图 9-12 所示,用一根硬导线弯成半径为 r 的一个半圆。使这根半圆形导线在磁感

应强度为 B 的匀强磁场中以频率 f 绕轴线 ab 旋转，整个电路的电阻为 R，求感应电流的表达式和最大值。

图 9-12　　　　图 9-13

3. 有两根相距为 d 的无限长平行直导线，它们通以大小相等流向相反的电流，且电流均以 $\frac{\mathrm{d}I}{\mathrm{d}t}$ 的变化率增长。若有一边长为 d 的正方形线圈与两导线处于同一平面内，如图 9-13 所示，求线圈中的感应电动势。

4. 如图 9-14 所示，在一“无限长”直载流导线的近旁放置一个矩形导体线框。该线框在垂直于导线方向上以匀速率 v 向右移动。求在图示位置处线框中感应电动势的大小和方向。

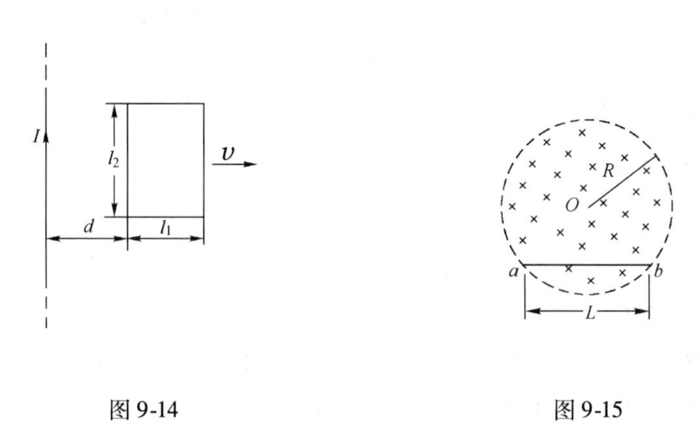

图 9-14　　　　图 9-15

5. 在半径为 R 的圆柱形体积内，充满磁感应强度为 $\boldsymbol{B}$ 的均匀磁场。有一长为 L 的金属棒放在磁场中，如图 9-15 所示，设磁场在增强，并且 $\frac{\mathrm{d}B}{\mathrm{d}t}$ 为已知常量，求棒中的感生电动势，并指出哪端电势高。

6. AB 和 BC 两段导线，其长均为 10cm，在 B 处相接成 30° 角。若使导线在均匀磁场中以速度 $v = 1.5\mathrm{m/s}$ 运动，方向如图 9-16 所示，磁场方向垂直于纸面向内，磁感应强度 $B = 2.5 \times 10^{-2}\mathrm{T}$，问 A、C 两端之间的电势差为多少？哪一端电势高？

7. 一金属细棒 OA 长为 $l = 0.4\mathrm{m}$，与竖直轴 Oz 的夹角为 30° 角，放在磁感应强度 $B = 0.1\mathrm{T}$ 的匀强磁场中，磁场方向如图 9-17 所示。细棒以每秒 50 转的角速度绕 Oz 轴转动（与 Oz 轴的夹角不变），试求 O、A 两端间的电势差。

8. 一个电阻为 R，自感系数为 L 的线圈，将它接在一个电动势为 $\varepsilon(t)$ 的交变电源上，

线圈的自感电动势 $\varepsilon_L = -L\frac{dI}{dt}$，求流过线圈的电流。

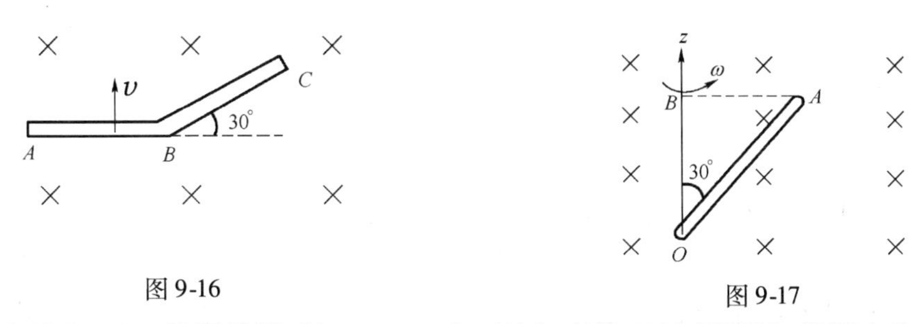

图 9-16 图 9-17

9. 半径为2.0cm的螺线管，长 30.0cm，上面均匀密绕 1200 匝线圈，线圈内为空气。试求：

(1)螺线管的自感系数；

(2)如果在螺线管中电流以 3.0×10^2 A/s 的速率改变，在线圈中产生的自感电动势多大？

10. 一根很长的同轴电缆，由半径为 a 和 b 的两圆筒组成，电流由圆筒流向负载，经外圆筒返回电源。求长度为 l 的一段电缆的自感系数。

11. 一圆环形线圈 a 由 50 匝细线绕成，截面积为 4cm^2，放在另一个匝数等于 100 匝，半径为 20cm 的圆环形线圈 b 的中心，两线圈同轴。试求：

(1)两线圈的互感系数；

(2)当线圈 a 中的电流以 50A/s 的变化率减少时，线圈 b 内磁通量的变化率；

(3)线圈 b 的感生电动势。

12. 两个平面线圈，圆心重合地放在一起，但轴线正交。二者的自感系数分别为 L_1 和 L_2，以 L 表示二者相连接时的等效自感，试求：

(1)两线圈串联时的等效自感 L；

(2)两线圈并联时的等效自感 L。

13. 真空中两只长直螺线管 1 和 2 长度相等，均属单层密绕，且匝数相同，两管直径之比 $\frac{D_1}{D_2}=\frac{1}{4}$。当两者都通过相同电流时，求所贮存的磁能比 $\frac{W_{m_1}}{W_{m_2}}$。

14. 把一个 $L=3\text{H}$ 的线圈和一个电阻 $R=10\Omega$ 的电阻器串联后，突然接到电动势 $\varepsilon=3.0\text{V}$ 的电池两端，组成 RL 电路，电池内阻不计。在电路接通时间为 1 个时间常数($\frac{L}{R}=0.30$ 秒) 时，试求：

(1)电池供给能量的功率为多少？

(2)电阻器上产生焦耳热的功率为多少？

(3)当电流达到稳定值后，磁场中储藏的能量是多少？

15. 设导体中存在电场，电场强度为 $E_m\cos\omega t$，导体的电导率 $\gamma=10^7/(\Omega\cdot\text{m})$，试比较导体中的传导电流和位移电流的大小。

参 考 答 案

一、单选题

1. A

分析:一个场若为保守场,其场的环路积分应为零。

2. D

分析:当通过闭合回路所包围的面积内的磁通量发生变化时,在该回路中才产生感应电流。

3. B

分析:变化的磁场使闭合电路中产生感生电流。

4. D

分析:由法拉第电磁感应定律可知,感应电动势的大小与穿过该闭合回路的磁通量对时间的变化率成正比。列车速度越快,闭合回路的磁通量对时间的变化率越大,感应电动势越大。

5. B

分析:闭合回路中感应电流所激发的磁场与原磁场的方向相反,它阻碍磁性小球向下运动。

6. C

分析:通电导体在磁场中受力,这种现象的实质是电流的磁效应,而不是电磁感应,故选项 A 是错误的。当整个闭合电路都在磁场中做切割磁感应线运动时,有可能使通过该闭合电路所包围的面积内的磁通量变化为零,则没有感应电流的产生,故选项 B 是错误的。在电磁感应中,导体在磁场中运动需要有外力推动作功,在此过程中消耗的机械能转化为电能,故选项 D 是错误的。只有选项 C 正确。

7. D

分析:感应电流的磁场方向与引起感应电流的磁场方向可能相同,也可能相反。

8. C

分析:当 AB 向左,CD 向右滑动且速度大小相等时,磁通量变化为零,则没有感应电流的产生。

9. B

分析:在电路拆卸时,无论是先断开 S_1,还是先拆除电流表,或先拆除电阻,通过线圈 L 的电流迅速减小,L 中会产生很大的自感电流,而电压表与线圈 L 构成闭合回路,因此容易烧坏电压表,所以应首先将电压表与线圈 L 断开,再切断电路。故正确选项是 B。

10. B

分析:自感电动势的大小取决于流过导体本身电流的变化快慢和导体本身的自感系数。

11. D

分析: ① 线圈的自感系数 L 只和线圈本身的形状、大小、匝数、磁介质分布有关,和线圈是否载流无关。故 A 说法是错误的。② 由 $L=\frac{\Phi}{I}$ 可知,Φ 是穿过一个"回路"的磁通量,这个"回路"既可以指线圈回路,也可以指一般的载流回路。因而,非线圈回路也有自感,只是与线圈回路相比自感小得多。故 B 说法是错误的。③位移电流实质上是指"变化的电场",因而,它可存在于真空、介质、导体中,而不仅仅存在于电容器中。故 C 说法是错误的。因而,A、B、C 三种说法均不正确。

12. A

分析:平行板电容器电位移矢量的大小 $D=\sigma$,电位移通量大小 $\Phi_D=DS=\sigma S=q$(q 是极板上的电量)。由 $C=\frac{q}{U}$ 可知,当极板间的电势差随时间变化时,极板上的电量也同样随时间变化,则 $I_d=\frac{\mathrm{d}\Phi_D}{\mathrm{d}t}=\frac{\mathrm{d}q}{\mathrm{d}t}=C\frac{\mathrm{d}U}{\mathrm{d}t}$。

二、判断题

1. ×

分析:由于超导体对磁体产生排斥作用,因此超导体电流的磁场与磁体的磁场方向相反,磁悬浮应是磁体受到的磁场力与磁体重力相平衡。

2. ×

分析:当整个闭合电路都在磁场中做切割磁感线运动时,有可能使通过该闭合电路所包围的面积内的磁通量变化为零,这时就没有感应电流的产生。

3. √

分析:外界因素以某种方式使穿过回路的磁通量发生变化,穿过回路的磁通量发生变化时必然遇到来自回路内部的"阻碍",外界作用只有克服这种"阻碍"而维持磁通量的变化,把能量输入到回路中转化为电能。回路内部的"阻碍"来源于感应电流以其自身的属性(磁场)对外界的反抗(反抗磁通量的变化)。即外界作用不断克服感应电流的反抗以维持磁通量的变化而做功,从而把其他形式的能量转化为电能。

4. ×

分析: 回路中没有感应电流不等于回路中任意两点间均没有感应电动势。此题中,AB、MN 和 CD 都在磁场中切割磁感应线,产生感应电动势,其感应电动势的大小均为 BLv,方向均向上。由于三个边切割产生的感应电动势大小相等,方向相同,相当于三个相同的电源并联,回路中没有感应电流。而电压表是由电流表改装而成的,当电压表中有电流通过时,其指针才会偏转。所以 M、N 之间有电势差 BLv,但电压表示数为零。

5. √

分析: 当直导线上电流突然增大时,穿过矩形回路的合磁通量(方向向外)增加,回路中产生顺时针方向的感应电流。因 ad、bc 两边分布对称,所受的安培力合力为零,而 ab、cd 两边虽然通过的电流方向相反,但它们所在处的磁场方向也相反,它们所受的安培力均向右，所以线框整体受力向右。

6. ×

分析：自感电动势有阻碍电流变化的作用，但"阻碍"不是"阻止"，"阻碍"实质上是"延缓"，即自感电动势能"延缓"电流的变化，但电流还是要变化的。在开关 S 闭合后，由于自感电动势阻碍电流的增大，通过线圈 L 的电流强度不会立刻变为 $2I_0$，但最终仍会增大到 $2I_0$。

7. √

分析：电流的功率 $P = \frac{\Delta A}{\Delta t} = \frac{\varepsilon^2}{R} = \frac{1}{R}\left(\frac{\Delta\phi}{\Delta t}\right)^2$，所以功 $\Delta A = \frac{\Delta\phi}{R}\left(\frac{\Delta\phi}{\Delta t}\right)$

当两次的 $\Delta\phi$ 相同时，由于第一次磁通量变化 $\frac{\Delta\phi}{\Delta t}$ 大，故 ΔA 也较大。由能量守恒定律知，手推磁铁的力所作的功也是第一次大。

8. ×

分析：感应电动势的大小像其他电源电动势的大小一样，表示在电磁感应现象中将其他形式的能转化为电能本领的强弱；而磁通量的变化率则表示磁通量变化的快慢。两者物理意义不同。

三、填空题

1. 相反
2. 磁感应线
3. 洛伦兹力；$\boldsymbol{v} \times \boldsymbol{B}$；感生电场力；变化的磁场
4. 变化电场和变化磁场
5. 变大；变小；变小；变大
6. 不断减弱；垂直纸面向外或向里都可以
7. $\frac{1}{2}L^2\omega B\sin\theta$；由 A 指向 C

分析：在导体杆中任选一小段线元 $\mathrm{d}\boldsymbol{l}$，其上的动生电动势为

$$\mathrm{d}\varepsilon_i = (\boldsymbol{v} \times \boldsymbol{B}) \cdot \mathrm{d}\boldsymbol{l} = v\,B\sin\theta\mathrm{d}l$$

导体杆上总的动生电动势为

$$\varepsilon_i = \int_A^C vB\sin\theta\mathrm{d}l = \int_0^L l\omega B\sin\theta\mathrm{d}l = \omega B\sin\theta\int_0^L l\mathrm{d}l = \frac{1}{2}L^2\omega B\sin\theta$$

电动势的方向由 A 指向 C。

8. $\frac{iR}{S}$

分析：圆线圈中的感应电流是由长直螺线管内变化的磁场感应的。t 时刻，通过圆线圈的磁通量为 $\phi = BS$（B 为长直螺线管内均匀磁场的磁感应强度）。由电磁感应定律知，圆线圈中的感应电动势为

$$\varepsilon = \left|\frac{d\phi}{dt}\right| = S\left|\frac{dB}{dt}\right|$$

感应电流为 $$i = \frac{\varepsilon}{R} = \frac{S}{R}\left|\frac{dB}{dt}\right|$$

由此可得 $\left|\frac{dB}{dt}\right| = \frac{iR}{S}$

9.（1）为零；无

（2）不为零；有

分析：长直导线在空间某点产生的磁感应强度 B 为

$$B = \frac{\mu_0 I}{2\pi r}$$

10. $\sqrt{2}$∶1

分析：设圆环的半径为 a，则正方形的边长就为$\sqrt{2}a$，圆环中的感应电动势 ε_1 大小为

$$\varepsilon_1 = \left|\frac{d\phi_1}{dt}\right| = S_1\left|\frac{dB}{dt}\right| = \pi a^2\left|\frac{dB}{dt}\right|$$

同理，正方形线框中的感应电动势 ε_2 大小为

$$\varepsilon_2 = \left|\frac{d\phi_2}{dt}\right| = S_2\left|\frac{dB}{dt}\right| = 2a^2\left|\frac{dB}{dt}\right|$$

而同材料的圆环与正方形导线的电阻之比为

$$\frac{R_1}{R_2} = \frac{2\pi a}{4\sqrt{2}a} = \frac{\pi}{2\sqrt{2}}$$

所以圆环与正方形线框中的感应电流之比为

$$\frac{I_1}{I_2} = \frac{\pi a^2}{2a^2}\frac{2\sqrt{2}}{\pi} = \sqrt{2}$$

11. 1；左

12. 1.6×10^6 J/m^3；4.425J/m^3；磁

分析：磁场能量密度为

$$w_m = \frac{1}{2}\frac{B^2}{\mu_0} = \frac{1}{2}\times\frac{2^2}{4\times3.14\times10^{-7}} = 1.6\times10^6\text{J/m}^3$$

电场能量密度为

$$w_e = \frac{1}{2}\varepsilon_0 E^2 = \frac{1}{2}\times8.85\times10^{-12}\times10^{12} = 4.425\text{J/m}^3$$

即磁场能量密度远大于电场能量密度。

四、简答题

1. **答**:负号的意义是感应电流产生的磁场阻碍原磁场的变化。当原磁场增强时,感应电流产生的磁场方向与原磁场方向相反;而当原磁场减弱时,感应电流产生的磁场方向与原磁场方向相同。

2. **答**:把条形磁铁沿铜质圆环的轴线插入铜环中时,圆环中有感应电流和感应电场。如用塑料圆环替代铜质圆环,环中仍有感应电场,而无感应电流。因为不管有无导体,变化的磁场在其周围空间都要产生感生电场,如果有导体回路存在,则在导体中有感生电流产生,否则只有感生电场而无感生电流。

3. **答**:由 $\varepsilon_{21} = -M\dfrac{dI_1}{dt}$ 知,在一个线圈中产生的互感电动势与两个线圈的互感M及另一线圈中电流随时间的变化率有关。而由 $M = \dfrac{\phi_{21}}{I_1} = \dfrac{\phi_{12}}{I_2}$ 知,当两个线圈的形状、大小和磁介质的磁导率给定时,要获得较大的互感,一个线圈产生的磁场通过另一个线圈的磁通量要尽量大,所以两个线圈应同轴。

4. **答**:由 $M = \dfrac{\phi_{21}}{I_1} = \dfrac{\phi_{12}}{I_2}$ 知,当一个线圈产生的磁场通过另一个线圈的磁通量近似为零时,其互感系数就近似为零,所以两线圈应轴线相互垂直放置。

5. **答**:通过电场中某一截面的位移电流 I_d 等于通过该截面的电位移通量 ϕ_D 对时间的变化率。通过某截面的全电流是通过该截面的传导电流和位移电流之和,全电流是连续的。传导电流和位移电流的共同点是都能在空间产生磁场,对运动电荷产生作用力,但两者有本质上的区别。传导电流是自由电荷定向运动,通过导体时能产生焦耳热;而位移电流是电场的变化,在真空或电介质中不产生焦耳热,即位移电流不产生热效应。

6. **答**:变化电场所产生的磁场不一定随时间发生变化,变化磁场所产生的电场也不一定随时间发生变化。

五、计算题

1. **解**:由法拉第电磁感应定律,知任意时刻线圈中感应电动势为

$$\varepsilon = -\frac{d(N\phi)}{dt} = -N\times 8.0\times 10^{-5}\times 100\pi\cos 100\pi t$$

$$= -2.5\cos 100\pi t \text{ V}$$

则 $t=1.0\times 10^{-2}$秒时,线圈中的感应电动势为

$$\varepsilon = -2.5\cos(100\pi\times 1.0\times 10^{-2}) = 2.5 \text{ V}$$

2. **解**:任意时刻通过半圆的磁通量为

$$\phi = BS = B\times\frac{\pi r^2}{2}\cos\omega t$$

由法拉第电磁感应定律,知产生的感应电动势为

$$\varepsilon = -\frac{d\phi}{dt} = \frac{B\pi r^2\omega}{2}\sin\omega t$$

半圆形导线绕轴线 ab 旋转的角速度为 $\omega = 2\pi f$

所以产生的感应电流表达式为

$$I = \frac{\varepsilon}{R} = \frac{B\pi r^2\omega}{2R}\sin\omega t = \frac{\pi^2 r^2 fB}{R}\sin 2\pi ft$$

感应电流的最大值为 $\frac{\pi^2 r^2 fB}{R}$

3. **解：** 在正方形线圈上取一面元 dS，其距近的一条无限长直导线距离为 r，面元长 dr，宽 d，则面元 $dS = d \times dr$，近的这条无限长直导线在此面元中产生的磁通量为 $d\phi = \frac{\mu_0 Id}{2\pi r}dr$，此无限长直导线在整个线圈上产生的磁通量为

$$\phi = \int_d^{2d}\frac{\mu_0 Id}{2\pi r}dr = \frac{\mu_0 Id}{2\pi}\ln 2\text{，方向垂直线圈平面向外}$$

同理，距正方形线圈远的一条无限长直导线在整个线圈上产生的磁通量为

$$\phi = \int_{2d}^{3d}\frac{\mu_0 Id}{2\pi r}dr = \frac{\mu_0 Id}{2\pi}\ln\frac{3}{2}\text{，方向垂直线圈平面向里}$$

所以两无限长直导线在整个正方形线圈上产生的总磁通量为

$$\phi = \frac{\mu_0 Id}{2\pi}\ln 2 - \frac{\mu_0 Id}{2\pi}\ln\frac{3}{2} = \frac{\mu_0 Id}{2\pi}\ln\frac{4}{3}\text{，方向垂直线圈平面向外}$$

则线圈中的感应电动势大小为

$$\varepsilon = \left|-\frac{d\phi}{dt}\right| = \left(\frac{\mu_0 d}{2\pi}\ln\frac{4}{3}\right)\frac{dI}{dt}\text{，方向为顺时针方向}$$

4. **解：** 矩形导体线框上、下两边导线不切割磁感应线，左、右两边导线切割磁感线产生动生电动势，方向都向上。则总的动生电动势为

$$\begin{aligned}\varepsilon = \varepsilon_{左} - \varepsilon_{右} &= B_{左}vl_2 - B_{右}vl_2 \\ &= \left[\frac{\mu_0 I}{2\pi d} - \frac{\mu_0 I}{2\pi(d + l_1)}\right]vl_2 \\ &= \frac{\mu_0 I l_1 l_2 v}{2\pi d(d + l_1)}\end{aligned}$$

顺时针方向。

5. **解：** 设想磁场中存在 Oab 三角形回路，此回路面积为

$$S = \frac{1}{2}L\sqrt{R^2 - \left(\frac{L}{2}\right)^2}$$

穿过此面积的磁通量为

$$\phi = BS = \frac{1}{2}LB\sqrt{R^2 - \left(\frac{L}{2}\right)^2}$$

当磁场变化时，回路中感生电动势为

$$\varepsilon = -\frac{\mathrm{d}\phi}{\mathrm{d}t} = -\frac{1}{2}L\sqrt{R^2 - \left(\frac{L}{2}\right)^2}\frac{\mathrm{d}B}{\mathrm{d}t}$$

因为磁场在增强，电动势沿逆时针方向，故 b 端电势高。

6. **解**：导线在磁场中切割磁感应线产生动生电动势，其值为

$$\varepsilon_{AB} = B \times \overline{AB} \times v = 2.5 \times 10^{-2} \times 0.10 \times 1.5 = 3.75 \times 10^{-3}\mathrm{V}$$

$$\varepsilon_{BC} = B \times \overline{BC} \times v \times \cos 30^\circ = 2.5 \times 10^{-2} \times 0.10 \times 1.5 \times \cos 30^\circ = 3.25 \times 10^{-3}\mathrm{V}$$

$$\varepsilon_{AC} = \varepsilon_{AB} + \varepsilon_{BC} = 3.75 \times 10^{-3} + 3.25 \times 10^{-3} = 7.00 \times 10^{-3}\mathrm{V}$$

A 点电势高于 C 点的电势

7. **解**：过 A 点作 AB 垂直 Oz 轴，交 Oz 轴于 B 点，则三角形 OAB 也以每秒 50 转的角速度绕 Oz 轴转动，所以任意时刻穿过此三角形的磁通量为

$$\phi = BS\cos\omega t$$

式中转动角速度 $\omega = 2\pi f = 100\pi$，三角形面积 S 为

$$S = \frac{1}{2} \times l\cos 30^\circ \times l\sin 30^\circ = \frac{1}{2} \times 0.4\cos 30^\circ \times 0.4\sin 30^\circ = 0.035\mathrm{m}^2$$

OA 棒转动过程中切割磁感应线产生的动生电动势为

$$\varepsilon = -\frac{\mathrm{d}\phi}{\mathrm{d}t} = BS\omega\sin\omega t$$

$$= 0.1 \times 0.35 \times 100 \times \pi\sin 100\pi t$$

$$= 1.1\sin 100\pi t \text{ V}$$

8. **解**：由含源电路的全电路欧姆定律可知

$$\varepsilon(t) + \varepsilon_L = IR$$

故

$$I = \frac{\varepsilon(t) + \varepsilon_L}{R}$$

9. **解**：(1) 设螺线管中电流为 I，螺线管的磁通链数

$$N\phi = NBS = N\frac{\mu_0 NI}{l}\pi r^2$$

螺线管的自感系数为

$$L = \frac{N\phi}{I} = \frac{\mu_0 N^2 \pi r^2}{l}$$

$$= \frac{1.26 \times 10^{-6} \times 1200^2 \times 3.14 \times (2.0 \times 10^{-2})^2}{0.3}$$

$$= 7.6 \times 10^{-3} \text{ H}$$

(2)自感电动势的大小为

$$\varepsilon_L = L\left|\frac{\mathrm{d}I}{\mathrm{d}t}\right| = 7.6 \times 10^{-3} \times 3.0 \times 10^2 = 2.3\mathrm{V}$$

10. **解**:设圆筒中的电流为 I,则两圆筒间的磁场的磁感应强度为

$$B = \frac{\mu_0 I}{2\pi r}$$

磁场的能量密度 $$w_m = \frac{1}{2\mu_0}B^2$$

长为 l 的一段电缆内的磁场能量为

$$W_m = \int w_m \mathrm{d}V = \frac{\mu_0 I^2}{8\pi^2}\int_a^b \frac{1}{r^2} \times 2\pi r l \mathrm{d}r$$

$$= \frac{\mu_0 l}{4\pi}I^2 \ln\frac{b}{a} = \frac{1}{2}LI^2$$

所以 $$L = \frac{\mu_0 l}{2\pi}\ln\frac{b}{a}$$

11. **解**:(1)小线圈 a 的半径 $r = \sqrt{\frac{S_1}{\pi}} = \sqrt{\frac{4.0}{3.14}} = 1.1\mathrm{cm}$

可见小线圈 a 的半径远小于大线圈 b 半径 R。作为近似,当大线圈 b 的电流为 I_2 时,小线圈 a 的面积上各点磁感应强度相同,其值为

$$B_2 = \frac{\mu_0 N_2 I_2}{2R}$$

式中,N_2 为大线圈 b 的匝数。$\boldsymbol{B}_2$ 的方向垂直于小线圈 a 的面积,故电流 I_2 在小线圈 a 产生的全磁通为

$$\Phi_{12} = N_1 B_2 S_1 = \frac{\mu_0 N_1 N_2 S_1 I_2}{2R}$$

式中,N_1、S_1 分别为小线圈 a 的匝数和面积。于是两线圈的互感系数为

$$M = \frac{\Phi_{12}}{I_2} = \frac{\mu_0 N_1 N_2 S_1}{2R}$$

$$= \frac{1.26 \times 10^{-6} \times 50 \times 100 \times 4.0 \times 10^{-4}}{2 \times 0.2}$$

$$= 6.3 \times 10^{-6}\mathrm{H}$$

(2)当小线圈 a 中电流为 I_1 时,它在大线圈 b 中产生的全磁通为

$$\Phi_{21} = N_2\phi_{21} = MI_1$$

因此 $$\frac{\mathrm{d}\phi_{21}}{\mathrm{d}t} = \frac{M}{N_2}\frac{\mathrm{d}I_1}{\mathrm{d}t} = \frac{-6.3 \times 10^{-6} \times 50}{100} = -3.15 \times 10^{-6}\mathrm{Wb/s}$$

(3)大线圈 b 的感生电动势为

$$\varepsilon_{21} = -N_2\frac{\mathrm{d}\phi_{21}}{\mathrm{d}t} = 100\times3.15\times10^{-6} = 3.15\times10^{-4}\mathrm{V}$$

12. **解**:两线圈圆心重合,轴线正交,则一个线圈的磁感应线不会穿过另一个线圈,这两个线圈间不存在互感。

(1)当两线圈串联时电流相同, $i_1 = i_2 = i$;串联自感电动势等于两线圈自感电动势之和:

$$-L\frac{\mathrm{d}i}{\mathrm{d}t} = -L_1\frac{\mathrm{d}i}{\mathrm{d}t} - L_2\frac{\mathrm{d}i}{\mathrm{d}t}$$

所以 $$L = L_1 + L_2$$

(2)当两线圈并联时,总电流为两线圈电流之和

$$i = i_1 + i_2 \tag{1}$$

并联自感电动势与两线圈的自感电动势相等,即

$$L = \frac{\mathrm{d}i}{\mathrm{d}t} = L_1\frac{\mathrm{d}i_1}{\mathrm{d}t} = L_2\frac{\mathrm{d}i_2}{\mathrm{d}t}$$

所以 $$Li = L_1 i_1 = L_2 i_2 \tag{2}$$

由(1)、(2)两式即可得

$$\frac{1}{L} = \frac{1}{L_1} + \frac{1}{L_2}$$

13. **解**:一个自感系数为 L,载有电流 I 的线圈贮存的磁能为

$$W_m = \frac{1}{2}LI^2$$

而一个长直螺线管的自感系数为

$$L = \frac{\Phi}{I} = \mu\frac{N^2}{l}S = \mu\frac{N^2}{l}\frac{\pi D^2}{4}$$

其中 l 是螺线管的长度,N 是匝数。则两个线圈的储能比为

$$\frac{W_{m_1}}{W_{m_2}} = \frac{D_1^2}{D_2^2} = \frac{1}{16}$$

14. **解**:(1) $P = \varepsilon i = \varepsilon\times\frac{\varepsilon}{R}(1 - e^{-\frac{R}{L}t})$

$$= 3\times\frac{3}{10}(1 - e^{-\frac{10}{3}\times0.3}) = 0.57\mathrm{W}$$

(2) $$i = \frac{P}{\varepsilon} = \frac{0.57}{3} = 0.19\mathrm{A}$$

$$P = i^2R = 0.19^2\times10 = 0.36\mathrm{W}$$

(3) $W_m = \frac{1}{2}LI_0^2 = \frac{1}{2}\times3\times\left(\frac{\varepsilon}{R}\right)^2 = \frac{3}{2}\times0.3^2 = 0.135\mathrm{J}$

15. **解**:根据欧姆定律的微分形式,导体中的传导电流密度为

$$j_C = \gamma E = \gamma E_m \cos\omega t$$

导体中的位移电流密度为

$$j_D = \frac{\partial}{\partial t}(\varepsilon_0 E_m \cos\omega t) = -\varepsilon_0 \omega E_m \sin\omega t$$

$$\left|\frac{j_D}{j_C}\right| = \frac{\varepsilon_0 \omega E_m}{\gamma E_m} = \frac{\varepsilon_0 \omega}{\gamma} = \frac{8.85 \times 10^{-12} \times 2 \times 3.14 f}{10^7}$$

$$\approx 55.6 \times 10^{-17} f$$

其中 $\omega = 2\pi f$,当频率低于光波频率 f 约 10^{13} Hz 时,在良导体中,位移电流与传导电流相比是微不足道的。

第十章 振动和波

习 题

一、单选题

1. 一弹簧振子振动方程为 $x=0.1\cos\left(\pi t-\frac{\pi}{3}\right)$m。若振子从 $t=0$ 时刻的位置到达 $x=-0.05$m处，且向 x 轴负方向运动，则所需的最短时间为（　）

A. $\frac{1}{3}$s　　B. $\frac{5}{3}$s　　C. $\frac{1}{2}$s　　D. 1s

2. 一质点在 x 轴上作简谐振动，已知 $t=0$ 时，$x_0=-0.01$m，$v_0=0.03$m/s，$\omega=\sqrt{3}$ rad/s，则质点的振动方程为（　）

A. $x=0.02\cos\left(\sqrt{3}t+\frac{2\pi}{3}\right)$ m　　B. $x=0.02\cos\left(\sqrt{3}t+\frac{4\pi}{3}\right)$ m

C. $x=0.01\cos\left(\sqrt{3}t+\frac{2\pi}{3}\right)$ m　　D. $x=0.01\cos\left(\sqrt{3}t+\frac{4\pi}{3}\right)$ m

3. 两个小球1与2分别沿 Ox 轴作简谐振动。已知它们的振动周期各为 T_1、T_2，且 $T_1=2T_2=2$s，在 $t=0$ 时，两球均在平衡位置上，且球1向 x 轴的正方向运动，球2向 x 轴的负方向运动。当 $t=\frac{1}{3}$s 时，两球振动的相位差为（　）

A. $\frac{\pi}{3}$　　B. $\frac{4}{3}\pi$　　C. $-\frac{\pi}{3}$　　D. $-\frac{4}{3}\pi$

4. 一个弹簧振子作简谐振动，已知振子势能的最大值为100J，当振子处于最大位移一半处时其动能瞬时值为（　）

A. 25J　　B. 50J　　C. 75J　　D. 100J

5. 质点作简谐振动，振幅为 A，当它离开平衡位置的位移分别为 $x_1=\frac{A}{3}$和 $x_2=\frac{A}{2}$时，动能分别为 E_{k1}和 E_{k2}，则$\frac{E_{k1}}{E_{k2}}$之比值为（　）

A. $\frac{2}{3}$　　B. $\frac{3}{8}$　　C. $\frac{8}{27}$　　D. $\frac{32}{27}$

6. 若一平面简谐波的波的方程为 $y=A\cos(Bt-cx)$，式中 A、B、c 为正值恒量，则(　　)

A. 波速为 c　　B. 周期为$\frac{1}{B}$　　C. 波长为$\frac{2\pi}{c}$　　D. 圆频率为$\frac{2\pi}{B}$

7. 如图 10-1 所示为 $t=0$ 时刻的波形，则波动方程为(　　)

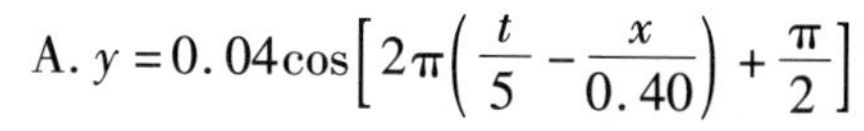

A. $y=0.04\cos\left[2\pi\left(\frac{t}{5}-\frac{x}{0.40}\right)+\frac{\pi}{2}\right]$

B. $y=0.04\cos\left[2\pi\left(\frac{t}{5}-\frac{x}{0.40}\right)-\frac{\pi}{2}\right]$

C. $y=0.04\cos\left[2\pi\left(\frac{t}{5}+\frac{x}{0.40}\right)+\frac{\pi}{2}\right]$

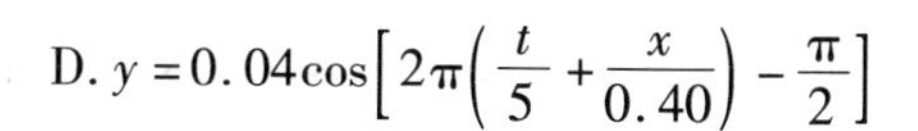

D. $y=0.04\cos\left[2\pi\left(\frac{t}{5}+\frac{x}{0.40}\right)-\frac{\pi}{2}\right]$

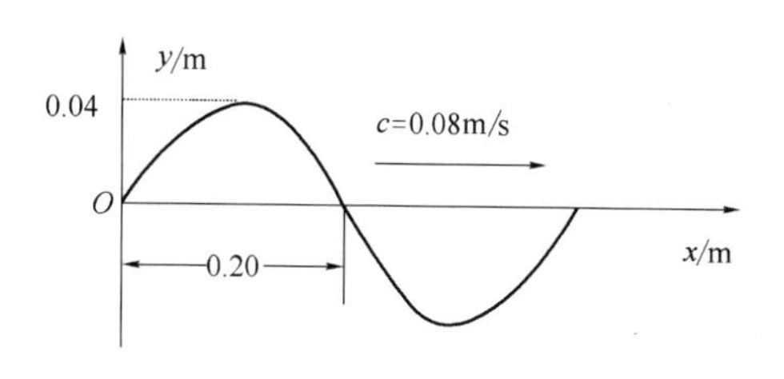

图 10-1

8. 有一平面简谐波沿 x 轴正向传播，已知 $t=1\text{s}$ 时的波形图线是 a，$t=2\text{s}$ 时的波形图线是 b，如图 10-2 所示，则此波动方程为(　　)

A. $y=0.2\cos\pi\left(t-\frac{x}{2}+\frac{3}{2}\right)$ m

B. $y=0.2\cos\pi\left(t-\frac{x}{4}\right)$ m

C. $y=0.2\cos\pi\left(t-\frac{x}{4}+\frac{1}{2}\right)$ m

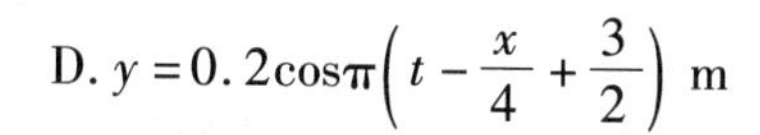

D. $y=0.2\cos\pi\left(t-\frac{x}{4}+\frac{3}{2}\right)$ m

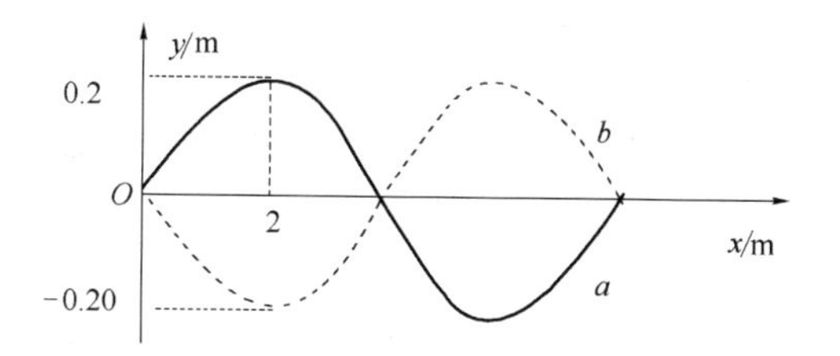

图 10-2

9. 一平面简谐波在弹性介质中传播，在介质质元从平衡位置运动到最大位移处的过程中(　　)

A. 它的动能转换成势能

B. 它的势能转换成动能

C. 它从相邻的一段质元获得能量，其能量逐渐增大

D. 它把自己的能量传给相邻的一段质元，其能量逐渐减小

10. S_1 和 S_2 是波长均为 λ 的两个相干波的波源，相距$\frac{3}{4}\lambda$，S_1 的相位比 S_2 超前$\frac{\pi}{2}$。若两波单独传播时，在过 S_1 和 S_2 的直线上各点的强度相同，不随距离变化，且两波的强度都是 I_0，则在 S_1、S_2 连线上 S_1 外侧 S_2 外侧各点，合成波的强度分别是(　　)

A. $4I_0$, $4I_0$　　B. 0,0　　C. 0,$4I_0$　　D. $4I_0$, 0

二、判断题

1. 拍皮球时，皮球的运动为简谐振动。设球与地面的碰撞为弹性碰撞。(　　)

2. 细线悬挂一小球，令其在水平面内作匀速率圆周运动，其为简谐振动。(　　)

3. 质点作简谐振动时，从平衡位置运动到最远点需时 1/4 周期，因此走过该距离的一半时需时$\frac{1}{8}$周期。(   )

4. 位移 $x = A\cos(\omega t+\varphi)$ 对 t 求两次导数可得加速度 $a = -\omega^2 A\cos(\omega t+\varphi)$，二者的括弧中 $(\omega t+\varphi)$ 是一样的，故 x 和 a 同相。(   )

5. 波源不动时，波源的振动周期与波动的周期在数值上是不同的。(   )

6. 波源振动的速度与波速相同。(   )

7. 在波传播方向上任一质点的振动相位总比波源的相位落后。(   )

三、填空题

1. 已知作简谐振动物体的振动周期 $T=0.5\text{s}$，某刻，物体的位移 $x=3\times10^{-2}\text{m}$，速 3 度 $v=-12\times\sqrt{3}\pi\times10^{-2}\text{m/s}$，加速度 $a=-48\pi^2\times10^{-2}\text{m/s}^2$。经过时间 $t=0.5\text{s}$，则 $x=$ ______________，$v=$ ______________，$a=$ ______________。

2. 一质点作简谐振动速度的最大值 $v_m=5\text{cm/s}$，振幅 $A=2\text{cm}$，若令速度具有正最大值的那一时刻为 $t=0$，则振动表达式为 $x=$ __________。

3. 一平面简谐波沿 x 轴正向传播，已知坐标原点的振动方程为 $y=0.05\cos\left(\pi t+\frac{\pi}{2}\right)\text{m}$，设同一波线上 A、B 两点之间的距离为 0.02m，B 点的相位比 A 点落后$\frac{\pi}{6}$，则波长 $\lambda=$ __________，波速 $c=$ __________，波动方程 $y=$ __________。

4. 如图 10-3 所示，某列平面简谐波沿 x 轴正向传播，某刻，P_1 点的相位为 8π，则 P_2 点的相位为__________，经过时间 $t=\frac{T}{4}$，P_1 点的相位为__________，P_2 点的相位为__________，由此可见，波的传播是__________的传播。

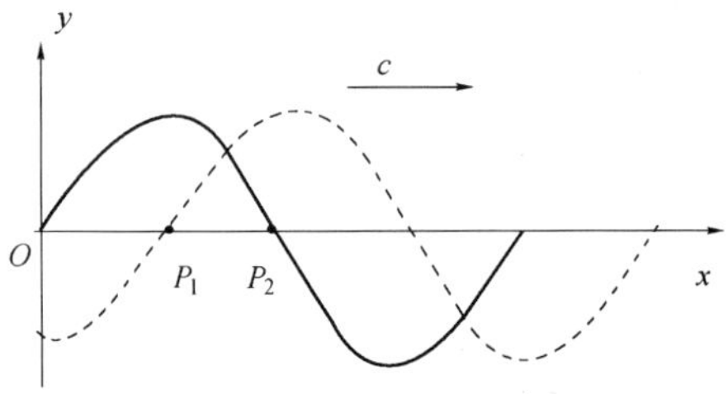

图 10-3

5. 简谐振动表达式的标准形式为 $x=$ __________，其中__________、__________、__________，称为简谐振动的三个特征量。

6. 一个谐振子，在 $t=0$ 时刻位于平衡位置 O 点，此时，若向正方向运动，则初相位 $\varphi=$ __________；若向负方向运动，则初相位 $\varphi=$ __________。

7. 如图 10-4 所示的振动曲线，其中振幅 $A=$ __________。周期 $T=$ __________；初相位 $\varphi=$ __________；振动表达式 $x=$ __________。

8. 如图 10-5 所示的简谐振动矢量图中，振幅 $A=2\text{cm}$，B 为 $t=0$ 时刻的位置，C 为 t 时刻的位置，则：

(1) 图 10-5a 对应的振动表达式为 $x_1=$ __________；

(2) 图 10-5b 对应的振动表达式为 $x_2=$ __________。

9. 简谐振动的能量表达式为 $E=$ ________。

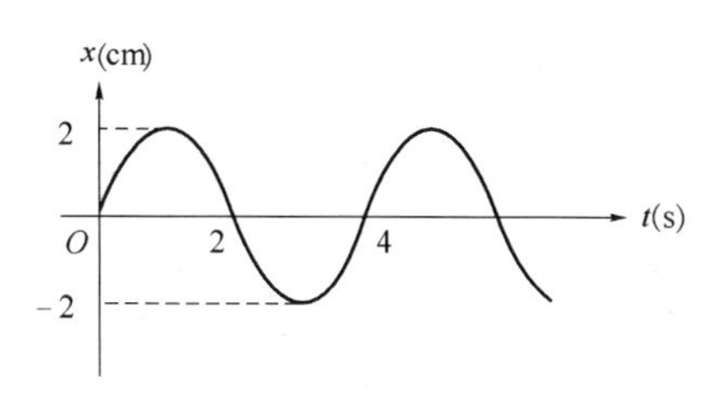

图 10-4

四、简答题

1. 机械波通过不同介质时，它的波长、频率和速度中哪些量会发生变化？哪些量不变？

2. 振动和波动有何区别和联系？

3. 什么是相位？一个单摆由最左位置开始摆向右方（开始计时），在最左端相位是多少？经过中点、到达右端、再回到中点、返回左端等各处的相应相位各是多少？初相位是多少？

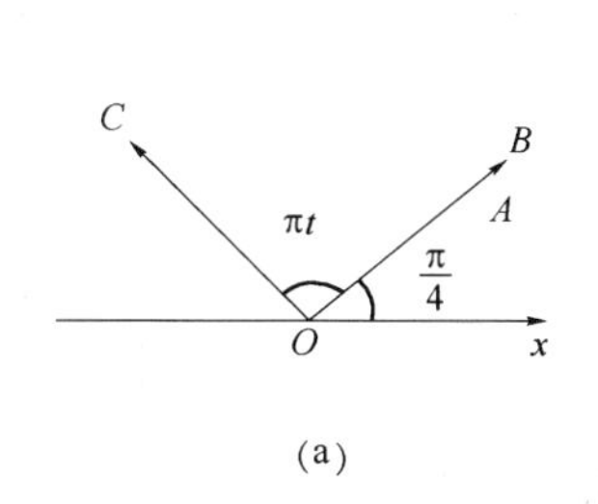

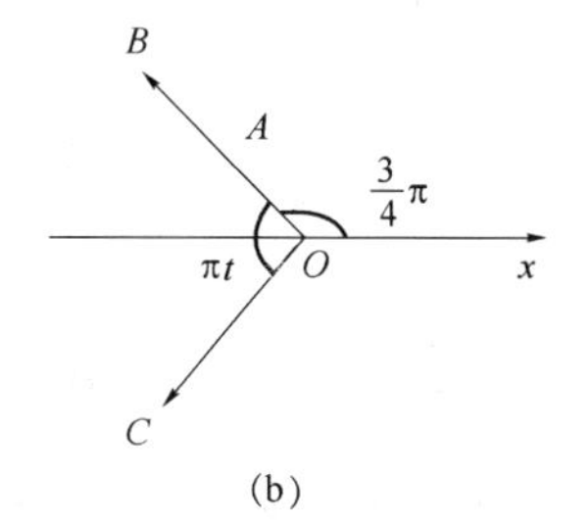

图 10-5

如果在过中点向左运动的时刻开始计时，那么上述各问题的答案又是多少？

4. 什么情况下，简谐振动的速度和加速度是同号的？在什么情况下是异号的？加速度为正值时，振动质点一定是加快地运动吗？反之，加速度为负值时，肯定是减慢地运动吗？

5. 将单摆拉到与竖直角度为 φ 后，放手任其摆动，则 φ 是否就是其初相位？为什么？单摆的角速度是否就是简谐振动的圆频率？

6. 有两个弹簧振子，其所挂重物的质量相同，即 $m_1=m_2$，但弹性系数 $k_1 \neq k_2$，已知振动周期 $T_1=2T_2$，而且 $A_1=2A_2$，它们的振动能量是否相同？

7. 什么是波速？什么是振动速度？有何不同？计算公式各是什么？

8. 图 10-6 所示，两个相干波源 S_1 与 S_2 相距 $\frac{3}{4}\lambda$，λ 为波长，若两波在 S_1、S_2 连线上的振幅都是 A，并且不随距离变化，已知在连线上 S_1 左侧各点的合成波强度是其中一个波强度的 4 倍，两波源应满足的相位条件是什么？

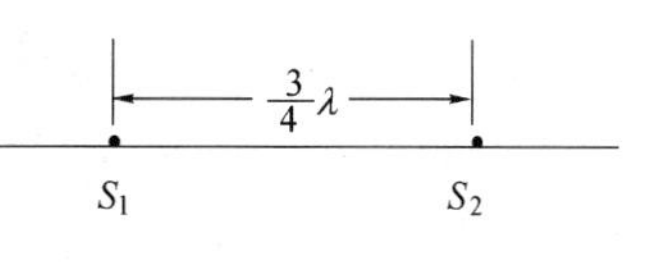

图 10-6

9. 波的能量与振幅的平方成正比，两个振幅相同的相干波在空间叠加时，干涉加强的点的合振幅为原来的 2 倍，能量为原来的 4 倍，这是否违背能量守恒定律？

10. 声源向着观察者运动和观察者向声源运动都使观察者接收的频率变高，这两种过程在物理上有何区别？

五、计算题

1. 一个作简谐振动的物体，其振幅为 A，质量为 m，振动的全部能量为 E，振动的初相位为 φ，求此物体的简谐振动方程。

2. 有一弹簧在其下端悬挂质量为 m 的物体，弹簧伸长 x_0，如果再加力使物体往下又移动了距离为 A，然后放手。

(1) 证明物体将上下作简谐振动；

(2) 试求振动周期和频率。

3. 弦上传播一横波，其波动方程为 $y = 2\cos\pi(0.05x - 200t)$，式中 x、y 的单位为米(m)。

(1) 试求振幅、波长、频率、周期和传播速度；

(2) 画出 $t = 0\text{s}$ 时的波形。

4. 满足微分方程 $\frac{\partial^2 \xi}{\partial t^2} + \mu^2 \frac{\partial^4 \xi}{\partial x^4} = 0$（$\mu$ 为常数）的余弦波，求和波长成反比的波速。

5. 一沿 x 轴作简谐振动的物体，振幅为 $5.0 \times 10^{-2}\text{m}$，频率为 2Hz。

(1) 在时间 $t = 0$ 时，振动物体经平衡位置处向 x 轴正方向运动，求振动方程；

(2) 如果该物体在时间 $t = 0$ 时，经平衡位置处向 x 轴负方向运动，求振动方程。

6. 一个运动物体的位移与时间的关系为 $y = 0.10\cos\left(2.5\pi t + \frac{\pi}{3}\right)\text{m}$，试求：

(1) 周期、角频率、频率、振幅和初相位；

(2) $t = 2\text{s}$ 时物体的位移、速度和加速度。

7. 两个同方向、同频率的简谐振动方程分别为 $x_1 = 4\cos\left(3\pi t + \frac{\pi}{3}\right)\text{m}$ 和 $x_2 = 3\cos\left(3\pi t - \frac{\pi}{6}\right)\text{m}$，试求它们的合振动的振动方程。

8. 已知波动方程为 $y = A\cos(at - bx)\text{m}$，试求波的振幅、波速、频率和波长。

9. 有一列平面简谐波，坐标原点按 $y = A\cos(\omega t + \varphi)$ 的规律振动。已知，$A = 0.10\text{m}$，$T = 0.50\text{s}$，$\lambda = 10\text{m}$。试求：

(1) 波动方程；

(2) 波线上相距 2.5m 的两点的相位差；

(3) 如果 $t = 0$ 时处于坐标原点的质点的振动位移为 $y_0 = +0.050\text{m}$，且向平衡位置运动，求初相位并写出波动方程。

10. A 和 B 是两个同方向、同频率、同相位、同振幅的波源分别处在 A 和 B 处，它们在介质中产生的两列波的波长均为 λ，A、B 之间的距离为 1.5λ。C 是 AB 连线上 B 点外侧的任意一点。试求：

(1) AB 两点发出的波到达 C 点时的相位差；

(2) C 点的振幅。

11. 一列沿绳子行进的横波的波动方程为 $y = 0.10\cos(0.01\pi x - 2\pi t)\text{m}$。试求：

(1)波的振幅、频率、传播速度和波长；

(2)绳上某质点的最大横向振动速度。

12. 设 y 为球面波各质点振动的位移，r 为离开波源的距离，A_0 为距离波源单位距离处波的振幅。试利用波的强度的概念求出球面波的波动方程。

13. 人耳对1000Hz的声波产生听觉的最小声强约为 $10^{-12}\mathrm{W/m^2}$，求在传播此声波时空气分子振动的相应的振幅。

14. 两种声音的声强级相差1dB，试求它们的强度之比。

15. 利用多普勒效应测量血管中血液流速：用5MHz的超声波直射血管，入射角为0°，测出接受与发射的波频率差为500Hz。已知声波在软组织中的传播速度为1500m/s，求此时血管中血液流速。

参 考 答 案

一、单选题

1. D
2. B
3. B
4. C
5. D
6. C
7. A
8. D
9. D
10. D

二、判断题

1. ×

分析：皮球在运动过程中所受的外力与位移关系不满足 $f=-kx$。

2. ×

分析：物体在任一位置所受合力的大小为恒量，而方向却在不断改变，不满足 $f=-kx$。

3. ×

分析：从平衡位置运动到最远点需时1/4周期，走过该距离的一半时相位差为 $\frac{\pi}{6}$，需时 $\frac{1}{12}$ 周期。

4. ×

分析:比较两个量的相位大小时应注意两点:第一,将两个要比较的量都写成余弦(正弦)函数;第二,函数前面的系数要同号。因为 $x=A\cos(\omega t+\varphi)$,所以 $a=-\omega^2A\cos(\omega t+\varphi)=\omega^2A\cos(\omega t+\varphi+\pi)$。二者相位相差为 π。

5. ×

分析:波动方程由振动方程推出,所以,当波源不动时,波源的振动周期与波动的周期在数值上是相同的。

6. ×

分析:波源的振动速度描述质点在平衡位置附近振动的快慢程度;波速是描述波的传播速度。

7. √

分析:由波动方程 $y=A\cos\left(t-\dfrac{x}{u}\right)$知,离波源越远,$x$ 值越大,相位越小。

三、填空题

1. 3×10^{-2}m; $-12\sqrt{3}\pi\times10^{-2}$ m/s; $-48\pi^2\times10^{-2}$m/s^2

2. $2\times10^{-2}\cos\left(\dfrac{5}{2}t-\dfrac{\pi}{2}\right)$ m

3. 0.24m; 0.12 m/s ;$0.05\cos\left(\pi t-\dfrac{\pi x}{0.12}+\dfrac{\pi}{2}\right)$m

4. 7.5π;8.5π;8π;运动状态(相位的传播)

5. $A\cos(\omega t+\varphi)$;A;ω;φ

6. $\dfrac{3}{2}\pi$;$\dfrac{\pi}{2}$

7. 2cm;4s;0.5π(rad/s);$2\cos\left(\dfrac{\pi}{2}t+\dfrac{3}{2}\pi\right)$

8. $0.02\cos\left(\pi t+\dfrac{\pi}{4}\right)$;$0.02\cos\left(\pi t+\dfrac{3}{4}\pi\right)$

9. $\dfrac{1}{2}kA^2$

四、简答题

1. **答**:机械波的频率只与波源的性质有关,而与传播的介质无关。机械波通过不同介质时,频率不变。

机械波在介质中传播的速度与介质性质有关,在不同介质中波速是变化的。

根据 $\lambda=\dfrac{c}{\nu}$,因为在不同介质中 ν 不变,但 c 总是变化的,故对同一频率的波来说,在不同介质中波长也会发生变化。

2. **答**:振动是产生波动的根源,波动是振动的传播,它们是密切联系着的,但它们是两种不同的运动形式。振动是指单个物体(质点)或大块物体的一部分在其平衡位置附近作周期性运动。波动是指从波源向外传播开来的周期性运动。在波动传播过程中,介质中某一体元的动能、势能同时增加,同时减少,因而总能量不守恒。这与质点振动时的能量关系完全不同。

3. **答:**相位($\omega t+\varphi$)是确定振动物体在任一时刻运动状态的物理量。

单摆在左端位置开始计时($t=0$),在参考圆上振幅矢量 A 处在如图 10-7a 所示的位置,于是初相位 $\varphi=\pi$;单摆在各个位置相应的相位由参考圆或者由$\left(\frac{2\pi}{T}t+\pi\right)$进行计算。结果为:在最左端 π、经过中点$\frac{3}{2}\pi$、到达右端 2π、再回到中点$\frac{5}{2}\pi$、返回左端 3π。

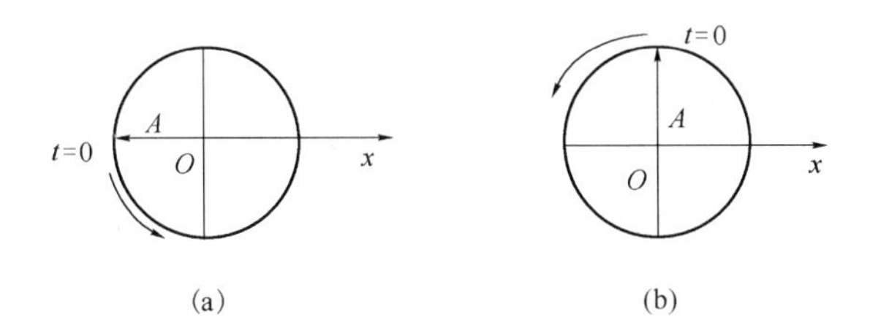

图 10-7

如果在过中点向左运动的时刻开始计时($t=0$),在参考圆上振幅矢量 A 处在如图 10-7b 所示的位置,于是初相位 $\varphi=\frac{\pi}{2}$;单摆在各个位置相应的相位由参考圆或者由$\left(\frac{2\pi}{T}t+\frac{\pi}{2}\right)$进行计算。结果为:在最左端$\frac{\pi}{2}$、经过中点 π、到达右端$\frac{3}{2}\pi$、再回到中点 2π、返回左端$\frac{5}{2}\pi$。

4. **答:**作简谐振动的物体,$\alpha=-\omega^2x$,加速度的方向总是指向平衡位置。

当物体朝平衡位置方向运动时,速度与加速度方向相同;当物体背离平衡位置方向运动时,速度与加速度方向相反。

加速度的正负是相对于所选定的坐标而言的,它不能反映出物体运动的快慢,只有当加速度与速度同向时物体才作加速运动,异向时则减速。

5. **答:**简谐振动的初相位是确定振动物体初始时刻($t=0$)运动状态的物理量。若放手时开始计时,则振动物体的速度为零,处在位移的最大值处,在参考圆上,振幅矢量处在如图 10-8 所示的位置,由此可见,初相位为零。φ 不是初相位,是振动物体的角位移。单摆的圆频率为 $\omega=\sqrt{\frac{g}{l}}$,单摆的角速度为$\frac{d\varphi}{dt}$,是两个不同的概念。

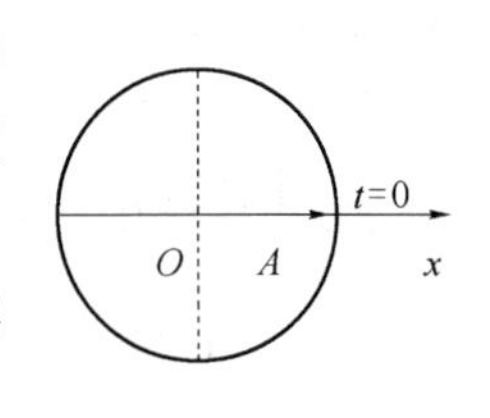

图 10-8

6. **答:**振动能量相同。简谐振动的能量 $E=\frac{1}{2}kA^2$,而 $\omega^2=\left(\frac{2\pi}{T}\right)^2=\frac{k}{m}$,因此 $E=\frac{1}{2}m\left(\frac{2\pi}{T}\right)^2A^2=\frac{1}{2}m(2\pi)^2\left(\frac{A}{T}\right)^2$。

7. **答**:波速是指波在介质中传播的速度,波的传播是运动状态的传播,平面简谐波在无限大均匀介质中的传播速度为 $c=\dfrac{\lambda}{T}=\nu\lambda$。波速与介质的特性和状态有关。

振动速度是质点在平衡位置附近位移随时间的变化率,对于简谐振动,质点的振动速度为 $v=-\omega A\sin(\omega t+\varphi)$,与振动系统本身的性质、振幅以及初相位有关。

8. **答**:两相干波源的相位差 $\Delta\varphi=\varphi_2-\varphi_1-2\pi\dfrac{r_2-r_1}{\lambda}=0$;波程差 $r_2-r_1=\dfrac{3\lambda}{4}$,所以 $\varphi_2-\varphi_1=\dfrac{3\pi}{2}$,即 S_2 的相位超前于 S_1 的相位$\dfrac{3\pi}{2}$。

9. **答**:两列振幅相同的相干波在空间相遇,叠加的结果,有的地方振动始终加强,合振幅为原来的两倍,能量为原来的 4 倍;有的地方振动始终减弱,合振幅为零,能量也为零,故分布在整个相干区域的总能量是恒定不变的,因而不违背能量守恒定律。

10. **答**:当观察者向声源运动时,观察者在单位时间内接受到的完整波数增多,故频率变高;当声源向观察者运动时,在声源运动前方波长变短,导致波的频率变高;两者在物理意义上是有区别的。

五、计算题

1. **解**: $x=A\cos(\omega t+\varphi)$,由于 $E=\dfrac{1}{2}m\omega^2A^2$,得 $\omega=\sqrt{\dfrac{2E}{A^2m}}$,因此振动方程为

$$x=A\cos\left(\sqrt{\frac{2E}{A^2m}}\,t+\varphi\right)。$$

2. **解**:$kx_0=mg$,$k=\dfrac{mg}{x_0}$,$ma=-kx$,即$\dfrac{\mathrm{d}^2x}{\mathrm{d}t^2}+\dfrac{k}{m}x=0$,解出 $x=A\cos(\omega t+\varphi)$,此即简谐振动方程,其中 $\omega^2=\dfrac{k}{m}=\dfrac{g}{x_0}$,振动周期为 $T=\dfrac{2\pi}{\omega}=2\pi\sqrt{\dfrac{x_0}{g}}$,频率 $\nu=\dfrac{1}{T}=\dfrac{1}{2\pi}\sqrt{\dfrac{g}{x_0}}$。

3. **解**:(1)波动方程 $y=2\cos\pi(0.05x-200t)=2\cos2\pi(0.025x-100t)$ 与标准形式 $y=A\cos2\pi\left(\dfrac{x}{\lambda}-\nu t\right)$ 比较可得

$A=2\text{m}$;$\lambda=40\text{m}$;$\nu=100\text{Hz}$;

$T=\dfrac{1}{\nu}=0.01\text{s}$;$c=\lambda\cdot\nu=4000\text{m/s}$。

(2)$t=0\text{s}$ 时的波形如图 10-9 所示。

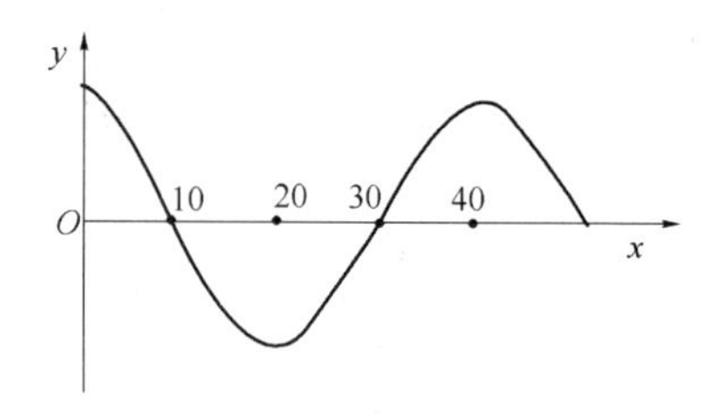

图 10-9

4. **解**:余弦波标准形式为 $\xi=A\cos\omega\left(t-\dfrac{x}{c}\right)$,则

$\dfrac{\partial^2\xi}{\partial t^2}=-A\omega^2\cos\omega\left(t-\dfrac{x}{c}\right)$,$\dfrac{\partial^4\xi}{\partial x^4}=A\dfrac{\omega^4}{c^4}\cos\omega\left(t-\dfrac{x}{c}\right)$。由以上两式得到该波动方程的微分表达式$\dfrac{\partial^2\xi}{\partial t^4}+\dfrac{c^4}{\omega^2}\cdot\dfrac{\partial^4\xi}{\partial x^4}=0$,与题目中形式比较可得$\dfrac{c^4}{\omega^2}=\mu^2$,即 $c^2=\mu\omega$,而 $\omega=\dfrac{2\pi}{T}=\dfrac{2\pi c}{\lambda}$,因此得

$c = \frac{2\pi\mu}{\lambda}$，即波速与波长成反比。

5. **解**：$A = 5.0 \times 10^{-2}$m；$\omega = 2\pi\nu = 4\pi$(rad/s)。

（1）在时间 $t = 0$ 时，振动物体经平衡位置处向 x 轴正方向运动时 $\varphi = \frac{3\pi}{2}$，代入方程的标准形式得 $x = 5.0 \times 10^{-2}\cos\left(4\pi t + \frac{3\pi}{2}\right)$m；

（2）在时间 $t = 0$ 时，振动物体经平衡位置处向 x 轴负方向运动时 $\varphi = \frac{\pi}{2}$，代入方程的标准形式得 $x = 5.0 \times 10^{-2}\cos\left(4\pi t + \frac{\pi}{2}\right)$m。

6. **解**：

（1）已知 $y = 0.10\cos\left(2.5\pi t + \frac{\pi}{3}\right)$m，与方程的标准形式比较，直接写出三个特征量：角频率 $\omega = 2.5\pi$rad/s；周期 $T = \frac{2\pi}{\omega} = 0.80$s；频率 $\nu = 1.25$Hz；振幅 $A = 0.10$m；初相位 $\varphi = \frac{\pi}{3}$。

（2）$t = 2$s 时，物体的

位移 $y = 0.10\cos\left(5\pi + \frac{\pi}{3}\right) = -5 \times 10^{-2}$m；

速度 $v = -0.10 \times 2.5\pi\sin\left(5\pi + \frac{\pi}{3}\right) = 0.68$m/s；

加速度 $a = -0.10 \times (2.5\pi)^2\cos\left(5\pi + \frac{\pi}{3}\right) \approx 3.1\text{m/s}^2$。

7. **解**：先用公式求出合振动的振幅、初相位，代入标准方程即可得到合振动方程

$$A = \sqrt{4^2 + 3^2 + 2 \times 4 \times 3\cos\left(-\frac{\pi}{6} - \frac{\pi}{3}\right)} = 5\text{m}$$

$$\varphi = \text{arctg}\frac{4\sin\frac{\pi}{3} + 3\sin\left(-\frac{\pi}{6}\right)}{4\cos\frac{\pi}{3} + 3\cos\left(-\frac{\pi}{6}\right)} = 0.128\pi$$

合振动方程为 $x = 5\cos(3\pi t + 0.128\pi)$m

8. **解**：将已知的波动方程 $y = A\cos(at - bx)$ 变为标准形式 $y = A\cos 2\pi\left(\frac{a}{2\pi}t - \frac{x}{\frac{2\pi}{b}}\right)$，比较可得振幅为 A；频率为 $\nu = \frac{a}{2\pi}$；波长 $\lambda = \frac{2\pi}{b}$。

9. **解**：

（1）波动方程

$$y = A\cos\left[2\pi\left(\frac{t}{T} - \frac{x}{\lambda}\right) + \varphi\right] = 0.10\cos\left[\left(2\pi\left(2.0t - \frac{x}{10}\right) + \varphi\right)\right]\text{m}$$

(2)相位差 $\Delta\varphi=2\pi\left(\frac{x+2.5}{\lambda}-\frac{x}{\lambda}\right)=\frac{\pi}{2}$

(3)$t=0$ 时有 $0.05=0.10\cos\varphi$,根据题意解出 $\varphi=\frac{\pi}{3}$,于是波动方程为

$$y=0.10\cos\left[\left(2\pi\left(2.0t-\frac{x}{10}\right)+\frac{\pi}{3}\right)\right]\text{m}$$

10. **解:**

(1)由题意,$\varphi_1=\varphi_2$,则 C 点处的相位差为

$$\Delta\varphi=\varphi_1-\varphi_2-2\pi\frac{1.5\lambda}{\lambda}=-3\pi$$

(2)由于相位差为 π 的奇数倍,C 点处产生相消干涉,振幅为零。

11. **解:**

(1)波的振幅 $A=0.10\text{m}$; 频率 $\nu=\frac{\omega}{2\pi}=\frac{2\pi}{2\pi}=1\text{Hz}$;传播速度 $c=\frac{2\pi}{0.01\pi}=200\ \text{m/s}$;波长 $\lambda=\frac{c}{\nu}=\frac{200}{1}=200\text{m}$

(2)绳上某质点的最大横向振动速度 $\upsilon_{\max}=\omega A=2\pi\times0.10=0.63\text{m/s}$ 。

12. **解:**设在距离波源 r_1 和 r_2 处,取两个球面,在单位时间内通过两个球面的平均能量必然相等,即 $I_14\pi r_1^2=I_24\pi r_2^2$,或 $\frac{I_1}{I_2}=\frac{\frac{1}{2}ZA_1^2\omega^2}{\frac{1}{2}ZA_2^2\omega^2}=\frac{A_1^2}{A_2^2}=\frac{r_2^2}{r_1^2}$

即
$$\frac{A_1}{A_2}=\frac{r_2}{r_1}$$

由此可知,对于球面简谐波,振幅 A 和离开波源的距离 r 成反比。设距离 r 离波源为一个单位长度处某质点的振幅为 A_0,则球面波的波动方程为 $y=\frac{A_0}{r}\cos\left[\omega\left(t-\frac{r}{c}\right)+\phi\right]$。

13. **解:**由公式 $I=\frac{1}{2}\rho c\omega^2A^2=\frac{1}{2}Z\omega^2\text{A}^2$ 得[$Z_{空气}=\rho c=4.16\times10^2\ \text{kg/(m}^2\cdot\text{s)}$]

$$A=\frac{1}{\omega}\sqrt{\frac{2I}{Z}}=\frac{1}{2\times3.14\times1000}\sqrt{\frac{2\times1\times10^{-12}}{4.16\times10^2}}=1\times10^{-11}\text{m}$$

14. **解:**根据题意 $L_1-L_2=10\lg\frac{I_1}{I_0}-10\lg\frac{I_2}{I_0}=10\lg\frac{I_1}{I_2}=1$

则
$$\frac{I_1}{I_2}=10^{\frac{1}{10}}=1.26$$

15. **解:**已知 $\nu=5\times10^6\text{Hz}$;$\theta=0°$;$\Delta\nu=500\text{Hz}$;$c=1500\text{m/s}$;

则血液流速 $\upsilon=\frac{c}{2\nu\cos\theta}\Delta\nu=\frac{1500}{2\times5\times10^6\times1}\times500=7.5\times10^{-2}\ \text{m/s}$

第十一章 波动光学

习 题

一、单选题

1. 下列哪个能产生稳定的光干涉现象( )

A. 一束相位变化的光通过圆孔　　B. 杨氏双缝干涉实验

C. 当相位变化的两束光相遇　　D. 两个白炽灯的二束光相遇

2. 洛埃镜的实验表明( )

A. 当光从光密介质射到光疏介质时,反射光的相位会发生 π 的变化

B. 当光从光疏介质射到光密介质时,入射光的相位会发生 π 的变化

C. 当光从光疏介质以接近于90°的角度入射到光密介质时,反射光的相位会发生 π 的变化

D. 当光从光密介质射到光疏介质时,入射光的相位会发生 π 的变化

3. 光程为( )

A. 光在真空中经过的几何路程 r 与介质的折射率 n 的乘积 nr

B. 光在介质中经过的几何路程 r 与真空的折射率 n 的乘积 nr

C. 光在介质中经过的几何路程 r 与介质的折射率 n 的商 r/n

D. 光在介质中经过的几何路程 r 与介质的折射率 n 的乘积 nr

4. 增透膜的作用是( )

A. 反射光产生相消干涉、透射光产生相长干涉,以减少反射光,增强透射光

B. 反射光产生相长干涉、透射光产生相消干涉,以减少反射光,增强透射光

C. 反射光产生相消干涉、透射光产生相长干涉,以增强反射光,减少透射光

D. 反射光产生相长干涉、透射光产生相消干涉,以增强反射光,减少透射光

5. 在夫琅和费衍射单缝实验中,仅增大缝宽而其余条件均不变时,中央亮纹的宽度将如何变化?( )

A. 减小　　B. 增大　　C. 先减小后增大　　D. 先增大后减小

6. 下列哪种情况可能会出现光的衍射现象( )

A. 光通过眼镜向前传播　　B. 光通过平面镜反射传播

C. 光通过狭缝向前传播　　D. 光通过凹面镜反射传播

7. 对于透射光栅，光栅常数$(a+b)$中a、b的含意是(　)

A. 狭缝的缝宽为b，缝与缝之间不透光部分的宽度为a

B. 狭缝的缝宽为a，缝与缝之间不透光部分的宽度为b

C. 狭缝的缝宽为a，缝与缝之间透光部分的宽度为b

D. 狭缝的缝宽为b，缝与缝之间透光部分的宽度为a

8. 光栅衍射条纹是(　)

A. 反射和干涉的综合效应　　B. 衍射和反射的综合效应

C. 折射和干涉的综合效应　　D. 衍射和干涉的综合效应

9. 在光栅常数$(a+b)=1.8\times10^{-6}$m的透射光栅中，第三级光谱可观察到的最长波长是(　)

A. 700nm　　B. 600nm　　C. 500nm　　D. 400nm

10. 波的振动面是(　)

A. 由波的反射方向和波的折射方向所确定的平面

B. 由波的反射方向和波的透射方向所确定的平面

C. 由波的传播方向和波的振动方向所确定的平面

D. 由波的传播方向和波的反射方向所确定的平面

11. 一束光强为I_0的自然光，垂直照射在两块前后放置且相互平行、偏振化方向相交60°角的偏振片上，则透射光的强度为(　)

A. $I_0/4$　　B. $I_0/2$　　C. $I_0/8$　　D. $\frac{3}{8}I_0$

12. 旋光计中的三荫板的作用是为观察者提供一个较易判断的标准，那么，最适合人眼的判断标准是(　)

A. 两边暗，中间较亮　　B. 中间较亮，两边较暗

C. 亮暗界线消失，均较昏暗　　D. 亮暗界线消失，均较亮

13. 下列哪个现象能证明光的波动说(　)

A. 光的衍射现象　　B. 光电效应

C. 热效应　　D. 光的散射

14. 晶体的主截面是指(　)

A. 由光线和晶体表面的法线所组成的平面

B. 由光轴和晶体表面的法线所组成的平面

C. 由光线的传播方向和光轴所组成的平面

D. 由光线的传播方向和晶体表面的法线所组成的平面

15. 全息照相是(　)

A. 由激光器发出的两束光线发生干涉，产生干涉图像

B. 由景物不同处反射的两束光线发生干涉，产生干涉图像

C. 由景物同一处反射的两束光线发生干涉，产生干涉图像

D. 由参考光和物光在底片上相遇时发生干涉，产生干涉图像

二、判断题

1. 光具有波粒二象性。(　)

2. 相干波源是指两列振动方向、频率、相位不相同的波源。(　)

3. 在杨氏双缝干涉实验中，若用白光作光源，除中央亮条纹是白色外，在两侧按中间向两边的顺序形成由紫到红的彩色条纹。(　)

4. 从波动光学的观点来看，透镜成像也是一种干涉现象。(　)

5. 用透镜汇聚得到干涉图像时，将会引入附加的光程差。(　)

6. 干涉不可看作是光能的重新分布。(　)

7. 应用惠更斯原理能定性地解释光波的衍射现象，又能定量地说明光的衍射图样中光强度的分布。(　)

8. 用透镜使入射光成为平行光所产生的衍射称为费涅耳衍射。(　)

9. 衍射角是指衍射光线与入射光线所构成的角。(　)

10. 增加光栅的刻痕数目，不可以使每一亮条纹的亮度增加。(　)

11. 只有沿某一确定方向振动的光称为线偏振光，简称为偏振光。(　)

12. 在晶体中，光线的主平面是指光线的传播方向和光轴所组成的平面。(　)

13. 对着光的传播方向观察，使偏振光的振动面沿逆时针方向旋转的物质，称为右旋物质。(　)

14. 全息照片是参考光与物光在底片上相遇时产生的干涉图像。(　)

15. 用全息照相法时，一张底片也只能记录一个景物。(　)

三、填空题

1. ______________、______________和______________现象，说明了光的波动性。

2. 在杨氏双缝干涉实验中，产生亮条纹的条件是______________；产生暗条纹的条件是______________。

3. ______________光的衍射为夫琅和费衍射；______________光的衍射为费涅耳衍射。

4. 在单缝衍射实验中，产生亮条纹的条件是______________；产生暗条纹的条件是______________。

5. 在透射光栅衍射实验中，光栅衍射的图像是______________和______________的综合效应。

6. 在晶体中，由______________所组成的平面，称为晶体的主截面；由______________所组成的平面，称为该光线的主平面。

7. 由波的______________方向和波的______________方向所确定的平面称为波的振动面；通常把______________的振动称为光振动。

8. 在双折射现象中，遵守折射定律的光束称为______________光，或简称

____________光。另一束不遵守折射定律的光称为____________光，简称____________光。

9. 当光射到各向异性介质中时，折射光将分裂成为____________光线，它们沿____________方向折射，这种现象称为____________。

10. 晶体中仅有____________的晶体称为单轴晶体，有些晶体具有____________，称为双轴晶体。

11. 由于只有____________的振动能引起人眼的感光作用，所以一般把____________的振动称为光振动。

12. 当光线在其所有可能的振动方向上，光振动的____________都相等，在一切包含光的传播方向的各个平面内的光振动的____________相同，这种光称为____________。

13. 只有某一方向的____________比与之相____________方向上的光振动占优势，这种光叫做部分____________。

14. 能同时记录物体光波的____________、____________和____________等全部信息，且在一定条件下能再现物体三维立体像的照相技术，称为____________。

15. 观察一张全息照片所记录的物体影像时，要用拍摄该照片时所用的____________波长的光进行照明，并且照明光要沿____________的方向射入底片，才可观察到三维立体图像。

四、简答题

1. 能发生干涉的两束光波必须具备哪些条件？

2. 为什么在通常情况下，观察不到光的干涉现象？

3. 在杨氏双缝实验中，如果光源 S 到两缝 S_1 和 S_2 的距离不等，对实验结果有何影响？

4. 什么是光的衍射？它分为哪两类？有何区别？

5. 简述夫琅和费单缝衍射图像和杨氏双缝干涉图像亮暗条纹的形成？

6. 试解释在白光照射下，肥皂薄膜呈彩色，当膜上出现黑色斑纹时，就预示着膜即将破裂。

7. 用衍射光栅测量某一波长的光，在一个较窄的光屏上只出现中央亮纹和第一级亮纹，要使屏幕上能出现高一级的亮纹，应换一个光栅常数较大还是较小的光栅？

8. 光栅形成的光谱线随波长展开，它与棱镜的色散有什么不同？

9. 什么是偏振光、物质的旋光性？振动面在旋光物质中的左旋和右旋是怎样规定的？

10. 怎样用一块偏振片（或一个尼科耳棱镜）来区分自然光、完全偏振光和部分偏振光？

五、计算题

1. 有一光源垂直照射到两相距0.60mm的狭缝上，在2.5m远处的屏幕上出现干涉条纹。测得相邻两亮条纹中心的距离为2.27mm，试求入射光的波长。

2. 用白光垂直照射在厚度为 3.8×10^{-7}m 的肥皂薄膜上，肥皂薄膜的折射率为 $n_2=1.33$，且 $n_1>n_2>n_3$。问反射光中哪一波长的可见光得到加强。

3. 在棱镜（$n_1=1.52$）表面上涂一层增透膜（$n_2=1.30$），为使此增透膜适用于 550nm 波长的光，问增透膜的厚度至少应取多少？

4. 有一劈尖（放置在空气中）的折射率为 1.4，尖角为 1×10^{-4}rad，长为 3.5cm。在某一单色光的垂直照射下，可测得两相邻亮条纹之间的距离为 0.25cm。试求：

（1）入射光在空气中的波长？

（2）总共可出现的亮条纹数？

5. 用波长 589.3nm 的钠黄光，垂直入射于劈尖形透明薄片上，观察到相邻暗条纹间距离为 5.0×10^{-7}m，已知薄片介质的折射率为 1.52。求薄片两表面间夹角为多大？

6. 当一单色平行光束垂直照射在宽为 1.0mm 的单缝上，在缝后放一焦距为 2.0m 的会聚透镜。已知位于透镜焦平面处屏幕上的中央亮条纹宽度为 2.5mm，求入射光的波长。

7. 用钠黄光（$\lambda=589.3$nm）照射一狭缝，在距离 80cm 的光屏上，所呈现的中央亮带宽度为 2mm，求狭缝的宽度为多大？

8. 一狭缝宽度为 0.02cm，如入射光为波长 500nm 的绿光，试确定衍射角为 10°时，在光屏上所得到的是亮条纹还是暗条纹？

9. 已知单缝宽度 $a=1.0\times10^{-4}$m，透镜焦距为 0.5m，用 $\lambda_1=400$nm 和 $\lambda_2=760$nm 的单色平行光分别垂直照射单缝。试求：

（1）这两种光的第一级亮纹离屏中心的距离；

（2）这两条亮纹间的距离。

10. 衍射光栅所产生的某光谱线的第三级光谱与谱线 $\lambda=486.1$nm 的第四级光谱相重合，求该谱线的波长？

11. 垂直照射每厘米具有 5000 条刻线的透射光栅，观察某光波的谱线第二级光谱线的衍射角为 30°。试求：

（1）该光波波长是多少？

（2）该光波的第三级光谱线的衍射角为多大？

12. 用波长为 589nm 的单色光照射一衍射光栅，其光谱的中央最大值和第二级主最大值之间的衍射角为 15°10′，求该光栅 1cm 内的缝数是多少？

13. 用波长为 632.8nm 的红光来测量光栅的光栅常数，当垂直照射某一光栅时，第一级亮纹在 38.0°的方向上。试求：

（1）该光栅每厘米有多少条刻痕数？

（2）共可观察到第几级亮纹？

14. 如果入射的 X 射线束不是单色的，而是含有由 0.140 ~ 0.950nm 这一波谱带中的各种波长，所用晶体的晶格常数为 0.275nm，当掠射角为 30°时，问在此波带中哪些波长的 X 射线能产生加强反射？

15. 有一波长为 0.296nm 的 X 光投射到一晶体上，所产生的第一级衍射线偏离原射线方向为 31.7°，求相应于此衍射线的晶体的晶格常数？

16. 使自然光垂直通过两个平行且相交 60°的偏振片，求透射光与入射光的强度之比？若考虑每个偏振片能使光的强度减弱 10%，求透射光与入射光的强度之比？

17. 透过两个偏振化方向相交 30°的偏振片观察某一光源，透过偏振化方向相交 60°的两偏振片观察另一光源，当两光源观察的强度相同，试求两光源的强度之比？

18. 两主截面相交为30°的尼科耳棱镜，若使主截面相交成45°角，问透射光强度将如何变化？

19. 使自然光通过两偏振化方向相交 60°的偏振片，透射光的光强度为 I_1，求用 I_1 表示的自然光强度？当在这两个偏振片之间再插入另一个偏振片，它的方向与前两个偏振片均成 30°角，则透射光强度为多少？

20. 当一起偏器和一检偏器的偏振化方向的取向使透射光的光强为最大，当检偏器分别旋转 30°、45°和 60°时，透射光的强度为最大值的几分之几？

21. 强度为 I_0 的偏振光垂直照射偏振片，当要求透射光的强度为$\frac{2}{5}I_0$ 时，求偏振片的偏振化方向与入射偏振光的振动面之间的夹角？（设偏振片对于平行于偏振化方向的偏振光吸收 20%）

22. 某蔗糖溶液，在 20℃时对钠光的旋光率是 6.64°cm^2/g，现将其装满在长 20cm 的玻璃管中，用旋光计测得旋光角为 8.3°，求此溶液的浓度？

23. 现用含杂质的糖配制浓度为 20%（g/cm^3）的糖溶液，然后将此溶液装入长 20cm 的玻璃管中，用旋光计测得光的振动面旋转了 23.75°。已知这种纯糖的旋光率是 6.59°cm^2/g，且糖中的杂质没有旋光性，试求这种糖的纯度（即含有纯糖的百分比）。

24. 配制的 100cm^3 乙醇溶液内含氯霉素 5.00g，用 20cm 长的测定管测得旋光度为 2.10°，《中国药典》规定氯霉素乙醇溶液的$[\alpha]_D^t$应为 +18.5° ~ +21.5° $cm^3/(g \cdot dm)$，试求：

（1）所配氯霉素乙醇溶液的旋光率是否合格？

（2）旋光率合格时的旋光度范围是多少？

25. 在 60cm^3 水溶液内含蔗糖 14.5g，用 15cm 长的测定管测得旋光度为 16.8°，求这一蔗糖溶液中含有多少比例的非旋光性杂质？（蔗糖的旋光率是 6.65°cm^2/g）

参 考 答 案

一、单选题

1. B
2. C
3. D
4. A
5. C

6. C

7. B

8. D

9. B

10. C

11. C

12. C

13. A

14. B

15. D

二、判断题

1. √

2. ×

分析:相干波源是指两振动方向、频率、相位相同,或有固定的相位差的波源。

3. √

4. √

5. ×

分析:由于透镜成像具有等光程的性质,在观察干涉或其他光学现象时,用透镜会聚来得到干涉图像将不会引入附加的光程差。

6. ×

分析:由于在相消干涉中“消失”的光能量,在相长干涉中出现,即干涉可以看作是光能量的重新分布。

7. ×

分析:应用惠更斯原理能定性地解释光波的衍射现象,但不能定量地说明光的衍射图样中光强度的分布。

8. ×

分析:在实验室中,可用透镜使入射光成为平行光,波面也是平面,这种平行光的衍射称为夫琅和费衍射。

9. √

10. ×

分析:增大光栅的刻痕数目,可以使每一亮条纹的亮度增加,这就克服了单缝衍射的不足。

11. √

12. √

13. ×

分析:面对偏振光的入射方向观察,使偏振光的振动面沿顺时针方向旋转的物质,叫右旋物质。

14. √

分析:参考光和物光在底片上相遇时发生干涉,产生干涉图像,这样一张保存有复杂干涉图像的底片,经冲洗后就是一张全息照片。

15. ×

分析:用全息照相法时,只要在每次曝光时改变一下底片的角度,一张底片能记录下多个景物。

三. 填空题

1. 干涉;衍射;偏振

2. $x = \pm k\lambda \dfrac{D}{d}$, $k=0,1,2,\cdots$;$x = \pm(2k-1)\dfrac{\lambda}{2}\dfrac{D}{d}$, $k=1,2,\cdots$

3. 平行;非平行。

4. $a\sin\phi = \pm(2k+1)\dfrac{\lambda}{2}$, $k=1,2,\cdots$;$a\sin\phi = \pm 2k\dfrac{\lambda}{2}$, $k=1,2,\cdots$

5. 衍射;干涉

6. 光轴和晶体表面的法线;光线的传播方向和光轴

7. 传播;振动;电场强度 E

8. 寻常; O;非常;e

9. 两束;不同;双折射现象

10. 一个光轴方向;两个光轴方向

11. 电场强度 E;电场强度 E

12. 振幅;强度;自然光

13. 光振动;垂直;偏振光

14. 颜色;强度;相位;全息照相技术

15. 同一;原参考光

四、简答题

1. **答:**要观察到波的干涉现象,两列波的波源必须是相干波源,即两波源的振动方向、频率、相位相同,或有固定的相位差。

2. **答:**光波是由光源中大量分子或原子的状态发生变化时发射出来的,分子或原子的发光过程是间歇的,各个原子或分子,或同一原子和分子在不同时刻所发光的振动方向、频率、相位是各不相同的。从相位来看,每一列光波的相位都是不相同的,是变化的。这样,当两列光波在空间相遇时,它们的相位差不仅和波程有关,而且和两列波的初相差有关。随着两列光波初相的变化,相遇处的两列光波就没有固定的相位差,叠加的情况(相长或相消)也将随着变化。人眼不能观察到这一随时间迅速变化着的干涉现象,而只能看到一个平均强度。

3. **答**:各级条纹的分布(中央极大、各级极大和各级极小的位置)将会变化,但各级条纹的亮度、宽度、相邻条纹的距离等将保持不变,对实验结果没有影响。

4. **答**:光波在传播过程中遇到障碍物后改变传播方向,不再沿原来的直线方向,传播方向发生弯曲,并且光的强度分布不均匀的现象,称为光的衍射。或者说光波偏离原来直线传播方向绕过障碍物后到达几何阴影区域,并且该区域的光强按照一定规律重新分布,这种现象称为光的衍射。它分为菲涅耳衍射和夫琅和费衍射。前者不是平行光线的衍射,后者是平行光线的衍射。

5. **答**:夫琅和费单缝衍射条纹的形成是:当对于某一些衍射角方向,单缝所在的波阵面可以被分成偶数个半波带时,则沿此方向传播的光波相遇后产生相消干涉得到暗条纹。对另一些衍射方向,当单缝所在的波阵面可以被分成奇数个半波带时,则沿这些方向传播的光波会聚后得到亮条纹。但由于只有一个半波带的子波没有被抵消,所以亮条纹的强度减弱。而也有可能对于某些方向,波阵面不能分成整数个半波带,则光线会聚后得到的光强介于亮条纹和暗条纹之间。各级亮条纹的光强随着级数的增大而减小,这是由于衍射角愈大,分成的半波带数愈多,未被抵消的半波带面积愈小,所以光强减弱。由于亮条纹的强度随级数的增加而下降,使亮暗条纹之间的分界越来越不明显,所以一般只能看到中央亮条纹附近若干条亮、暗条纹。

杨氏双缝干涉图像条纹的形成是:由光源发出的光通过一狭缝照在刻有两条靠得很近的狭缝的屏上,这样就将光源发出的光分成了两束相干光,通过两个狭缝分别向前继续传播。当屏幕和双缝之间的距离远远大于两狭缝间的距离,两束相干光在屏幕处叠加得到亮、暗交替的干涉条纹。如用单色光源,则干涉条纹是以屏上与两个狭缝等距的点为中心对称排列的亮、暗相间的条纹,中心一亮条纹称为中央亮条纹。如用白光作光源,则在屏幕上除中央亮条纹是白色外,在两侧形成由紫到红的彩色条纹,双缝干涉当所采用光的波长较长时,条纹间距也较大,所以在同级亮条纹中,紫色总是靠近中央的一边,而红色在条纹的另一边。随着级数的增大,紫色和红色间距拉开,不同级数的亮条纹相互重叠,使条纹愈来愈模糊。

6. **答**:由于重力的作用,在空中的肥皂薄膜逐渐变薄,它所呈现的颜色由红变紫;由光程差 $2nd-\frac{\lambda}{2}$可知,当 $d\to 0$ 时,薄膜变薄到对各色可见光均不能形成相长干涉而形成相消干涉时,就呈现出黑色,预示着薄膜即将破裂。

7. **答**:由 $(a+b)\sin\phi=\pm k\lambda$ 可知,应换一个光栅常数较大的光栅。

8. **答**:光栅形成的光谱在低级次是匀排光谱,从紫到红由内向外展开;棱镜光谱是非匀排光谱,紫光偏折得更厉害。

9. **答**:只有沿某一确定方向振动的光称为偏振光,亦称线偏振光。当偏振光透过某一物质时,能使光的振动面以光的传播方向为轴旋转一定角度,这一性质称为物质的旋光性。观察者面对着光的传播方向观察,能使偏振光的振动面沿顺时针方向旋转的物质,称为右旋物质;反之,称为左旋物质。

10. **答**:通过一块偏振片(或一个尼科耳棱镜)来观察光源,不断旋转偏振片,如果亮度不变化，则为自然光；如果旋转一周，两次出现全黑，则为完全偏振光；若旋转一周出现两次较亮，两次较暗（不是全黑），则为部分偏振光。

五、计算题

1. **解**：由 $\Delta x=\lambda\dfrac{D}{d}$ 得

$$\lambda=\frac{\Delta x\times d}{D}=\frac{2.27\times10^{-3}\times0.60\times10^{-3}}{2.5}\times10^{9}=544.8\text{nm}$$

2. **解**：设波长为 λ 的可见光得到加强。经过分析可知，在上、下两个分界面上的入射光均是从光疏介质射到光密介质，两束反射光均有半波损失。则两束反射光相遇时的总光程差为 $2nd$，由 $2nd=k\lambda$（式中：$k=1,2,\cdots$）得

$$\lambda=\frac{2nd}{k}=\frac{2\times1.33\times3.8\times10^{-7}}{k}$$

当 $k=2$ 时，$\lambda=505.4\text{nm}$，绿光。

3. **解**：设光线垂直透过表面入射，在空气、薄膜介质及薄膜介质、玻璃之间的表面上，光线反射时都有半波损失发生，所以两反射光线产生相消干涉的光程差为

$$2nd=(2k+1)\frac{\lambda}{2}$$

当 $k=0$ 时，$d=\dfrac{\lambda}{4n}=\dfrac{550\times10^{-9}}{4\times1.30}=1.06\times10^{-7}\text{m}$

4. **解**：由 $l\sin\theta=\Delta d=d_{k+1}-d_k=\dfrac{\lambda_n}{2}$，且 $\sin\theta\approx\theta$，且 $\lambda_n=\dfrac{\lambda}{n}$ 得

(1) $\lambda=2l\theta n=2\times0.25\times10^{7}\times10^{-4}\times1.4=700\text{nm}$

(2) 由 $2nd=(2k+1)\dfrac{\lambda}{2}$（式中：$k=0,1,2,\cdots$）得

$$k=\frac{2nd}{\lambda}-\frac{1}{2}=\frac{2\times1.4\times3.5\times10^{7}\times1\times10^{-4}}{700}-\frac{1}{2}=13.5$$

所以，总共可出现的亮条纹数为 14 条（劈尖棱边处，$k=0$ 时，为暗条纹）。

5. **解**：由 $l\sin\theta=\Delta d=d_{k+1}-d_k=\dfrac{\lambda_n}{2}$，且 $\lambda_n=\dfrac{\lambda}{n}$ 得

$$\theta=\arcsin\left(\frac{\lambda}{2nl}\right)=\arcsin\left(\frac{589.3\times10^{-9}}{2\times1.52\times5.0\times10^{-7}}\right)=22.8°$$

6. **解**：由 $\Delta x_0=2\dfrac{\lambda}{a}f$ 得

$$\lambda=\frac{a}{2f}\times\Delta x_0=\frac{1.0\times10^{6}}{2\times2.0\times10^{9}}\times2.5\times10^{6}=625\text{nm}$$

7. **解**：由 $\Delta x_0=2\dfrac{\lambda}{a}f$ 得

$$a = 2\frac{\lambda}{\Delta x}f = 2 \times \frac{589.3}{2 \times 10^6} \times 80 \times 10^7 = 471440\text{nm} \approx 0.47\text{mm}$$

8. **解**:由亮纹条件 $a\sin\phi = \pm(2k+1)\frac{\lambda}{2}$(式中:$k=1,2,\cdots$)和暗纹条件 $a\sin\phi = \pm 2k\frac{\lambda}{2}$(式中:$k=1,2,\cdots$)得

$$\frac{a\sin\phi}{\frac{\lambda}{2}} = \frac{0.02 \times 10^7 \times \sin10^0}{\frac{500}{2}} \approx 139$$

所以,在光屏上得到的是亮条纹。

9. **解**:

(1)由 $a\sin\phi = \pm(2k+1)\frac{\lambda}{2}$(式中:$k=1,2,\cdots$)得

$$\sin\phi_1 = \pm 3 \times \frac{\lambda}{2a}$$

而　　$x_1 = \sin\phi_1 \times f$　　且 $\tan\phi_1 \approx \sin\phi_1$

所以　　$x_1 = 3 \times \frac{\lambda}{2a} \times f$

设 x_{11}、x_{12}分别为用 $\lambda_1 = 400\text{nm}$ 和 $\lambda_2 = 760\text{nm}$ 两种光的第一级亮纹离屏中心的距离,则有

$$x_{11} = 3 \times \frac{\lambda}{2a} \times f = 3 \times \frac{400 \times 10^{-9}}{2 \times 1 \times 10^{-4}} \times 0.5 = 3 \times 10^{-3}\text{m}$$

$$x_{12} = 3 \times \frac{\lambda}{2a} \times f = 3 \times \frac{760 \times 10^{-9}}{2 \times 1 \times 10^{-4}} \times 0.5 = 5.7 \times 10^{-3}\text{m}$$

(2)两条亮纹间的距离 $\Delta x = 5.7 \times 10^{-3} - 3 \times 10^{-3} = 2.7 \times 10^{-3}\text{m}$

10. **解**:设所求谱线的波长为 λ,由 $(a+b)\sin\phi = \pm k\lambda$ 得

$$(a+b)\sin\phi = \pm 3\lambda \qquad (1)$$

$$(a+b)\sin\phi = \pm 4 \times 486.1 \qquad (2)$$

将式(1)与(2)联立求解得

$$\lambda = \frac{4 \times 486.1}{3} = 648.1\text{nm}$$

11. **解**:由 $(a+b)\sin\phi = \pm k\lambda$ 得

(1)$\lambda = \frac{(a+b)\sin\phi_2}{2} = \frac{1}{5000} \times 10^{-2} \times \frac{\sin30°}{2} = 500\text{nm}$

(2)$\phi_3 = \arcsin\left(\frac{3 \times \lambda}{a+b}\right) = \arcsin\left(\frac{3 \times 500}{\frac{1}{5000} \times 10^7}\right) = 48.6°$

12. **解**:由 $(a+b)\sin\phi = \pm k\lambda$ 得

$$\frac{1}{(a+b)} = \frac{\sin\phi_2}{2 \times \lambda} = \frac{\sin15°10'}{2 \times 589} \times 10^7 = 2221\text{条/cm}$$

13. **解**:由$(a+b)\sin\phi = \pm k\lambda$ 得

$$(1)\frac{1}{(a+b)}=\frac{\sin\phi_1}{1\times\lambda}=\frac{\sin 38.0°}{1\times 632.8}\times 10^7=9729 \text{ 条/cm}$$

$$(2)k=(a+b)\times\frac{\sin\phi}{\lambda}=\frac{1\times 632.8}{\sin 38.0°}\times\frac{\sin 38.0°}{632.8}=1$$

或当 $\sin\phi = 1$ 时,k 有最大值,近似等于 1.62,k 只能取整数,则 $k=1$。

所以可以观察到第一级亮条纹。

14. **解**:由 $2d\sin\phi = k\lambda$ 得

$$\lambda = \frac{2d\sin\phi}{k} = \frac{2\times 0.275\times\sin 30°}{k} = \frac{0.275}{k}$$

当 $k=2$ 时,$\lambda=\frac{0.275}{2}=0.1375\text{nm}$

所以,在此波带中波长为 0.1375nm 的 X 射线能产生强反射。

15. **解**:由题意得掠射角 $\phi=\frac{31.7°}{2}$,且 $2d\sin\phi = k\lambda$,得

$$d = \frac{1\times 0.296}{2\sin\frac{31.7°}{2}} = 0.542\text{nm}$$

16. **解**:由 $I=I_0\cos^2\theta, I_0=\frac{I_入}{2}$, 得

$$\frac{I_透}{I_入} = \frac{1}{2}\cos^2 60° = \frac{1}{8}$$

若每个偏振片能使光的强度减弱 10%,由 $I=(1-10\%)I_0\cos^2\theta, I_0=90\%\times\frac{I_入}{2}$,得

$$\frac{I_透}{I_入} = \frac{1}{2}\cos^2 60°\times 90\%\times 90\% = \frac{81}{800}$$

17. **解**:由 $I=\frac{1}{2}I_{10}\cos^2 30°$和 $I=\frac{1}{2}I_{20}\cos^2 60°$得

$$\frac{I_{10}}{I_{20}} = \frac{\cos^2 60°}{\cos^2 30°} = \left(\frac{\frac{1}{2}}{\frac{\sqrt{3}}{2}}\right)^2 = \frac{1}{3}$$

18. **解**:由 $I=I_0\cos^2\theta$ 得

30°时: $I_{30°}=I_0\cos^2 30°=\frac{3}{4}I_0$ (1)

45°时: $I_{45°}=I_0\cos^2 45°=\frac{1}{2}I_0$ (2)

由式(1)÷(2)得

$$\frac{I_{30°}}{I_{45°}} = \frac{\frac{3}{4}I_0}{\frac{1}{2}I_0} = \frac{3}{2}$$

$$I_{45°} = \frac{2}{3} I_{30°}$$

透射光强度将是原来的2/3。

19. **解:**

(1)设自然光强度为 $I_{自}$,则通过第一个偏振片后的光强为 $I'_{自} = \frac{I_{自}}{2}$,

由 $I = I_0 \cos^2\theta$　　得　　$I_1 = I'_{自} \cos^2\theta$

$$I_{自} = 2 \times \frac{I_1}{\cos^2 60°} = 8I_1$$

(2)又设透射光强度为 $I_{透}$,由 $I = I_0\cos^2\theta$ 得

$$I_{透} = \frac{I_{自}}{2}\cos^2 30° \times \cos^2 30° = \frac{8I_1}{2} \times \left(\frac{\sqrt{3}}{2}\right)^2 \times \left(\frac{\sqrt{3}}{2}\right)^2 = \frac{9}{4} I_1$$

20. **解:**设当入射检偏器的光强为 I_0 时,透射光的最大光强为 I_{max},由 $I = I_0\cos^2\theta$ 得

$$\frac{I}{I_{max}} = \frac{I_0\cos^2\theta}{I_0}$$

30°时:$\frac{I}{I_{max}} = \frac{I_0\cos^2 30°}{I_0} = \frac{3}{4}$

45°时:$\frac{I}{I_{max}} = \frac{I_0\cos^2 45°}{I_0} = \frac{1}{2}$

60°时:$\frac{I}{I_{max}} = \frac{I_0\cos^2 60°}{I_0} = \frac{1}{4}$

21. **解:**由 $I = (1 - 20\%) I_0 \cos^2\theta$ 和 $I = \frac{2}{5} I_0$ 得

$$\cos^2\theta = \frac{1}{2}$$

$$\cos\theta = \pm\frac{\sqrt{2}}{2}$$

所以 $\theta = \pm 45°$或 $\theta = \pm 135°$

22. **解:**由 $\phi = \pm[\alpha]_D^t cd$ 得

$$c = \frac{8.3}{6.64 \times 20} = 6.25\% \quad (\mathrm{g/cm^3})$$

23. **解:**设所求糖的纯度为 $x\%$,则实际浓度为 $c' = \frac{20}{100} \times \frac{x}{100}$,由 $\phi = \pm[\alpha]_D^t cd$ 得

$$23.75 = 6.59 \times \frac{20x}{10000} \times 20$$

$$x = \frac{10000 \times 23.75}{20 \times 6.59 \times 20} = 90.1$$

即该糖的纯度为90.1%。

24. **解:**(1)由 $\phi = \pm[\alpha]_D^t cd$ 得

$$\pm[\alpha]_D^t = \frac{\phi}{cd} = \frac{2.10}{\frac{5.00}{100}\times 2.00} = 21.0°\text{cm}^3/(\text{g}\cdot\text{dm})$$

在 +18.5° ~ +21.5° $\text{cm}^3/(\text{g}\cdot\text{dm})$范围内，所以，该氯霉素乙醇溶液的旋光率合格。

(2)由 $\phi = \pm[\alpha]_D^t cd$ 得

$$\phi_1 = 18.5\times\frac{5.00}{100}\times 2.00 = 1.85°$$

$$\phi_1 = 21.5\times\frac{5.00}{100}\times 2.00 = 2.15°$$

所以，该氯霉素乙醇溶液旋光率合格时的旋光度范围是 1.85° ~2.15°。

25. **解：**由旋光计测得蔗糖溶液的"纯"浓度，由 $\phi = \pm[\alpha]_D^t cd$ 得

$$c_0 = \frac{16.8}{6.65\times 15} = 0.168\text{g/cm}^3$$

14.5g 的蔗糖配成 60cm³ 溶液后，其"粗"浓度为

$$c_1 = \frac{14.5}{60} = 0.242\text{g/cm}^3$$

则蔗糖含非旋光性杂质的比例为

$$\frac{c_1 - c_0}{c_1} = \frac{0.242 - 0.168}{0.242} = 31\%$$

第十二章　光学基本知识与药用光学仪器

习　　题

一、单选题

1. 对紫外光源和红外光源有意义的物理量是(　)

A. 辐射通量　　B. 光见度函数　　C. 光通量　　D. 照度

2. 某一光源的发光强度为55cd,在离它2.2m处有一屏幕,屏幕的法线通过该光源,则屏幕上的照度为(　)

A. 0　　B. 25lx　　C. 11.36lx　　D. 137.5lx

3. 在光栅光谱仪的分辨本领计算公式 $A=\frac{\lambda}{d\lambda}=kN$ 中,关于 N 正确的说法是(　)

A. 光栅狭缝的总数　　B. 被照亮的光栅狭缝数目

C. 未被照亮的光栅狭缝数目　　D. 光栅常数

4. 白光经棱镜色散形成的连续光谱中,下列说法正确的是(　)

A. 匀排光谱

B. 非匀排光谱,红光光谱段比紫光光谱段所占长度长

C. 非匀排光谱,红光光谱段比紫光光谱段所占长度短

D. 以上说法都不对

5. 超显微镜利用了(　)

A. 光的色散　　B. 光的衍射　　C. 光的散射　　D. 光的吸收

6. 若某种溶液的吸收度为0.301,则光强的透射比 T 为(　)

A. −0.15　　B. 1.999　　C. 0.50　　D. 0.367

7. 实验测得某种溶液的透射比为0.6,那么该溶液的吸收度为(　)

A. 0.22　　B. 0.51　　C. −0.51　　D. −0.22

8. 关于朗伯-比尔定律,错误的说法是(　)

A. 公式是 $I=I_0e^{-\chi cl}$　　B. 公式是 $A=Ecl$

C. 适用于白光入射　　D. 适用于浓度不大的溶液

二、判断题

1. 物体表面的照度与光源的发光强度成正比，与光源至面元的距离成反比，与入射角的余弦成正比。（ ）

2. 最小分辨角越小，光学仪器的分辨本领越差。（ ）

3. 在正常色散中，光的波长愈短，媒质对它的折射率愈大。（ ）

4. 不论何种散射，散射光的频率均与入射光的频率相同。（ ）

5. 一般来说，在光致发光中，物质发光的频率要小于激发光的频率。（ ）

6. 物质对光的吸收程度与入射光的波长无关。（ ）

三、填空题

1. 点光源在某方向上的发光强度与距离________。物体的照度与光源和物体间的距离________。

2. 瑞利分辨条件是点光源 S_1 衍射图像的________恰好和另一点光源 S_2 的衍射图像的________相重合。

3. 提高显微镜分辨本领的有效途径是________和________。

4. 提高棱镜光谱仪分辨本领的有效途径是________和________。

5. 棱镜是重要的分光元件之一，其原理是________。

6. 瑞利散射的主要规律是________和________。

7. 按照延续时间的长短，光致发光物质可分为________和________两类。

8. 朗伯定律的数学表达式为________。

9. 光强为 I_0 的光通过长为 l 的吸收媒质后，强度为 I_1，当媒质长度增加为 nl 时，光强将变为________。

10. 光线通过 1cm 厚的液体时，强度减弱 5%，若光线通过 20cm 厚的液体，强度将变为________。

四、简答题

1. 为什么要引入光见度函数？

2. 如何提高棱镜光谱仪的分辨本领？

3. 同一光谱仪在不同波长处恰能分辨的谱线间隔是否相同？

4. 为什么晴朗的天空是蔚蓝色的？

5. 不同物质的正常色散曲线有哪些共同的特征？

6. 朗伯-比尔定律的适用条件是什么？

五、计算题

1. 一白炽灯向各个方向均匀发光，在离它 5m 处有一平面，设平面法线与由光源到它的连线之夹角为60°。欲在该平面上得到照度26.5lx。求光源在此方向的发光强度。

2. 在太阳光直接照射下，一物体表面的照度为1.0×10^5lx，若一发光强度为5.0×10^6cd的各向同性的点光源，在这面上所产生的照度与太阳下的照度相同，问光源距此表面最大距离为多少？

3. 两各向同性的点光源，发光强度分别为1.0cd和1.0$n$cd，一光屏距这两点光源分别为r m和nr m。求两光源总光通量之比及各自垂直照射光屏时产生的照度之比。

4. 在直径是3.0m的圆桌中心上方2.0m处，悬挂一只发光强度为200cd的电灯。设发光是各向同性的，求圆桌中心和边缘处的照度。

5. 相距1.5m的两灯光强分别为35cd和95cd，把两面都是白色的光屏置于何处才能使屏的两侧有相同的照度。

6. 直射的太阳光的光照度约为10 lx。若一闪光灯在某一方向的光强度是5×10cd，试问这闪光灯应放在距离某一表面多远的地方，才能使在此表面上产生与太阳光相同的光照度。

7. 一个可认为是点光源的灯泡悬挂在面积为25m^2的正方形房子的中央，若要使房角处的照度最大，试问灯泡距地面的高度应是多少？

8. 某显微镜恰能分辨出每2.54cm中有1.12×10^5条的一组线条，光源波长为450nm。求这台显微镜的孔径数。

9. 在迎面驶来的汽车上，两盏前灯相距120cm。试问汽车离人多远的地方，眼睛恰能分辨这两盏灯？设夜间人眼瞳孔直径为5.0mm，入射光波波长为550nm。

10. 已知天空中两颗星相对于一只望远镜的角距离为4.84×10^{-6}弧度，它们都发出波长为550nm的光。试问望远镜的口径至少为多大才能分辨出这两颗星？

11. 一油浸显微镜恰可分辨每毫米4000条线的明暗相间的线组，已知照明光的波长为435nm，并假定任意相邻线条都是非相干的，求物镜的数值孔径。

12. 一光源在波长$\lambda=656.3$nm处发射出波长间隔为$\Delta\lambda=0.18$nm的红双线。今有一光栅光谱仪可在第一级衍射光谱中把这两条谱线分辨出来，试求所需的最少刻痕数。若用色散率为100mm^{-1}的棱镜，分辨这两谱线，问其底边至少多宽？

13. 光线经过一定厚度的溶液，测得透光率为$\frac{1}{2}$，若改变溶液浓度，测得透光率为$\frac{1}{8}$，问溶液的浓度是如何变化的？吸收度如何变化？

14. 光线经过1.50cm厚的溶液，测得在500nm处的透光率为50.0%，若此光通过3.00cm厚的此溶液，透光率为多少？若此溶液的消光系数为4.62m^2/mol，求此溶液的浓度。

15. 有一介质吸收系数$\alpha=0.32cm^{-1}$，当透射光强分别为入射光强的0.1、0.2、0.5、0.8倍时，介质的厚度各为多少？

16. 假定在白光中波长为600nm的橙光与450nm的蓝光具有相同的强度，问在瑞利散射光中两者光强之比是多少？

参考答案

一、单选题

1. A

分析:紫外、红外都是不可见光,所以只有辐射通量有意义。

2. C

分析:因为垂直入射照度公式为 $E=\frac{I}{r^2}$,$I=55\text{cd}$,$r=2.2\text{m}$ 。

3. B

分析:因为光栅光谱仪是利用光栅衍射将复色光展开成光谱,所以只有被照亮的部分才起作用。

4. C

分析:因为正常色散中,色散率随波长的增加而减小,即红光的色散率比紫光的小,而色散率越大,光谱展得越宽,所以红光光谱比紫光光谱长度要短一些。

5. C

分析:因为超显微镜是根据微粒对光的散射来观察微粒存在的显微镜。

6. C

分析:因为 $A=-\lg T$,$A=0.301$。

7. A

分析:因为 $A=-\lg T$,$T=0.6$。

8. C

分析:因为朗伯-比尔定律只适用于单色光入射。

二、判断题

1. ×

分析:因为照度与光源至面元距离的平方成反比。

2. ×

分析:因为最小分辨角越小,光学仪器的分辨本领越高。

3. √

分析:因为在正常色散中,光的波长愈短,媒质对它的折射率愈大。

4. ×

分析:因为在喇曼散射中,散射光的频率与入射光的频率不同。

5. √

分析:因为在光致发光中,物质吸收了外来的能量后,一部分会转变为其他形式的能量,从而发光的能量比原来激发光的能量要小一些,频率也就低一些。

6. ×

分析:因为物质对光的吸收与入射光的波长有关。

三、填空题

1. 无关;平方成反比

2. 第一暗环;中央亮斑中心

3. 用折射率大的物质作物体与物镜间的介质;用波长短的光作为光源

分析:因为显微镜的分辨本领公式为 $A=\frac{1}{x}=\frac{n\sin a}{0.61\lambda}$;增大 n 或减小 λ 都能提高 A。

4. 选用色散率高的材料作棱镜;加大棱镜的几何尺寸使底边宽度 b 加大

分析:因为棱镜光谱仪的分辨本领公式为 $A=\frac{\lambda}{\mathrm{d}\lambda}=b\frac{\mathrm{d}n}{\mathrm{d}\lambda}$,加大 b 和$\frac{\mathrm{d}n}{\mathrm{d}\lambda}$都能提高分辨本领 A。

5. 介质对光的色散

6. 散射光强与入射光频率的四次方成正比;散射光强与方向有关

7. 荧光物质;磷光物质

8. $I=I_0e^{-\alpha l}$

9. $\frac{I_1^n}{I_0^{n-1}}$

分析:因为,$I_1=I_0e^{-\alpha l}$,$I=I_0e^{-\alpha nl}=I_0e^{-\alpha l}e^{-\alpha l(n-1)l}=I_1e^{-\alpha(n-1)l}$。由 I_1 的表达式两式两边作$(n-1)$次幂的运算,得到 $e^{-\alpha(n-1)l}=\frac{I_1^{n-1}}{I_0^{n-1}}$,再代入 I 的表达式得到$\frac{I_1^n}{I_0^{n-1}}$。

10. 原来光强的 35.8%。

分析:因为 $I=I_0e^{-\alpha l}$,$l_1=1\mathrm{cm}$, $I_1=0.95I_0$,$l_2=20\mathrm{cm}$。则 $I_2=0.358I_0$。

四、简答题

1. **答:**因为人眼对不同波长的光的敏感程度不同,为反映不同波长的光对人眼引起的相对敏感程度,需引入光见度函数。

2. **答:**提高棱镜光谱仪分辨本领的方法有:

(1)选用色散率高的材料;

(2)加大棱镜的几何尺寸,使其底边宽度加大。

3. **答:**按照光谱仪的分辨本领 $A=\frac{\lambda}{\mathrm{d}\lambda}$,同一光谱仪,其分辨本领相同,因此在不同波长处,其分辨的谱线间隔是不同的。

4. **答:**根据瑞利定律,散射光强与入射光频率的四次方成正比,即散射光中短波占优势,透射光中长波占优势。白天观看太阳光线以散射光为主,因此,晴朗的天空主要是蓝色的。而早晚观看的太阳光线以透射光为主,所以,看到的太阳是红黄色的。

5. **答:**不同物质的正常色散曲线的三个共同特征为:

(1)折射率随波长的增加而单调下降。

(2)折射率随波长的变化率$\frac{dn}{d\lambda}$(即色散率)也随波长的增加而减小。色散率在短波处要比在长波处大,色散率越大,光谱展得越宽。

(3)对于不同的介质,正常色散曲线相似,可用一个普遍的公式表示出来,即

$n = A + \frac{B}{\lambda^2} + \frac{C}{\lambda^4}$

6. **答:**朗伯-比尔定律适用于单色光照射、浓度不大的溶液。

五、计算题

1. **解:**根据照度定律 $E = \frac{dF}{dS} = \frac{Id\Omega}{dS} = \frac{I}{r^2}\cos\theta$

将 $E = 26.5\text{lx}, r = 5\text{m}, \theta = 60°$,代入上式得

$$I = 1325\text{cd}$$

2. **解:**根据垂直入射照度公式 $E = \frac{I}{r^2}$

将 $E = 1.0 \times 10^5\text{lx}, I = 5.0 \times 10^6\text{cd}$ 代入上式得

$r = 7.07\text{m}$

3. **解:**根据光通量公式 $F = \int_\Omega Id\Omega = I\Omega = 4\pi I$ 得:两光源的光通量之比为1: n。根据垂直入射照度公式 $E = \frac{I}{r^2}$,两光源的照度之比为 n: 1。

4. **解:**圆桌中心为垂直照射,根据垂直入射照度公式 $E = \frac{I}{r^2}$

将 $I = 200\text{cd}$, $r = 2.0\text{m}$,代入上式得

$$E = 50\text{lx}$$

圆桌边缘为非垂直照射,根据照度定律 $E = \frac{dF}{dS} = \frac{Id\Omega}{dS} = \frac{I}{r^2}\cos\theta$

将 $I = 200\text{cd}, r = 2.5\text{m}, \cos\theta = 0.8$ 代入上式得

$$E = 25.6\ \text{lx}$$

5. **解:**设把白色光屏置于距35cd光源 r 米处,则距95cd光源$(1.5 - r)$米处,根据题意可得:$\frac{35}{r^2} = \frac{95}{(1.5 - r)^2}$,解之得

$$r = 0.567\text{m}$$

6. **解:**设闪光灯与表面的距离为 r 米,根据题意可得

$$\frac{5 \times 10^2}{r^2} = 10$$

解之得

$$r = 7.07\text{m}$$

7. **解**:设灯泡距地面的高度为 h 米,灯泡的发光强度为 I,则房角处的照度为

$$E = \frac{I}{h^2 + 12.5} \times \frac{h}{\sqrt{h^2 + 12.5}}$$

$$\frac{\mathrm{d}E}{\mathrm{d}h} = \frac{I(h^2 + 12.5)^{1/2}(12.5 - 2h^2)}{(h^2 + 12.5)^{3/2}}$$

令$\frac{\mathrm{d}E}{\mathrm{d}h}=0$,得　$h=2.5\text{m}$ 。

8. **解**:根据显微镜的分辨本领公式 $x=\frac{0.61\lambda}{n\sin\alpha}$

将 $x=\frac{2.54}{1.12\times10^5}=2.27\times10^{-5}\text{cm}= 2.27\times10^{-7}\text{m}$,$\lambda=450\text{nm}=450\times10^{-9}\text{m}$,代入上式得

孔径数为　$n\sin\alpha=1.21$

9. **解**:设所求的距离为 r 米,人眼的最小分辨角为

$\theta=1.22\frac{\lambda}{d}$,将 $\lambda=550\text{nm}$,$d=5.0\text{mm}$ 代入得

$$\theta = 1.342 \times 10^{-4}\text{rad}$$

所以　$h=\frac{1.2}{1.342\times10^{-4}}=8942\text{km}$

10. **解**:设望远镜的口径为 d 毫米,根据公式 $\theta=1.22\frac{\lambda}{d}$得

$$d = \frac{1.22 \times 550 \times 10^{-6}}{4.84 \times 10^{-6}} = 139\text{mm}$$

11. **解**:根据显微镜的分辨本领公式 $x=\frac{0.61\lambda}{n\sin\alpha}$

将 $x=\frac{1}{4000}\text{mm}$,$\lambda=435\text{nm}$ 代入上式得

物镜的数值孔径为$\frac{0.61\lambda}{x}=0.61\times435\times10^{-9}/(0.25\times10^{-6})=1.06$

12. **解**:

(1)根据光栅光谱仪的分辨本领公式 $A=\frac{\lambda}{\mathrm{d}\lambda}=kN$

将 $\lambda=656.3\text{nm}$,$\Delta\lambda=0.18\text{nm}$,$k=1$ 代入上式得

$$N = 3646$$

(2)根据棱镜光谱仪的分辨本领公式 $A=\frac{\lambda}{\mathrm{d}\lambda}=b\frac{\mathrm{d}n}{\mathrm{d}\lambda}$

将$\frac{\mathrm{d}n}{\mathrm{d}\lambda}=100\text{mm}^{-1}$代入上式得

$$b = 0.36\text{m}$$

13. **解**:设原来溶液的浓度为 C_1,改变后溶液的浓度为 C_2。$\frac{I_1}{I_0}=\frac{1}{2},\frac{I_2}{I_0}=\frac{1}{8}$ 。根据朗伯-比尔定律 $I=I_0e^{-\chi cl}$, 应用上面的关系可以得到:$\frac{C_2}{C_1}=\frac{3}{1}$

而吸收度为 $A=-\lg T$,其中 $T=\frac{I}{I_0}$,所以,$\frac{A_2}{A_1}=\frac{-\lg T_2}{-\lg T_1}=\frac{3\lg 2}{\lg 2}=\frac{3}{1}$

14. **解**:根据朗伯-比尔定律 $I=I_0e^{-\chi cl}$和透光率公式 $T=\frac{I}{I_0}$得到$\frac{\lg T_2}{\lg T_1}=\frac{-\alpha Cl_2}{-\alpha Cl_1}=\frac{l_2}{l_1}$,将 $l_1=1.50\text{cm}$,$l_2=3.00\text{cm}$,$T_1=50\%$ 代人可求得:$T_2=25\%$。

根据公式 $A=Ecl$ 和 $A=-\lg T$ 将 $E=4.62\text{m}^2/\text{mol}$ 代人可求得:$C=4.34\text{mol/m}^3$

15. **解**:根据朗伯定律 $I=I_0e^{-\alpha l}$,将 $\alpha=0.32\text{cm}^{-1}$和$\frac{I}{I_0}$分别等于0.1、0.2、0.5、0.8 代入可求得介质的厚度分别为:$l_1=7.2\text{cm}$,$l_2=5.0\text{cm}$,$l_3=2.2\text{cm}$,$l_4=0.7\text{cm}$ 。

16. **解**:根据瑞利定律可知:散射光强与光波长的四次方成反比,而白光的波长为600nm,橙光的波长为450nm,所以这两者的散射光强之比为

$$\frac{I_{白}}{I_{橙}}=\frac{(450)^4}{(600)^4}=0.32$$

第十三章　量子力学基础

习　　题

一、单选题

1. 在热平衡状态下，黑体的辐出度 $M(T)$ 与(　)成正比

A. T　　　　B. T^2

C. T^3　　　　D. T^4

2. 设有两个黑体，它们的热平衡温度分别为 T_1、T_2（$T_1 > T_2$），那么，对应于各自的最大单色辐出度的波长 λ_1、λ_2 之间的关系为(　)

A. $\lambda_1 = \lambda_2$　　　　B. $\lambda_1 < \lambda_2$

C. $\lambda_1 > \lambda_2$　　　　D. $\lambda_1 = 2\lambda_2$

3. 一束紫外光照射到金属铯的表面产生光电效应，其光电流的强度决定于(　)

A. 临界频率　　　　B. 弛豫时间

C. 入射光强度　　　　D. 遏止电位

4. 一束紫外光照射到某种金属的表面产生光电效应，其光电子的动能决定于(　)

A. 入射光强度　　　　B. 入射光频率

C. 脱出功　　　　D. 弛豫时间

5. 设微观自由粒子的速度远小于光速，则根据德布罗意关系，该粒子的波函数可表示成(　)

A. 球面波　　　　B. 单色球面波

C. 平面波　　　　D. 单色平面波

6. 在电子衍射实验中，设加速电压为 100V，则电子的德布罗意波长约为(　)

A. 10nm　　　　B. 1.0nm

C. 0.10nm　　　　D. 0.01nm

7. 设光的频率为 ν，则该光子的质量可表示为(　)

A. $h\nu$　　　　B. $\dfrac{h}{\nu}$

C. mc^2　　　　D. $\dfrac{h\nu}{c^2}$

8. 量子力学的测不准关系反映了(　)

A. 微观粒子的固有特性　　B. 测量仪器的精度

C. 微观粒子的质量　　D. 测量方法

9. 设电子和质子具有相同的动能,德布罗意波长分别为 λ_e 和 λ_p,则有(　)

A. $\lambda_e > \lambda_p$　　B. $\lambda_e = \lambda_p$

C. $\lambda_e < \lambda_p$　　D. 无法判断

10. 微观粒子在空间某处出现的概率与该处(　)成正比

A. 波函数　　B. 波函数的平方

C. 波函数的绝对值　　D. 波函数的绝对值的平方

11. 波函数的标准化条件是(　)

A. 连续　　B. 有限

C. 归一化　　D. 单值、有限、连续

12. 处于无限深势阱中的粒子(　)

A. 能量连续,动量连续　　B. 能量量子化,但动量连续

C. 能量量子化,动量也量子化　　D. 能量连续,但动量量子化

二、判断题

1. 熔炉中的铁水发出的光是热幅射。(　)

2. 人体也向外发出热幅射,其波长范围在紫外区,所以人的肉眼看不到。(　)

3. 自然界中的一切物体都具有波粒二象性。(　)

4. 一束光照射到金属表面能否产生光电效应,关键在于入射光的强度是否足够大。(　)

5. 电子衍射实验中,电子的德布罗意波长决定于加速电压。(　)

6. 不确定关系是反映微观粒子运动的普遍规律。(　)

7. 波函数必须满足归一化条件。(　)

8. 薛定谔方程是描述微观粒子运动的基本方程。(　)

三、填空题

1. 黑体是一个理想模型,它是指________________。

2. 光电效应是光的________________的反映。

3. 在光电效应中,电子吸收光子遵守________________规则。

4. 红限频率是指________________。

5. 非相对论性的一维自由粒子的波函数可以表达为________________。

6. 质量为 10.0g 的子弹,速度为 1000m/s,它的德布罗意波长为________________。

7. 不确定关系可以用来区分________________粒子和________________粒子,是划分________________力学和________________力学的界限。

8. 德布罗意波既不是机械波又不是电磁波,而是一种________________。

9. 无限深势阱中的粒子的能量必定是________________________。

10. STM 的理论基础是________________________。

四、简答题

1. 绝对黑体是不是不发射任何辐射?

2. 光电效应和康普顿散射都包含电子与光子的相互作用过程。试分析各个作用过程。

3. 如果一束光照射某一金属不产生光电效应,现用一只聚光镜将光聚焦在一点后再照射该金属,这时是否会产生光电效应? 为什么?

4. 同一金属,如有光电效应产生,则入射光的强度与光电流有何关系?

5. 如何理解波函数的归一化条件?

五、计算题

1. 将恒星看成绝对黑体,测得它们的最大单色辐出度相对应的波长分别是:太阳 $\lambda_a = 0.55\mu m$,北极星 $\lambda_b = 0.35\mu m$,天狼星 $\lambda_c = 0.29\mu m$,它们的表面温度分别 T_a、T_b、T_c,试求各恒星表面的温度,并按大小对 T_a、T_b、T_c 进行排序。

2. 一个全辐射体在加热过程中,其最大单色辐出度对应的波长从 $0.800\mu m$ 变化到 $0.400\mu m$,求此时的辐出度是原来的几倍。

3. 已知金属铂的电子逸出功是6.30eV,求该金属的红限波长。

4. 波长为 250nm 的紫外线,照射到逸出功为2.50eV 的金属钡的表面上,试求光电子运动的初速率。

5. 试求波长分别为 400nm 的可见光、0.10nm 的伦琴射线和 0.0020nm 的 γ 射线这三种光子的质量、动量和能量。

6. 求动能为 50eV 的电子的德布罗意波长。

7. 经 400V 的电压加速后,一个带有与电子相同电荷的粒子的德布罗意波长为 2.00×10^{-12}m,求这个粒子的质量。

8. 一颗质量为 10.0g 的子弹以 1000m/s 的速率飞行,试求:

(1)它的德波罗意波长;

(2)若测得子弹位置的不确定量为 0.1cm,则其速率的不确定量是多少?

9. 测得一个电子的速率为 200m/s,精度为 0.10%,问此电子位置的不确定量是多少?

10. 夜间地面降温主要是由于地面的热辐射。如果晴天夜里地面温度为 -5℃,按黑体辐射计算,每平方米地面失去热量的速率多大?

11. 室温(300K)下的中子称为热中子。求热中子的德布罗意波长。

12. 粒子处在无限深势阱中,求粒子的能量和波函数。

$$U(x)=\begin{cases}\infty & x<0 \text{ 或 } x>a\\ 0 & 0<x<a\end{cases}$$

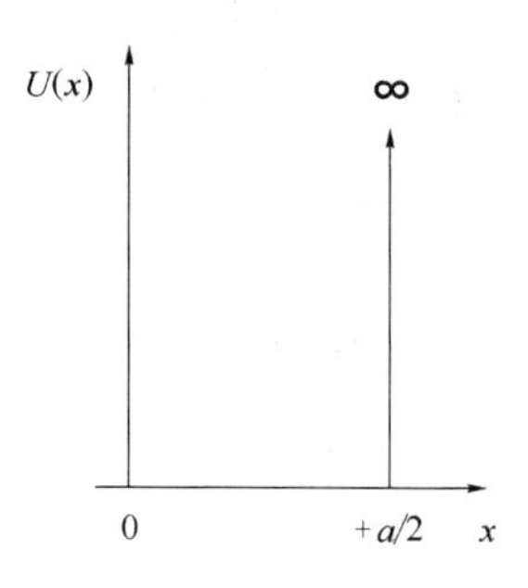

图 13-1

参 考 答 案

一、单选题

1. D

分析：斯忒藩公式 $M(T)=\sigma T^4$

2. B

分析：由 $\lambda_m T=b$ 可知 T 越高，λ_m 越小，所以 $\lambda_1<\lambda_2$

3. C

分析：光电流的强度主要决定于光电子的数量，而后者又主要决定于入射光的照射强度。

4. B

分析：由光电方程$\frac{mv^2}{2}=h\nu-A$ 可直接看出 ν 增加，$\frac{mv^2}{2}$也增加。

5. D

分析：自由粒子的动量和能量均为常数。根据德布罗意关系，其相应的波长和强度（幅度）也为恒量，这样的波就是单色平面波。

6. C

分析：公式 $\lambda\approx\frac{1.22}{\sqrt{U}}$nm，$U=100$V，所以 $\lambda\approx0.122$nm

7. D

分析：光子的能量为 $E=h\nu$，爱因斯坦的质能方程为 $E=mc^2$，由以上两式得出 $m=\frac{h\nu}{c^2}$

8. A

9. A

分析：由公式 $\lambda=\frac{h}{\sqrt{2mE}}$，当 E 相同时，m 大，则 λ 小。

10. D

分析：根据波函数的统计诠释可知，微观粒子在空间某处出现的概率必然与粒子在该处的波函数的绝对值的平方成正比。

11. D

12. C

分析：在无限深势阱中的粒子处于束缚状态，其能量及动量必然是量子化的，只能取一些不连续的值。

二、判断题

1. √

2. ×

分析：人体发出热辐射，其波长范围在红外区，所以人的肉眼看不到。

3. √

分析：波动性在微观领域体现明显，在宏观领域无法体现。

4. ×

分析：能否产生光电效应取决于入射光的频率，与其强度无关。

5. √

分析：$\lambda = \frac{h}{\sqrt{2mE}} = \frac{h}{\sqrt{2meU}}$

6. √

7. √

8. √

三、填空题

1. 将辐射到它上面的辐射完全吸收的物体

2. 粒子性

3. 要么电子不吸收光子，要么电子吸收全部光子，即遵守“全/无”

4. 使金属发射光电子所需照射的光的最小频率

5. $\Psi(x,t) = A\cos\left[\frac{2\pi}{h}(Et - xp)\right]$

6. 6.63×10^{-35} m

7. 宏观；微观；经典；量子

8. 概率波

9. 量子化的

10. 量子力学中的遂道效应

四、简答题

1. **答：**不是。绝对黑体吸收辐射（电磁波）的能力最强，同时它辐射（电磁波）的能力也最强，所以它也能辐射各种频率的电磁波。

2. **答**:光电效应是金属中的电子吸收光子的过程,一个电子吸收一个光子后挣脱表面束缚而成为自由电子。康普顿散射是电子与光子发生弹性碰撞的过程,电子和光子的方向发生改变,能量也发生交换,但总的能量不变。

3. **答**:不会。因为能否产生光电效应只决定于入射光的频率而与强度(亮度)无关。

4. **答**:光电流的大小与光电子的数量成正比,而后者决定于照射光的强度。

5. **答**:对一个微观粒子,它出现在全空间的概率应该是100%。

五、计算题

1. **解**:根据维恩位移定律 $\lambda_m T = b$ 得 $T = \frac{b}{\lambda_m}$,其中 $b = 2.897 \times 10^{-3}\text{m}\cdot\text{K}$,代入各个波长值而得到各星球表面温度分别为:

$$T_a = \frac{2.897 \times 10^{-3}}{0.55 \times 10^{-6}} \approx 5.3 \times 10^3\text{K}$$

$$T_b = \frac{2.897 \times 10^{-3}}{0.35 \times 10^{-6}} \approx 8.3 \times 10^3\text{K}$$

$$T_c = \frac{2.897 \times 10^{-3}}{0.29 \times 10^{-6}} \approx 1.0 \times 10^4\text{K}$$

可见,$T_c > T_b > T_a$

2. **解**:根据 $\lambda T = b$ 可知,λ 减小时,T 增加,所以 λ 从 $0.800\mu\text{m}$ 变化到 $0.400\mu\text{m}$,T 升高了2倍。根据 $M(T) = \sigma T^4$ 可知,单色辐出度增加到原来的 $2^4 = 16$ 倍。

3. **解**:设红限频率为 ν_0,由 $A = h\nu_0$ 或 $A = \frac{hc}{\lambda_0}$,得到相应的红限波长为

$$\lambda_0 = \frac{hc}{A} = \frac{6.63 \times 10^{-34} \times 3.0 \times 10^8}{6.30 \times 1.6 \times 10^{-19}} = 1.97 \times 10^{-7}\text{m} = 197\text{nm}$$

4. **解**:由 $\frac{1}{2}mv^2 = h\nu - A = \frac{hc}{\lambda} - A$ 得

$$v = \sqrt{\frac{2}{m}\left(\frac{hc}{\lambda} - A\right)}$$

$$= \sqrt{\frac{2}{9.1 \times 10^{-31}} \times \left(\frac{6.63 \times 10^{-34} \times 3.0 \times 10^8}{250 \times 10^{-9}} - 2.50 \times 1.6 \times 10^{-19}\right)}$$

$$= 0.932 \times 10^6\text{m/s}$$

5. **解**:

(1)对可见光 $\lambda = 400\text{nm}$

$$\nu = \frac{c}{\lambda} = \frac{3.0 \times 10^8}{400 \times 10^{-9}} = 7.5 \times 10^{14}\text{Hz}$$

$E = h\nu = 6.63 \times 10^{-34} \times 7.5 \times 10^{14} = 3.11\text{eV}$

由 $p = \dfrac{h}{\lambda}$ 得 $p = \dfrac{6.63 \times 10^{-34}}{400 \times 10^{-9}} = 1.66 \times 10^{-27}\text{kg} \cdot \text{m/s}$，由 $E = mc^2$ 得

$$m = \frac{E}{c^2} = \frac{3.11 \times 1.6 \times 10^{-19}}{(3.0 \times 10^8)^2} = 0.553 \times 10^{-35}\text{kg}$$

(2)对 $\lambda = 0.10\text{nm}$ 的伦琴射线，用同样方法可求得

$E = 12.44\text{keV}$，　　$p = 6.63 \times 10^{-24}\text{kg} \cdot \text{m/s}$，　　$m = 2.212 \times 10^{-32}\text{kg}$

(3)对 $\lambda = 0.0020\text{nm}$ 的 γ 射线，用同样方法求得

$E = 622\text{keV}$，　　$p = 3.32 \times 10^{-22}\text{kg} \cdot \text{m/s}$，　　$m = 1.106 \times 10^{-30}\text{kg}$。

6. **解**：由公式 $E = \dfrac{p^2}{2m}$ 和 $\lambda = \dfrac{h}{p}$ 得

$$\lambda = \frac{h}{2mE} = \frac{6.63 \times 10^{-34}}{\sqrt{2 \times 9.1 \times 10^{-31} \times 50 \times 1.6 \times 10^{-19}}} = 0.173\text{nm}$$

7. **解**：由公式 $\lambda = \dfrac{h}{\sqrt{2meU}}$ 得

$$m = \frac{h}{2\lambda^2 eU} = \frac{(6.63 \times 10^{-34})^2}{2 \times (2.0 \times 10^{-12})^2 \times 1.6 \times 10^{-19} \times 400} = 8.59 \times 10^{-28}\text{kg}$$

8. **解**：

(1)由 $\lambda = \dfrac{h}{p}$，及 $p = mv$ 得

$$\lambda = \frac{h}{mv} = \frac{6.63 \times 10^{-34}}{10 \times 10^{-3} \times 10^3} = 6.63 \times 10^{-35}\text{m}$$

(2)若 $\Delta x = 0.1\text{cm} = 0.1 \times 10^{-2}\text{m}$

由 $\Delta x \Delta p = h$ 和 $\Delta \text{p} = m\Delta v$ 得 $\Delta x \cdot m\Delta v = h$

$$\Delta = \frac{h}{m\Delta x} = \frac{6.63 \times 10^{-34}}{10.0 \times 10^{-3} \times 0.1 \times 10^{-2}} = 6.63 \times 10^{-29}\text{m/s}$$

9. **解**：由 $\Delta x \Delta p = h$ 得

$$\Delta x = \frac{h}{\Delta p} = \frac{h}{m\Delta x} = \frac{6.63 \times 10^{-34}}{9.1 \times 10^{-31} \times 200 \times 0.001} = 3.64 \times 10^{-3}\text{m}$$

10. **解**：将地面视为黑体，每平方米地面失去热量的速率即地面的辐出度 $M(T)$

$$M = \sigma T^4 = 5.67 \times 10^{-8} \times 268^4 = 292.5\text{W/m}^2$$

11. **解**：根据统计物理，在室温下中子的平均平动能为

$$E_k = \frac{3}{2}kT = \frac{3}{2} \times 1.38 \times 10^{-23} \times 300 = 6.21 \times 10^{-21}\text{J}$$

中子的静能为

$$E_0 = m_n c^2 = 1.67 \times 10^{-27} \times (3.0 \times 10^8)^2 = 1.50 \times 10^{-10}\text{J}$$

因为 $E_k \ll E_0$，所以不考虑相对论效应，于是得到

$$\lambda = \frac{h}{\sqrt{2mE_k}} = \frac{6.63 \times 10^{-34}}{\sqrt{2 \times 1.67 \times 10^{-27} \times 6.21 \times 10^{-21}}} \approx 0.146\text{nm}$$

12. **解**:因为 $U(x)$ 与时间无关,所以粒子处于定态。按照势能特点,分两步求解:

(1)在 $x<0$ 和 $x>a$ 区域内,势能为无限大,列出一维定态薛定谔方程为

$$-\frac{\hbar^2}{2m}\frac{\mathrm{d}^2\Psi}{\mathrm{d}x^2}+U(x)\Psi=E\Psi$$

求解该方程,在 $x<0$ 和 $x>a$ 的区域,由于 $U=\infty$,要使方程成立必须有 $\Psi=0$

(2)在 $0<x<a$ 区域内,$U=0$,列出一维定态薛定谔方程为

$$-\frac{\hbar^2}{2m}\frac{\mathrm{d}^2\Psi}{\mathrm{d}x^2}=E\Psi$$

$$\frac{\mathrm{d}^2\Psi}{\mathrm{d}x^2}+k^2\Psi=0$$

其中令　　　　$k=\sqrt{2mE/\hbar}$

求解该方程,其通解为

$$\Psi(x)=A\sin kx+B\cos kx$$

其中 A、B 和 k 可根据边界条件及归一化条件来确定。

由边界条件确定能量 E

根据波函数的标准化条件——单值、有限、连续 ,可得

$$\Psi(0)=0\rightarrow A\sin 0+B\cos 0=0\rightarrow B=0$$

由

$$\Psi(a)=0\rightarrow A\sin ka+B\cos ka=0\rightarrow A\sin ka=0$$

$$\sin ka=0\Rightarrow k_n a=n\pi(n=1,2,3\cdots)\qquad k=\sqrt{2mE/\hbar}$$

在 $x=a$ 处,因为 A 不能再为0,所以

得到

$$E_n=n^2\frac{\hbar^2\pi^2}{2ma^2}\qquad(n=1,2,3,\cdots)$$

可见,粒子的能量不是连续的,而是分裂的,即量子化的。E_n 称为能量本征值。最低能量称为基态能级 E_1,其他为激发态能级。

$$E_1=1^2\frac{\hbar^2\pi^2}{2ma^2}\qquad E_2=2^2\frac{\hbar^2\pi^2}{2ma^2}\qquad E_3=3^2\frac{\hbar^2\pi^2}{2ma^2}$$

利用波函数的归一化条件求系数 A,由于 $B=0$,因而波函数可写成

$$\Psi_n(x)=A\sin\frac{n\pi}{a}x\qquad(0<x<a)$$

由

$$\int_{-\infty}^{\infty}|\Psi_n(x)|^2\mathrm{d}x=1$$

$$\int_{-\infty}^{\infty}|\Psi_n(x)|^2\mathrm{d}x=\int_0^a\left|A\sin\frac{n\pi}{a}x\right|^2\mathrm{d}x=1\qquad A=\sqrt{2/a}$$

最后得到归一化的波函数,得

$$\Psi_n(x) = \begin{cases} \sqrt{\dfrac{2}{a}}\sin\dfrac{n\pi}{a}x & (0 < x < a) \\ 0 & (x < 0 \text{或} x > a) \end{cases}$$

第十四章　原子光谱与分子光谱

习　　题

一、单选题

1. 在氢原子中,电子从 $n=4$ 的激发态跃迁到基态,可能发射出不同频率的谱线有________条(　)

A. 4　　B. 5　　C. 6　　D. 7

2. 主量子数 $n=4$,与此相对应的角量子数 l 的可能取值是(　)

A. 0,1,2　　B. 0,1,2,3

C. 0,1,2,3,4　　D. 1,2,3,4

3. 主量子数 $n=4$,与此相应的角动量 L 的可能取值是(　)

A. $0,\sqrt{2}\hbar,\sqrt{4}\hbar,\sqrt{8}\hbar$　　B. $0,\sqrt{2}\hbar,\sqrt{6}\hbar,\sqrt{12}\hbar$

C. $0,\sqrt{2}\hbar,\sqrt{4}\hbar,\sqrt{6}\hbar$　　D. $0,\hbar,2\hbar,3\hbar$

4. 当角量子数 $l=2$ 时,磁量子数 m 的可能取值是(　)

A. $0,\pm1,\pm2$　　B. $\pm1,\pm2$

C. $0,\pm1$　　D. $0,\pm2$

5. 当角量子数 $l=2$ 时,与之相应的角动量在外磁场方向上的分量是(　)

A. $0,\pm\hbar,\pm2\hbar$　　B. $\pm\hbar,\pm2\hbar$

C. $0,\pm\hbar$　　D. $0,\pm2\hbar$

6. 原子中电子自旋量子数 s 的取值为(　)

A. $\frac{1}{2}$　　B. $\pm\frac{1}{2}$　　C. $\frac{1}{2}\hbar$　　D. $\pm\frac{1}{2}\hbar$

7. 电子自旋角动量 L_s 的大小的取值为(　)

A. $\frac{1}{2}\hbar$　　B. $\pm\frac{1}{2}\hbar$　　C. $\frac{\sqrt{3}}{2}\hbar$　　D. $\pm\frac{\sqrt{3}}{2}\hbar$

8. 原子中电子自旋磁量子数 m_s 的取值为(　)

A. $\frac{1}{2}$　　B. $\pm\frac{1}{2}$　　C. $\frac{1}{2}\hbar$　　D. $\pm\frac{1}{2}\hbar$

9. 电子自旋角动量 L_s 在外磁场方向的分量的取值为(　)

A. $\frac{1}{2}\hbar$　　B. $\pm\frac{1}{2}\hbar$　　C. $\frac{\sqrt{3}}{2}\hbar$　　D. $\pm\frac{\sqrt{3}}{2}\hbar$

二、判断题

1. 氢原子的各条谱线的波长都可用里德伯方程概括起来。(　)

2. 里德伯公式完全是由严格的理论推导出来的。(　)

3. 根据玻尔的氢原子假设:原子中绕核运动的电子,是处在一系列连续的能量状态之中。(　)

4. 根据玻尔的氢原子假设:当电子从一个定态跃迁到另一个定态时,并不发射(或吸收)电磁辐射。(　)

5. 在量子力学中,原子中电子的运动状态要由四个量子数来决定。(　)

6. 利用原子吸收光谱也可以检查人体有无铅中毒。(　)

7. 在分子光谱中电子能级差 < 振动能级差 < 转动能级差。(　)

8. 在原子或分子跃迁的过程中自发辐射、受激吸收和受激辐射三种状态同时存在。(　)

三、填空题

1. 氢原子光谱的普遍公式是________________。

2. 氢原子的任一谱线都可以表达为两个________________之差。

3. 当原子从高能态向低能态跃迁时________________光子,从低能态向高能态跃迁时________________光子。

4. 按照玻尔氢原子理论,氢原子中的电子在原子核的库仑场作用下,那些可能存在的状态,应满足的条件是:________________。

5. 氢原子的最小轨道半径即玻尔半径的表达式是:________________。

6. 氢原子的能级公式是:________________.

7. 描述原子状态的四个量子数是__________、__________、__________、__________。

8. 原子发射光谱是________________的谱线。

9. 原子吸收光谱是由于________________形成的。

10. 分子光谱是由__________、__________、__________组成的。

11. 远红外光谱的波长范围:________________。

12. 中红外光谱的波长范围:________________。

13. 近红外光谱的波长范围:________________。

14. 激光的特点是__________、__________、__________、__________。

15. 激光产生条件是________________、________________。

16. 设氢原子处于 $n=2$ 的激发态,则:(1)能激发受激辐射的光子的频率是__________;(2)自发辐射光子的频率是________________。

四、简答题

1. 简述玻尔关于氢原子模型的基本假设，及其局限性。

2. 用玻尔的氢原子理论试述氢原子光谱的规律？

3. 确定电子的运动状态的四个量子数是什么？

4. 四个量子数的物理意义是什么？

5. 原子光谱和分子光谱各有何特点？

6. 激光的特点及产生条件是什么？

五、计算题

1. 根据里德伯方程，试求巴耳末线系的最短和最长的谱线的波长？

2. 按照玻尔理论，在氢原子 $n=2$ 的状态中，电子绕原子核运动的轨道半径、线速度、角动量和总能量各是多少？

3. 在氢原子光谱的帕邢系中，有波长为 1281.8nm 和 1875.1nm 的两条谱线，试求它们的电子是从量子数为何值的轨道上跃迁而产生的？

4. 氢原子中电子从第二轨道跃迁到第一轨道和从第三轨道跃迁到第二轨道相比，所辐射的能量哪个大？

5. 如果用能量为 12.5eV 的电子去轰击基态氢原子，将产生哪些谱线？

6. 主量子数 $n=4$，与此相应的角量子数 l 的可能取值是什么？相应的角动量是多少？

7. 电子的自旋量子数 $s=\frac{1}{2}$，则电子自旋角动量是多少？在外磁场中，自旋角动量沿磁场方向的分量是多少？

8. 设氢分子的两个原子之间的距离为 0.065nm，转轴通过质心并且垂直于两个原子的连线，求此时氢原子的转动惯量和最低的两个转动能级的大小。

9. 设 CO 分子的键常数为 1600N/m，试求它的最低两个能级的能量。如果 CO 发生纯振动跃迁，试计算此时吸收谱线的波长。

10. 设氢原子处于 $n=2$ 的激发态，则其能激发受激辐射的光子的频率是多少，其自发辐射光子的频率是多少？

参 考 答 案

一、单选题

1. C

2. B

3. B

4. A

5. A

6. A

7. C

8. B

9. B

二、判断题

1. √

2. ×

3. ×

4. ×

5. √

6. √

7. ×

8. √

三、填空题

1. $\tilde{\nu}=\frac{1}{\lambda}=R_{\mathrm{H}}\left(\frac{1}{m^{2}}-\frac{1}{n^{2}}\right)=T(m)-T(n)$

2. 光谱项

3. 发射;吸收

4. $L=m_{e}vr_{n}=n\cdot\frac{h}{2\pi}=n\cdot\hbar$,$n=1,2,3,\cdots$

5. $a_{0}=\frac{\varepsilon_{0}h^{2}}{\pi m_{e}e^{2}}=5.29\times10^{-11}\mathrm{m}$

6. $E_{n}=-hcR_{\mathrm{H}}\frac{1}{n^{2}}$

7. 主量子数;角量子数;磁量子数;自旋量子数

8. 大量同类原子发射的光子在黑暗背景中形成的若干条明亮

9. 一个价电子吸收一个光子后被激发到高能级时

10. 电子光谱;振动光谱;转动光谱

11. 大于 20μm ,直至厘米或毫米的数量级

12. 约为 1.5 ~20μm

13. 约为 0.76 ~1.5μm.

14. 单色性纯;方向性好;亮度高强度大;相干性好

15. 粒子数反转;光学谐振腔

16. 2.47×10^{15}Hz;2.47×10^{15}Hz

四、简答题

1. **答：**(1)原子中的电子只能处在一系列分立的轨道上，它只能在这些轨道上绕核运动，且不产生电磁辐射。(2)当电子从一个定态轨道跃迁到另一个定态轨道时，会以电磁波的形式放出(或吸收)能量，其能量由 $h\nu = |E_n - E_m|$ 决定。(3)氢原子中的电子的轨道角动量，应满足条件：$L = m_e \upsilon r_n = n \hbar, n = 1,2,3\cdots$。即电子轨道运动的角动量是量子化的。

由于在玻尔理论中，把微观粒子当作经典力学中的质点，用坐标、轨道等经典概念来描述，仅仅人为地加上量子条件的限制。因此，它没有一个描述微观粒子运动的完整的理论体系。这就是玻尔的氢原子理论的局限性。

2. **答：**由玻尔的量子化条件和牛顿定律、库仑定律可得出各分立定态的轨道半径 r_n 和氢原子系统的总能量 E_n。当 $n=1$ 时，是氢原子的基态，$E_1 = -13.6\text{eV}$。当 $n>1$ 时的各态，能量比基态高，称为激发态。当电子从高能态 E_n 跃迁到低能态 E_m 时，辐射出光子，写成波数表达式：$\tilde{\nu} = \frac{1}{\lambda} = \frac{\nu}{c} = \frac{m_e e^4}{8c\varepsilon_0^2 h^3}\left(\frac{1}{m^2} - \frac{1}{n^2}\right)$。此式与里德伯公式在形式上完全一致，当考虑到电子与核都在围绕着它们的公共质心而旋转时，里德伯常数的计算值和光谱学测量值相符，从而为里德伯常数找到了理论依据。将 R_H 代入 $E_n = -\frac{m_e e^4}{8\varepsilon_0^2 n^2 h^2}$，可得氢原子的能级公式：$E_n = -hcR_H \frac{1}{n^2}$，式中 hcR_H 称为里德伯能量。电子从第一轨道以外的轨道跃迁到第一轨道时产生赖曼系($n=1$)，从第二轨道以外的轨道跃迁到第二轨道时产生巴耳末系($n=2$)，从第三轨道以外的轨道跃迁到第三轨道时产生帕邢系($n=3$)，依此类推。

3. **答：**主量子数，角量子数，磁量子数，自旋量子数。

4. **答：**主量子数决定能态；角量子数决定角动量；磁量子数决定角动量的空间取向；自旋量子数决定电子绕自身轴线的自旋取向。

5. **答：**原子光谱是线状光谱。原子发射光谱主要是一个价电子受激发到外部空能级后，在外部各个空能级间跃迁或回到原先能级时产生的光谱。原子吸收光谱是由于一个价电子吸收一个光子后被激发到高能级时形成的。都是线状光谱。

分子光谱是带状光谱，比原子光谱复杂得多。它是由分子的转动光谱、振动光谱和电子光谱所构成的一组复杂的谱带。

6. **答：**激光的特点是：①单色性好；②方向性好；③亮度高(或强度大)；④相干性好。产生激光必须满足两个条件：粒子数的反转、光学谐振腔。

五、计算题

1. **解：**根据：$\frac{1}{\lambda} = R\left(\frac{1}{2^2} - \frac{1}{n^2}\right)$ 有：

$$\lambda_{\max} = \frac{1}{R\left(\frac{1}{2^2} - \frac{1}{3^2}\right)} = \frac{36}{5.45 \times 10^7} = 6.61 \times 10^{-7}\text{m}$$

$$\lambda_{\min} = \frac{1}{R\left(\frac{1}{2^2}\right)} = \frac{4}{1.09 \times 10^7} = 3.67 \times 10^{-7}\text{m}$$

2. **解**：根据：$r_n = \dfrac{\varepsilon_0 n^2 h^2}{\pi m_e e^2}$，$n=2$；得 $r_2 = \dfrac{4\varepsilon_0 h^2}{\pi m_e e^2} = 2.12 \times 10^{-10}\text{m}$

因为 $$m_e v r_n = n \cdot \frac{h}{2\pi}$$

所以 $$v = \frac{h}{m_e r_2 \pi} = 1.09 \times 10^6 \text{m/s}$$

$$L = 2 \cdot \frac{h}{2\pi} = 2.11 \times 10^{-34} \text{kg} \cdot \text{m}^2/\text{s}$$

$$E_2 = E_k + E_p = \frac{1}{2} m_e v^2 + \frac{-e^2}{4\pi\varepsilon_0 r_2} = -\frac{e^2}{8\pi\varepsilon_0 r_2} = \frac{m_e e^4}{8\varepsilon_0^2 2^2 h^2} = -3.4\text{eV}$$

3. **解**：根据：$\dfrac{1}{\lambda} = R\left(\dfrac{1}{3^2} - \dfrac{1}{n^2}\right)$

当$\dfrac{1}{1875.1 \times 10^{-9}} = 1.09 \times 10^7 \times \left(\dfrac{1}{9} - \dfrac{1}{n_1^2}\right) = 1$ 时：$n_1 = 4$

当$\dfrac{1}{1281.1 \times 10^{-9}} = 10.9 \times 10^7 \times \left(\dfrac{1}{9} - \dfrac{1}{n_2^2}\right) = 1$ 时：$n_2 = 5$

4. **解**：根据：$E_n = -\dfrac{me^4}{8\varepsilon_0^2 n^2 h^2}$

$$E_{2-1} = -\frac{me^4}{8\varepsilon_0^2 h^2}\left(\frac{1}{2^2} - 1\right) = 16.3 \times 10^{-19}\text{J}$$

$$E_{3-2} = -\frac{me^4}{8\varepsilon_0^2 h^2}\left(\frac{1}{3^2} - \frac{1}{2^2}\right) = 3.03 \times 10^{-19}\text{J}$$

所以 $$E_{2-1} > E_{3-2}$$

5. **解**：根据 $E_n = -\dfrac{me^4}{8\varepsilon_0^2 n^2 h^2}$和 $\nu = \dfrac{E - E_1}{h}$，有：

$$\nu = \frac{\frac{1}{2} \times 9.11 \times 10^{-31} \times (1.875 \times 10^6)^2 - (-13.6 \times 1.6 \times 10^{-19})}{6.62 \times 10^{-34}} = 5.70 \times 10^{15}\text{Hz}$$

6. **解**：$n=4$；$l = 0,1,2,3$

相应的角动量：$L = \sqrt{l(l+1)}\,\hbar$，代入 l 值分别得 0，$\sqrt{2}\,\hbar$，$\sqrt{6}\,\hbar$，$\sqrt{12}\,\hbar$

7. **解**：电子自旋角动量 $L_s = \sqrt{s(s+1)}\,\hbar = \sqrt{\frac{1}{2}(\frac{1}{2}+1)}\,\hbar = \dfrac{\sqrt{3}}{2}\hbar$

自旋磁量子数 $$m_s = \pm\frac{1}{2}$$

自旋角动量沿磁场方向分量为 $L_{s_z}=m_s\hbar=\pm\frac{1}{2}\hbar$

8. **解:** 氢分子的折合质量: $\mu=\frac{m\cdot m}{m+m}=8.365\times10^{-28}\text{kg}$

氢分子的转动惯量:

$$I=\mu r^2=8.365\times10^{-28}\times(0.065\times10^{-9})^2=3.534\times10^{-48}\text{kg}\cdot\text{m}^2$$

根据
$$E_r=\frac{h^2}{8\pi^2 I}J(J+1)$$

$$J=0\quad E_r=0$$

$$J=1\quad E_r=\frac{h^2}{8\pi^2 I}\times2=3.15\times10^{-21}\text{J}$$

9. **解:** 根据 $E_\nu=\left(a+\frac{1}{2}\right)\cdot\frac{h}{2\pi}\sqrt{\frac{k}{\mu}}$;　　$a=0,1,2\cdots$;　$k=1600\text{N/m}$;

$$\mu=\frac{m_c m_o}{m_c+m_o}=1.14\times10^{-26}\text{kg}$$

当 $a=0$ 时, $E_{\nu_0}=\frac{h}{4\pi}\sqrt{\frac{k}{\mu}}=1.987\times10^{-20}\text{J}=0.123\text{eV}$

当 $a=1$ 时,　$E_{\nu_1}=\frac{3h}{4\pi}\sqrt{\frac{k}{\mu}}=5.93\times10^{-20}\text{J}=0.369\text{eV}$

$$\tilde{\nu}_{0-1}=\frac{1}{\lambda_{0-1}}=\frac{E_{\nu1}-E_{\nu0}}{hc}=0.1987\times10^6\text{m}^{-1}$$

$$\lambda_{0-1}=5.033\times10^6\text{m}$$

10. **解:** 两种辐射的光子的频率相同,均为

$$\nu=\frac{E_2-E_1}{h}=2.47\times10^{15}\text{Hz}$$

第十五章　原子核物理基础

习　　题

一、单选题

1. 原子核内核子之间的结合力是(　)

A. 万有引力　　B. 电磁力　　C. 强力　　D. 弱力

2. 原子核与核外电子之间的结合力是(　)

A. 万有引力　　B. 电磁力　　C. 强力　　D. 弱力

3. 放射性同位素衰变的快慢与下列哪个因素有关(　)

A. 温度　　B. 放射性物质本身

C. 化学反应　　D. 核素存在的时间

4. 在进行辐射防护时,对各种射线应选用的物质哪个是错误的(　)

A. 各种射线均用铅屏蔽　　B. X 和 γ 射线用铅屏蔽

C. 中子用水和石蜡屏蔽　　D. β 射线用原子序数低的物质进行屏蔽

5. 一个激发态的核衰变过程损失能量 2MeV,则它发射 γ 光子的波长为(　)

A. 4.84×10^{20}m　　B. 6.20×10^{-11}m

C. 6.21×10^{-13}m　　D. 2.06×10^{-13}m

6. 不稳定核素,单位时间内衰变的核子数目与下列哪种因素有关(　)

A. 与原有的核子数 N_0 成正比　　B. 与现存的核子数 N 成正比

C. 与衰变时间成正比　　D. 与现存的核子数 N 按指数规律变化

7. 对一种放射性同位素而言,平均寿命与衰变常量的关系为(　)

A. 成正比　　B. 成反比　　C. 相等　　D. 二者无关

8. 一种放射性核素,经 24 小时后是它开始的$\frac{1}{8}$,它的半衰期应为(　)

A. 12h　　B. 6h　　C. 3h　　D. 8h

9. 某放射性核素的半衰期为 30 年,放射性活度减为原来的 12.5% 所需要的时间是(　)

A. 60 年　　B. 90 年　　C. 120 年　　D. 240 年

10. 同样是 1Ci 的两种不同射线,下列哪项是相同的(　)

A. 射线　　　　B. 贯穿本领　　　　C. 射程　　　　D. 放射性活度

二、判断题

1. 在计算原子磁矩时，不可以忽略核磁矩。(　)
2. 衰变常量决定于原子核自身的性质和原子的化学结合状态。(　)
3. 稳定的原子核质子数必须等于中子数。(　)
4. 原子核的磁旋比是反映核自身结构的一个参数。(　)
5. β^- 衰变产生的子核在元素周期表中的位置比母核前移一位。(　)
6. α 衰变产生的子核在元素周期表中的位置比母核前移两位。(　)
7. 电子俘获产生的子核在元素周期表中的位置比母核前移一位。(　)
8. 化学移位和自旋-自旋相互作用是核磁共振波谱测量技术的两个重要特点。(　)

三、填空题

1. 在碳的同位素^{12}C、^{13}C 和^{14}C 中，各有__________个质子，__________个核外电子，分别有__________个中子。

2. 原子核^{6}Li的核自旋量子数 $I=1$，它的自旋角动量等于________________，它在外磁场 z 方向的分量的可能取值为____________、____________、____________。

3. 上题中，设实验测得^{6}Li 的核磁矩在磁场方向的最大分量等于 $0.8220\mu_N$，它的 g 因子等于________________，核磁矩等于__________________，核磁矩在磁场方向的分量分别为________________、________________、________________。

4. β^+ 衰变的位移定则是子核在元素周期表中的位置比母核__________________。

5. 在外磁场 B 中，原子核两个相邻的核磁能级之差 ΔE，除了由核本身的特征，即核的______________决定外，还取决于_________________的大小。

6. $^{35}_{17}Cl$ 核的 $I=\dfrac{3}{2}$，在外磁场中分裂成_____________个能级，两相邻能级之差的表达式为______________________________。

7. 上题中已知$^{35}_{17}Cl$磁矩的最大值为 $0.8209\mu_N$，其朗德 g 因子等于_______________。

8. 已知原子核$^{14}_{7}N$ 的 $I=1$，磁矩的最大值为 $0.4036\mu_N$，其朗德 g 因子等于________，磁旋比等于________。

四、简答题

1. 解释下列名词。

(1) 核自旋角动量

(2) 核磁矩

(3) 磁旋比

(4) 拉莫尔频率

(5) 放射性核素

(6)放射性活度

2. 简述核磁共振的基本原理。

3. 什么叫逆磁性原子和顺磁性原子?

4. 放射性核素的衰变常量、半衰期和平均寿命的定义各是什么?三者的关系如何?

5. 什么叫示踪原子法?

6. 简述辐射灭菌法的作用机理。

五、计算题

1. 设磁场的磁感应强度 $B = 1.5\text{T}$,已知 $I = \frac{1}{2}$,$g = 0.8220$。

(1)问^{6}Li 的原子核在此磁场中的附加势能是多少?

(2)试计算相邻两子能级间的能量差;

(3)为了获得核磁共振现象,问交变磁场的频率应为多少?

2. 用核磁共振法测量质子的磁矩时,设外加交变磁场的频率为 60MHz。当调节直流磁场的磁感应强度达 1.41T 时,发生磁共振现象。试求:

(1)质子的g因子;

(2)已知质子核自旋量子数 $I = \frac{1}{2}$,试求其磁矩及其在磁场方向的最大分量。

3. 某核磁共振谱仪的磁感应强度为 1.4092T,求下述核的工作频率:^{1}H、^{12}C、^{19}F、^{31}P。

4. 某种放射性核素在1.0h 内衰变掉原来的 29.3%,求它的半衰期、衰变常量和平均寿命。

5. 已知核素$^{198}_{79}\text{Au}$ 的半衰期为 3.1d,求它的衰变常量和 1g 金的放射性活度。

6. 已知^{222}Rn 的半衰期为 3.8d,试求:

(1)它的平均寿命和衰变常量;

(2)1.0μg 的^{222}Rn 在 1.9d 有多少微克发生了衰变?

7. 已知^{131}I 的半衰期为 8.1d,问 12mCi 的^{131}I 经 24.3d 后其活度是多少?

8. 将少量含有放射性^{24}Na 的溶液注入病人静脉,当时测得计数率为 12000 核衰变/分。30 小时后抽出血液 1.0cm^{3},测得计数率为 0.50 核衰变/分。已知^{24}Na 的半衰期为 15 小时,试估算该病人全身的血液量。

参 考 答 案

一、单选题

1. C
2. B
3. B

4. A

5. C

分析：由 $E=h\nu=h\dfrac{c}{\lambda}$得：$\lambda=\dfrac{hc}{E}=\dfrac{6.626\times10^{-34}\times3\times10^{8}}{2\times10^{6}\times1.6\times10^{-19}}=6.2\times10^{-13}\text{m}$

6. B

7. B

8. D

分析 $$N=N_0e^{-\lambda t} \qquad (1)$$

$$\frac{1}{2}N_0=N_0e^{-\lambda T_{1/2}} \qquad (2)$$

由式(2)得 $$\lambda=\frac{\ln2}{T_{1/2}} \qquad (3)$$

将式(3)代入式(1)得：

$$N=N_0e^{-\lambda t}=N_0e^{-\frac{\ln2}{T_{1/2}}\times t}=N_0e^{\ln\frac{1}{2}\cdot\frac{t}{T_{1/2}}}=N_0\left(\frac{1}{2}\right)^{\frac{t}{T_{1/2}}}$$

$$\frac{N}{N_0}=\left(\frac{1}{2}\right)^{\frac{t}{T_{1/2}}} \qquad \frac{1}{8}=\left(\frac{1}{2}\right)^{\frac{t}{T_{1/2}}} \qquad \frac{t}{T_{1/2}}=3$$

$$T_{1/2}=\frac{t}{3}=\frac{24}{3}=8(\text{h})$$

9. B

分析： 由$\dfrac{A}{A_0}=\left(\dfrac{1}{2}\right)^{\frac{t}{T_{1/2}}}$得： $0.125=\left(\dfrac{1}{2}\right)^{\frac{t}{30}}$ $\left(\dfrac{1}{2}\right)^{3}=\left(\dfrac{1}{2}\right)^{\frac{t}{30}}$

$$\frac{t}{30}=3 \qquad t=90(\text{年})$$

10. D

二、判断题

1. ×

分析：原子中原子核的磁矩比电子的磁矩小得多，因此，计算原子磁矩时，可以忽略核磁矩。

2. ×

分析：衰变常量仅决定于原子核自身的性质。

3. ×

分析：不一定。比如，非常稳定的重核素铅 208（^{208}Pb）就含有 82 个质子和 126 个中子。

4. ×

分析：原子核的磁旋比是反映核自身结构及环境影响信息的参数。

5. ×

分析：β^- 衰变产生的子核的质子数比母核多一个，因此在元素周期表中的位置比母核后移一位。

6. √

7. √

8. √

三、填空题

1. 6；6；6、7、8

2. $\sqrt{2}\hbar$；$-\hbar$；0；$\hbar$

3. 0.8220；1.162μ_N；0.8220μ_N、0、$-0.8220\mu_N$

4. 前移一位，即质子数少一个

5. g 因子；外磁场 B

6. 4；$g\mu_N B$

7. 0.5473

8. 0.4036；1.9×10^7

四、简答题

1. **答：**（1）在原子核内，质子和中子均有空间运动，具有轨道角动量，另外它们还有自旋运动，具有自旋角动量。质子和中子的自旋角动量和轨道角动量的矢量和称为原子核的自旋角动量。

（2）原子核带有一定的电荷，并具有自旋角动量，因而具有磁矩，称为核磁矩。

（3）核磁矩与核自旋角动量的比值称为核的磁旋比。

（4）处于外磁场中的原子核在自旋的同时核磁矩又环绕外磁场方向进动，进动的频率称为拉莫尔频率。

（5）能自发地放射出各种射线，而由一种核素转变为另一种核素，这些不稳定的核素称为放射性核素。

（6）单位时间内发生衰变的原子核数目称为放射性活度。

2. **答：**在外磁场 $\boldsymbol{B}$ 中，原子核的一个核磁能级分裂成 $2I+1$ 个子能级，两个相邻的子能级之差 $\Delta E=g\mu_N B$。如果在垂直于稳恒磁场 $\boldsymbol{B}$ 的方向上，另加一个高频交变磁场，且其频率满足共振条件 $h\nu=g\mu_N B$ 时，则处于该磁场中的原子核就会吸收高频交变磁场的能量，从低能级跃迁到高能级，大量的原子核显示出对交变磁场的强力吸收现象，产生核磁共振。

3. **答：**原子内所有电子的自旋磁矩和轨道磁矩合成为原子磁矩，若原子磁矩等于零称为逆磁性原子。若原子磁矩不为零称为顺磁性原子。

4. **答：**放射性核素在单位时间内发生衰变的概率称为衰变常量；放射性核素衰变掉一半所需要的时间称为半衰期；半衰期与衰变常量成反比关系。放射性核素在衰变前能够存在的平均时间称为平均寿命,平均寿命与半衰期成正比关系。衰变常量、半衰期和平均寿命三者均是反映放射性核素衰变快慢的物理量,三者均与核素的种类有关。三者的定量关系为:$\lambda=\frac{\ln 2}{T_{1/2}}=\frac{1}{\tau}$。

5. **答**:因为放射性核素与其稳定的同位素具有完全相同的化学性质,又由于放射性核素能放出某种射线。若利用它们全部或部分代替稳定的同位素,并且用探测仪器测量它们放出的射线,就能对它们进行跟踪,从而观察变化过程,这种方法称为示踪原子法。

6. **答**:用射线进行灭菌的方法称为辐射灭菌法。其机理主要是利用射线照射来破坏细菌细胞中的 DNA 和 RNA 分子,使它们失去合成蛋白质和遗传的功能,从而使细胞繁殖停止而死亡。

五、计算题

1. **解**:

(1)由 $E=-m_I g\mu_N B$ 可知: 当 $m_I=0$ 时,$E=0$

当 $m_I=\pm 1$ 时,$E=\mp 0.822\times 5.05\times 10^{-27}\times 1.5=\mp 6.23\times 10^{-27}\text{J}$

(2)$\Delta E=g\mu_N B=0.822\times 5.05\times 10^{-27}\times 1.5=6.23\times 10^{-27}\text{J}$

(3)由 $h\nu=g\mu_N B$ 得:$\nu=\frac{1}{h}g\mu_N B=\frac{6.23\times 10^{-27}}{6.63\times 10^{-34}}=9.4\times 10^{6}\text{ Hz}$

2. **解**:(1)由 $h\nu=g\mu_N B$ 得 $g=\frac{h\nu}{\mu_N B}=\frac{6.63\times 10^{-34}\times 60\times 10^{6}}{5.05\times 10^{-27}\times 1.41}=5.59$

(2)因为质子 $I=\frac{1}{2}$,所以 $\mu_I=\sqrt{I(I+1)}g\mu_N=2.44\times 10^{-26}\text{A}\cdot\text{m}^2$

$$\mu'_{IZ}=Ig\mu_N=1.41\times 10^{-26}\text{A}\cdot\text{m}^2$$

3. **解**:已知;$B=1.4092\text{T}$ $g_{\text{H}}=5.5854$ $g_{\text{C}}=1.4048$ $g_{\text{F}}=56.44$ $g_{\text{P}}=24.30$

$$\mu_N=5.05\times 10^{-27}\text{A}\cdot\text{m}^2 \qquad \nu=\frac{1}{h}g\mu_N B=1.074\times 10^{7}g$$

$$\nu_{\text{H}}=1.074\times 10^{7}\times 5.5854=59.99\text{MHz}$$

$$\nu_{\text{C}}=1.074\times 10^{7}\times 1.4048=15.08\text{MHz}$$

$$\nu_{\text{F}}=1.074\times 10^{7}\times 5.2560=56.44\text{MHz}$$

$$\nu_{\text{P}}=1.074\times 10^{7}\times 2.2632=24.30\text{MHz}$$

4. **解**:

$$N=N_0e^{-\lambda t} \qquad (1)$$

$$\frac{1}{2}N_0=N_0e^{-\lambda T_{1/2}} \qquad (2)$$

由式(2)得

$$\lambda=\frac{\ln 2}{T_{1/2}} \qquad (3)$$

将式(3)代入式(1)得:$N=N_0e^{-\lambda t}=N_0e^{-\ln 2t/T_{1/2}}=N_0e^{\ln\frac{1}{2}t/T_{1/2}}=N_0(\frac{1}{2})^{t/T_{1/2}}$

即： $$\frac{N}{N_0}=\left(\frac{1}{2}\right)^{t/T_{1/2}} \qquad (4)$$

$N=N_0-29.3\%N_0=0.707N_0, t=1\text{h}, \frac{N}{N_0}=0.707$ 代入(4)式得

$$0.707=\left(\frac{1}{2}\right)^{1/T_{1/2}}=\left(\frac{1}{2}\right)^{\frac{1}{2}} \qquad T_{1/2}=2\text{h}$$

$$\lambda=\frac{\ln 2}{T_{1/2}}=\frac{0.693}{2}=0.346\text{h}^{-1} \qquad \tau=1/\lambda=\frac{1}{0.346}=2.89\text{h}$$

5. **解**：已知 $T=3.1\text{d}$ 　　金的质量数 $A=198$

$$\lambda=\frac{0.693}{3.1\times 24\times 3600}=2.59\times 10^{-6}\text{s}^{-1}$$

1g 金的原子核数为 $N=\frac{1}{198}\times 6.022\times 10^{23}=3.04\times 10^{21}$

$$A=\lambda N=2.59\times 10^{-6}\times 3.04\times 10^{21}=7.87\times 10^{15}\text{Bq}$$

6. **解**：已知 $T_{1/2}=3.8\text{d}$

(1) $\tau=\frac{T_{1/2}}{\ln 2}=\frac{3.8}{0.693}=5.48\text{d}$ 　　$\lambda=\frac{1}{\tau}=0.182\text{d}^{-1}$

(2) $N=N_0e^{-\lambda t}=e^{-0.182\times 1.9}=0.71\mu\text{g}, N_0-N=1.0-0.71=0.3\mu\text{g}$

7. **解**： $$A=A_0e^{-\lambda t} \qquad (1)$$

$$\frac{1}{2}A_0=A_0e^{-\lambda T_{1/2}} \qquad (2)$$

由式(1)与式(2)联立得 $$A=A_0\left(\frac{1}{2}\right)^{t/T_{1/2}}$$

$$A=12\times\left(\frac{1}{2}\right)^{\frac{24.3}{8.1}}=12\times\left(\frac{1}{2}\right)^{3}=1.5\text{mCi}=1.5\times 10^{-3}\times 3.7\times 10^{10}=5.55\times 10^{7}\text{Bq}$$

8. **解**：由 $A=A_0\left(\frac{1}{2}\right)^{t/T_{1/2}}$ 得

$$0.5=A_0\left(\frac{1}{2}\right)^{30/15}=\frac{1}{4}A_0$$

所以 　　$A_0=2$ 核衰变/分

设全身血液量为 χcm^3

则 $$\frac{\chi}{12000}=\frac{1}{2}$$

$$\chi=6000\text{cm}^3$$

*第十六章　近代物理专题

习　　题

一、单选题

1. 下列哪一种说法是完整的(　　)

A. 物理定律在所有的惯性系中都是相同的

B. 所有惯性系都是等价的

C. 物理定律在所有的惯性系中都是相同的,因此所有惯性系都是等价的,不存在特殊的绝对静止的惯性系

D. 不存在特殊的绝对静止的惯性系

2. 在所有的惯性系中,光在真空中的传播速率具有(　　)

A. 不同的值　　B. 相同的值

C. 不完全相同的值　　D. 为零的值

3. 对同一事件的两组时空坐标(x,y,z,t)和(x',y',z',t')之间的关系,洛仑兹变换正确的表示为(　　)

A. $\begin{cases} x' = \gamma(x - ut) \\ y' = y \\ z' = z \\ t' = \gamma(t - \dfrac{u}{c^2}x) \end{cases}$　　B. $\begin{cases} x = \gamma(x' + ut) \\ y = y' \\ z = z' \\ t = \gamma(t' + \dfrac{u}{c^2}x') \end{cases}$

C. $\begin{cases} x' = \gamma(x - ut) \\ y' = y \\ z' = z \\ t = \gamma(t - \dfrac{u}{c^2}x) \end{cases}$　　D. $\begin{cases} x = \gamma(x' + ut') \\ y = y' \\ z = z' \\ t = \gamma(t' + \dfrac{u}{c^2}x) \end{cases}$

4. 下列说法中哪一个是正确的(　　)

A. 洛仑兹变换是洛仑兹最先提出来的,洛仑兹是相对论的创始人

B. 洛仑兹变换不是洛仑兹最先提出来的,洛仑兹是相对论的创始人

C. 洛仑兹变换是洛仑兹最先提出来的,但相对论的创始人却不是洛仑兹而是爱因斯坦

D. 洛仑兹变换是洛仑兹最先提出来的,是相对论的创始人

5. 下列说法中哪一个是正确的(　　)

A. “同时”不是相对的　　B. “同时”是绝对的

C. “同时”是相对的　　D. “同时”有时是绝对的

6. 下列说法中哪一个是正确的(　　)

A. 棒相对于参考系时所测得的长度,称为静长

B. 棒相对于静止时所测得的长度,称为静长

C. 棒相对于非静止时所测得的长度,称为静长

D. 棒相对于参考系静止时所测得的长度,称为静长

7. 下列说法中哪一个是正确的(　　)

A. “同时”这一概念在不同的惯性参考系中不是相对的

B. “同时”这一概念在相同的惯性参考系中是相对的

C. “同时”这一概念在不同的参考系中是相对的

D. “同时”这一概念在不同的惯性参考系中是相对的

8. 相对论质能关系,正确的是(　　)

A. $E_0 = mc^2$　　B. $E_0 = m_0c^2$

C. $E_0 = mc$　　D. $E_0 = m_0c$

9. 下列说法中哪一个是正确的(　　)

A. 等效原理是引力场与惯性场的力学效应,是局域不可区分的

B. 弱等效原理是与惯性场的力学效应,是局域不可区分的

C. 弱等效原理是引力场的力学效应,是局域不可区分的

D. 弱等效原理是引力场与惯性场的力学效应,是局域不可区分的

10. 下列说法中哪一个是正确的(　　)

A. 无论是对惯性系还是非惯性系,物理定律的表达形式都是相同的

B. 所有参考系都是等价的,物理定律的表达形式都是相同的

C. 所有参考系都是等价的,无论是对惯性系还是非惯性系,物理定律的表达形式都是相同的

D. 所有惯性系或是非惯性系,物理定律的表达形式都是相同的

11. 引力红移是指(　　)

A. 光波在引力场作用下向波长降低的方向移动的现象

B. 光波在引力场作用下向波长减少、频率降低的方向移动的现象

C. 光波在引力场作用下向波长增大、频率升高的方向移动的现象

D. 光波在引力场作用下向波长增大、频率降低的方向移动的现象

12. 基本相互作用是(　　)

A. 弱相互作用力、电磁相互作用力和万有引力

B. 强相互作用力、电磁相互作用力和万有引力

C. 强相互作用力、弱相互作用力和万有引力

D. 强相互作用力、弱相互作用力、电磁相互作用力和万有引力

二、判断题

1. 同时性,就是同时间(　　)

2. 参照系中一定具有绝对性(　　)

3. 惯性质量,就是转动惯量(　　)

4. 所有参考系都是等价的,无论是对惯性系还是非惯性系,物理定律的表达形式都是相同的(　　)

5. 一个均匀的引力场与一个匀加速参考系完全不等价(　　)

6. 广义相对论中的等效原理和广义相对性原理是广义相对论的基础(　　)

7. 在惯性系中,运动的时钟比静止的时钟走得快(　　)

8. 引力红移是引力时间延缓的一个可观测效应(　　)

三、填空题

1. 光沿各个不同方向传播速度的大小都是______的,它与地球的运动状态无关。

2. 在一个惯性系中不同地点______ 的事件,在另一个相对于它运动的惯性系中看,并不同时发生。

3. 广义相对论是一个关于______ 、______ 和引力的理论。

4. 广义相对论中的等效原理和广义相对性原理是________ 的基础。

5. 粒子物理学又称________ ,它是研究组成物质的最小单元及它们之间相互作用的学科。

6. 中子星是中等质量的恒星经引力坍缩而形成的________。

7. 在黑洞内物质将被引力挤压到一个________内,这里的密度和时空弯曲率都是无穷大。

8. 宇宙________ ,宇宙产生时的大爆炸并不源于一点,而是整个空间每一点都可以看做是膨胀的中心。

9. 大爆炸宇宙模型逐渐被接受,称为宇宙的________ 。

10. 受大气影响,宇宙辐射的强度随离地面________的变化而变化。

四、简答题

1. 狭义相对论的两个基本假设是什么?

2. 狭义相对论效应如时间延缓和长度收缩对汽车和飞机也是存在的,为什么我们会对此效应感到陌生?

3. 相对论的质能方程及其物理意义是什么?

4. 广义相对论是在什么情况下建立起来的？

5. 试解释相对论多普勒效应中的“红移”。

6. 粒子探测常用的基本方法是什么？

7. 何为夸克模型？

8. 黑洞是如何定义的？

9. 弗利德曼的宇宙模型是什么？

10. 伽莫夫的宇宙大爆炸理论是什么？

五、计算题

1. 设火箭 A 、B 沿 x 轴方向相向运动，在地面测得它们的速度各为 $\nu_A = 0.9c$ ，$\nu_B = -0.9c$ 。试求火箭 A 上的观测者测得火箭 B 的速度为多少？

2. 地球绕太阳轨道速度为 3×10^4 m/s，地球直径为 1.27×10^7 m，计算相对论长度收缩效应引起的地球直径在运动方向的减少量。

3. 地面观测者测定某火箭通过地面上相距 120km 的两城市花了 5×10^{-4} s，试求由火箭观测者测定的两城市空间距离和飞越时间间隔。

4. 远方的一颗星体，以 $0.80c$ 的速度离开我们，我们接收到它辐射出来的闪光按 5 昼夜的周期变化，求固定在该星体上的参考系中测得的闪光周期。

5. 在原子核聚变中，两个 ^{2}H 原子结合而产生 ^{4}He。（已知：^{2}H 静质量为 2.013553u；^{4}He 静质量为 4.001496u）。求：

（1）用原子质量单位，求该反应中的质量亏损？

（2）在这一反应中释放的能量是多少？

（3）这种反应每秒必须发生多少次才能产生 1W 的功率？

参 考 答 案

一、单选题

1. C
2. B
3. A
4. C
5. C
6. D
7. D
8. B
9. D
10. C

11. D

12. D

二、判断题

1. ×
2. ×
3. ×
4. √
5. ×
6. √
7. ×
8. √

三、填空题

1. 相同
2. 同时发生
3. 时间、空间
4. 广义相对论
5. 高能物理学
6. 致密星体
7. 奇点
8. 没有中心
9. 标准模型
10. 高度

四、简答题

1. **答:**①相对性原理。物理定律在所有的惯性系中都是相同的,因此所有惯性系都是等价的,不存在特殊的绝对静止的惯性系。②光速不变原理。在所有的惯性系中,光在真空中的传播速率具有相同的值 c。作为基本物理常数,真空中光速的定义值为 $c=299792458\text{m/s}$。

2. **答:**是因为这种相对性只有在接近光速运动时,才会明显表现出来。我们通常接触的汽车、飞机甚至火箭运动速度都太小了,感觉不出这个差别。

3. **答:**这一关系的重要意义在于它把物体的质量和能量不可分割地联系起来了。它表明,当物体吸收或放出能量时,一定伴随着质量的增加或减少,说明质量不但是物质惯性的量度,还是能量的量度。

4. **答:**爱因斯坦在提出狭义相对论不久便发现理论存在两个严重缺陷。一是作为"相对论"基础的惯性系无法定义了;另一个是万有引力定律写不成相对论的形式。1922

年，爱因斯坦在日本东京大学演讲时提到，“虽然惯性与能量之间的关系已经如此美妙地从狭义相对论中推导出来，但是惯性和引力之间的关系却没能说明”。对这两个缺陷的清楚认识，是创立广义相对论的先决条件。

5. **答**：引力红移是指光波在引力场作用下向波长增大、频率降低的方向移动的现象。由于引力场空间是弯曲空间，光线是以不变的光速沿弯曲路径传播，这当然要比在自由空间的直线传播延长时间，这种效应称为引力时间延缓。引力红移是引力时间延缓的一个可观测效应。

6. **答**：高能粒子的探测方法较多，最基本的是闪烁计数器、云室、气泡室和核乳胶法。闪烁计数器是核辐射探测应用较广的一种方法。

7. **答**：1964 年，美国的盖尔曼和茨维格首先提出了强子的夸克模型。夸克理论的基本假设是：夸克本身是一种真正浑然一体的、像点一样的、没有内部成分的基本粒子。为了解释所有已知的强子，假设了 3 中夸克模型（即上夸克 u、下夸克 d、奇夸克 s），这 3 种夸克可以看成是缩小的质子、中子和 λ 超子，夸克所带的电荷只有质子电荷的 1/3 或 2/3，其中奇夸克和 λ 超子类似，带有奇异数。

8. **答**：黑洞是广义相对论预言的一种特殊天体，这名字是 1969 年美国科学家惠勒取的。黑洞的特点是具有一个封闭的视界，外来的物质和辐射可以进入视界以内，而视界内的任何物质（包括光子）都不能跑到外面。

9. **答**：1922 年苏联数学家弗利德曼应用不加宇宙项的场方程，得到一个膨胀的或脉动的宇宙模型。弗利德曼宇宙在三维空间上也是均匀的、各向同性的。但它不是静态的。这个宇宙模型随时间变化分三种情况。第一，三维空间的曲率是负的。第二，三维空间的曲率也为零，即三维空间是平直的。第三，三维空间的曲率是正的。前两种情况，宇宙不停地膨胀。第三种情况是宇宙先膨胀，达到一个极大值后开始收缩，然后再膨胀，再收缩……因此第三种宇宙是脉动的。

10. **答**：1948 年，美国俄裔物理学家伽莫夫（G. Gammow）和他的合作者就提出了一个“大爆炸”宇宙理论。伽莫夫曾是弗利德曼的学生。根据今天宇宙膨胀的速度，可以推算，宇宙在一百亿年前脱胎于高温、高密状态，开始时膨胀的速度也极大。即宇宙诞生于一次大爆炸。这里所谓的“大爆炸”，并不像炸弹在空中爆炸的情况。宇宙没有中心，宇宙产生时的大爆炸并不源于一点，而是整个空间每一点都可以看作是膨胀的中心。爆炸过程中每对粒子间的距离都在飞速增长。随着宇宙的膨胀，其中的物质的密度将减小，温度将下降。

五、计算题

1. **解**：令地球为“静止”参考系 K，火箭 A 为参考系 K'。A 沿 x、x' 轴正方向以速度 $u = v_A$ 相对于 K 运动，B 相对 K 的速度为 $v_x = v_B = -0.9c$。所以在 A 上观测到火箭 B 的速度为

$$v'_x = \frac{v_x - u}{1 - \frac{uv_x}{c^2}} = \frac{-0.9c - 0.9c}{1 - \frac{(0.9c)(-0.9c)}{c^2}} = \frac{-1.8c}{1.81} \approx -0.994c$$

而按伽利略变换则得

$$v'_x = v_x - u = -0.9c - 0.9c = -1.8c$$

2. **解**:根据相对论长度收缩效应,地球直径在运动方向的长度为

$$l = l_0\sqrt{1-\frac{u^2}{c^2}} = 1.27\times10^7\sqrt{1-\left(\frac{3\times10^4}{3\times10^8}\right)^2} \approx 1.27\times10^7\ \text{m}$$

由此可见,地球绕太阳轨道运动长度基本不变。

3. **解**:由题意,地面观测者测定火箭的运行速度为

$$v = \frac{120\times10^3}{5\times10^{-4}} = 2.4\times10^8 = 0.8\,c$$

按照相对论中长度缩短原理,火箭观测者测定的两城市空间距离为

$$l = l_0\sqrt{1-\frac{v^2}{c^2}} = 120\times10^3\sqrt{1-0.64} = 72\ \text{km}$$

火箭观测者测定时间为原时

$$\tau = \tau_0\sqrt{1-\frac{v^2}{c^2}} = 5\times10^{-4}\times0.6 = 3\times10^{-4}\ \text{s}$$

4. **解**:固定在此星上测得的周期为固有时

$$T = \frac{T_0}{\sqrt{1-\frac{v^2}{c^2}}}$$

$$T_0 = T\sqrt{1-\frac{v^2}{c^2}} = 5\times\sqrt{1-\frac{(0.8c)^2}{c^2}} = 3\ 昼夜$$

5. **解**:(1)质量亏损

$$B = 2m_{\text{H}} - m_{\text{He}} = 2\times2.013553 - 4.001496 = 0.02561\ \text{u}$$

(2)所释放的能量

$$\Delta E = Bc^2 = 0.02561\times931.5 = 23.856\ \text{MeV}\quad(1\text{u} = 931.5\ \text{MeV}/c^2)$$

(3)产生1W 功率的反应每秒必须发生的次数

$$N = \frac{1W}{\Delta E} = \frac{1}{23.856\times10^6\times1.6\times10^{-19}} = 2.62\times10^{11}\ 次$$

参考文献

1. 谈正卿．物理学．上海:上海科学技术出版社,1985
2. 庄鸣山．物理学．北京:人民卫生出版社,1984
3. 余国建,李德才．药用物理学．北京:中国古籍出版社,1990
4. 程守洙,江之永．普通物理学．北京:人民教育出版社,1979
5. 姜廷玺．大学物理学习指导．长春:东北大学出版社,2001
6. 黄伯坚,等．大学物理学习题详解．武汉:华中科技出版社,2002
7. 黄树森．大学物理 440 典型题．北京:中国建材工业出版社,2002
8. 严新达．大学物理学习引导．长沙:国防科技大学出版社,1999
9. 何维杰,等．大学物理课程学习指导．长沙:国防科技大学出版社,1999
10. 邓法金．大学物理解题指南．广州:华南理工大学出版社,1996
11. 许丽敏,等．工科大学物理学习指导书．上海:华东化工学院出版社,1992
12. 杨光富等．大学物理学学习指导书·电磁学．北京:高等教育出版社,1991
13. 杨光富,等．大学物理学标准化习题集．北京:高等教育出版社,1989
14. 黄伯坚．大学物理学解题方法与复习备考．武汉:华中科技大学出版社,2002
15. 侯俊玲,孙铭．物理学．北京:科学出版社,2003
16. 贾起民,郑永令,陈暨耀．电磁学．北京:高等教育出版社,2001
17. 杨继庆,文峻．医学物理学．北京:科学技术文献出版社,2002
18. 侯俊玲,孙铭．物理学习题指导．北京:科学出版社,2003
19. 邓法金．大学物理解题指导．北京:科学出版社,2003
20. 李长江,等．大学物理学习指导．北京:化学工业出版社,2002
21. 王鸿儒．物理学．北京:人民卫生出版社,1994
22. 舒辰慧．物理学．北京:人民卫生出版社,2003
23. 杨继庆,文峻．医用物理学．北京:科学技术文献出版社,2002
24. 胡新珉．医学物理学．北京:人民卫生出版社,2002
25. 张淳民．物理学．北京:电子工业出版社,2003
26. 卢德馨．大学物理学．北京:高等教育出版社,1998
27. 周耀文,张庆国．物理学面授提纲与解题指导．北京:高等教育出版社,2000
28. 张三慧．量子物理．北京:清华大学出版社,2002
29. 梁路光,赵大源．医用物理学．北京:高等教育出版社,2004
30. 周世勋．量子力学教程．北京:高等教育出版社,1984
31. 储圣麟．原子物理学．北京:人民教育出版社,1983
32. 倪光炯,等．改变世界的物理学．上海:复旦大学出版社,2000
33. 顾柏平．物理学教程．南京:东南大学出版社,2002
34. 章新友．药用物理学．南昌:江西高校出版社,2010
35. [美]J. I. 斯坦菲尔德．分子和辐射．北京:科学出版社,1983